Yoga Master's BIBLE

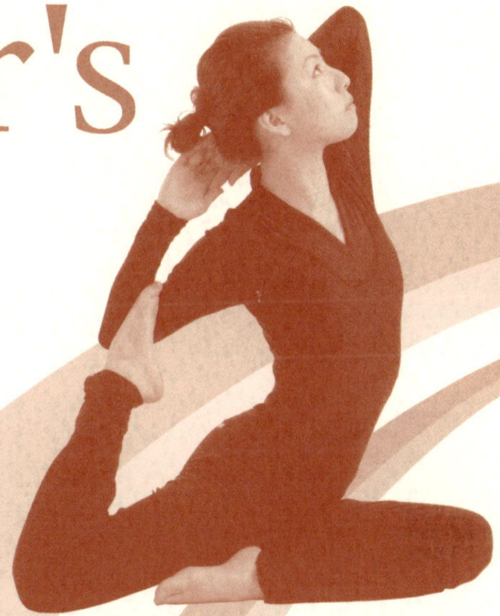

田中和子
（ヨーガ倶楽部／マハーン・パドマ主宰）

ヨーガ マスターズ・バイブル

完全なるヨーガ・ポーズ大全

風媒社

ヨーガ・マスターズ・バイブル

完全なるヨーガ・ポーズ大全

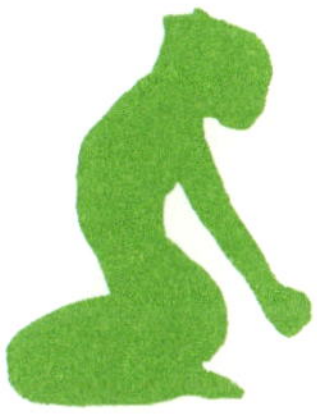

Contents

ヨーガを実習することは

ヨーガは誰にでもできます

ヨーガの修習は、自分自身とも、世の中とも、調和して生きることができるようになることです。

ヨーガを新しく始めようとする人は、必ずといっていいくらい個々の目的をもっています。痩せたいとか、腰痛、頭痛、肩凝り、不眠などの解消、ストレスの克服等々、それはさまざまで、達成したい目的の範囲はごく限られたもののようです。

しかし、はじめのうちは持っている目的が限定的ではあっても、実習を積み重ねていくにつれ、目指す範囲が次から次へと自然にひろがっていきます。

はじめのころに何か障害になるものを一つ乗り越えると、ヨーガに信頼感を抱くことができ、ヨーガを行なうことが楽しみになってくるのです。一般にいわれるところのヨーガの実際的な効果が、日常的に直接的に、はっきりとした変化としてあらわれることは事実です。

義務や強制からではなくヨーガに親しむことができるようになると、自らすすんで生活習慣や食習慣を見直すようになってきて、改善がはかられることにもなります。

ヨーガはすべての人に開放されています。どのような目的で接しはじめてもいいと思います。機会をとらえて始めることさえできれば、ヨーガ自体が自分の価値を示してくれます。実習するうちに、まず初めに望んでいた目的に近づける可能性を感じとり、ついで、ヨーガのおよぼす範囲と可能性の思わぬ大きさ限りなさに驚嘆することになります。

ヨーガは自己治癒力を高めます

ヨーガがほかの運動やスポーツと異なる点は、未だヨーガのことは何ひとつ知らないし、経験もないのに、ヨーガが全般的な啓発をもたらす何かを与えてくれそうに、誰もが漠然と感じ始めることではないでしょうか。

体が弛緩すると、同時に精神的、情緒的にも緊張がとり除かれ、それらが柔軟に活発にはたらくようになります。以前にはぼんやりしていた意識が、しだいにはっきりしてきます。

重要なことは、起こる変化は必ずよい方向に向いているということです。非常に純粋性の高い変化です。たとえば内気な人が自己を自然に表現することができるようになったり、不眠をかこっていた人が容易に眠りにつくことができるようになったりとか。あるいは、感情にふりまわされなくなった、集中力がつき仕事がはかどる、等々、数えあげたらきりがありません。

心や体のなかのさまざまな不均衡や不調和を、ヨーガでは病だと考えます。自然の声に耳を傾ける、つまり自然と協力しあってバランスを回復するのです。ヨーガは病を対象とするのではなく、人間を対象とし、人を治療するのです。

つまりヨーガの実践は、隠されている自己治癒力を目覚めさせ、薬物や治療者に頼る気持を弱めさせるという、大きな特色をもっているのです。

ヨーガは、けっして摩訶不思議ないいかげんなものではありません。とても哲学的、科学的、心理学的、医学的なのです。信頼をおくに足るものだと、言いきることができます。

それでは実習に入りましょう。つぎに挙げるのは、実習にあたって気をつけなければならない8つの点です。

1 体を締めつけない衣類を着用し、裸足で行ないます。
2 実習前に排泄をすませておきます。
3 食事は2時間くらい前に終わっておきます。
4 呼吸に合わせてゆっくり動きます。原則として一息一動作です。
5 無理をしません。他人と競争をしません。
6 動作に関係する主要な身体部位に意識を向けます。けっしてうわのそらで動きません。
7 緊張と弛緩が交互に訪れるので、それをつかみとるようにします。これがもっとも重要な「こつ」です。
8 三日坊主にならないように、日を追って上達することを確信します。

「ヨーガ」は、インドの古代言語サンスクリット語の「馬車のクビキに馬をつなぐ」という意味の言葉から派生しています。クビキに荒れ馬をつなぎ止めるように、意識と感情と体を動揺させない、つまり、心身を安定させることを目指します。

坐法

瞑想のためのすわり方について述べます。

坐り方は、安定していて、かつ快適でなければなりません。さまざまな体位法を実習することによって、体の硬さ、歪《ゆが》み、不健康などを除き、すわり方そのものは次第にくつろいだものになっていきます。

瞑想、呼吸法の時の坐法は、まず背骨がまっすぐ伸びていることです。そのためには腰をひきつけ、両方の尻に等しく体重がかかるようにして、重心が会陰部のきわめて小さな部分に安定するようにします。そして、さらに全身がくつろいでいることを条件とします。肩の力を意識的にゆるめ、あごを軽くひいて後ろの首すじを伸ばし、腹部も意識的にゆるめます。

神経はリラックスし、背骨はまっすぐ伸びて、いわば緊張と弛緩の相反する二つの状態が、調和して共存するわけです。

達人坐　シッダ・アーサナ

ヨーガの坐法の中でももっとも重要なものの一つで、膝や足首に少々硬化があってもすわることができます。

＊行ない方

①床に腰を下ろし、両脚を前に伸ばします。

②右脚を折り手前に引き寄せて、踵《かかと》を会陰部につけます。

（便宜上、左右を明記していますが、今後実習にあたっては、やりやすい方から行なってください。）

③左脚も折って、右踵の上、恥骨の前に、左踵を重ねます。

左足を右腿《もも》とふくらはぎの間には

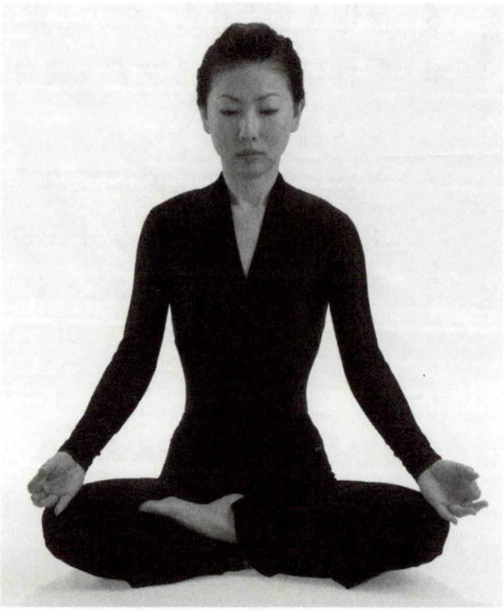

さんでください。

両膝を床に下ろすようにして、腰を起こします。

④腕を伸ばして、手指は「智恵の印」を結びます。

（印相については14ページで述べます。）

親指と人指し指で円《まる》く輪をつくり、残り三本の指は自然に伸ばします。

あごを軽く引き、肩、顔の緊張をとってください。

＊効果

①心身をくつろがせます。

②膝と足首を柔軟にし、脚と腰を強化します。

③背骨、腹部の血行を促し、機能を高め、骨盤内の臓器の調子を整えます。

＊留意点および要点

肩、肘《ひじ》の力を抜き、奥歯を噛まないようにして顔の緊張をとります。眉間に縦じわをよせたりしないように気をつけます。どうしてもリラックスできないと感じたら、小さく笑って、ふっと力を抜きます。顔の緊張がとれるということは、眼と口がゆるむことを意味し、自らの意識はしだいに自己の内面へと向きやすくなっていきます。後ろの頚すじは心地よく伸びています。

日常、私たちの意識は、外にある限りない欲望につられて瞬間瞬間を追って動いています。うつろいやすい心の動きを抑えるのがヨーガの大きな命題だったことを思い起こしてください。

この坐位はくつろぎの体位のひとつです。脚を交差し背中を起こすことにより、心は目覚めて機敏な状態になっています。したがって、瞑想や呼吸法の実践に適しています。

金剛坐　ヴァジュラ・アーサナ

ヨーガのすわり方の中でもっとも基本的なものの一つです。このすわり方を習得しないと、次の動作を行なうことができないという場合がたくさん出てきます。

日本の正坐または端坐と呼ばれるすわり方に似ています。腿《もも》の前面をよく伸ばしてすわるこの坐法は日本人にはやさしいすわり方です。しかし現代人のなかには、この坐法すらできないほどに、膝関節、足首の関節、および太腿の筋肉が硬くなってしまっている人が見うけられます。

＊行ない方

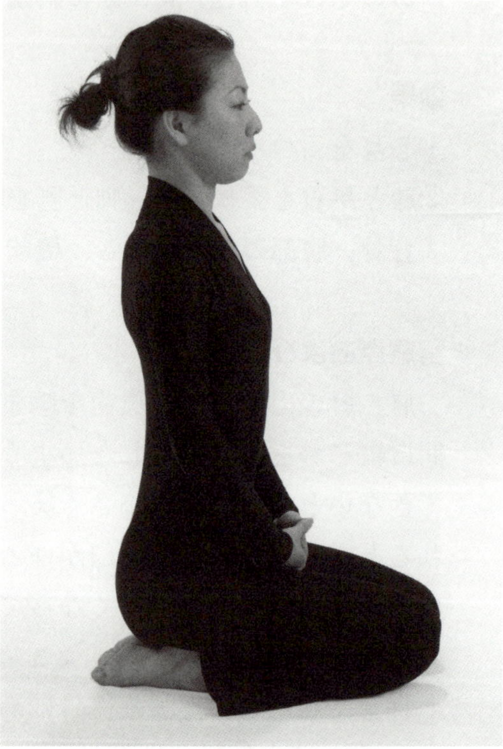

①膝を折って足の甲を床につけ、踵《かかと》をひらいて足の裏に尻をのせるようにしてすわります。
足を重ねないように留意して、足の親指の先を軽くつけておきます。

②膝がしらは、拳が一個はいるくらいゆるめます。

③両手を腿《もも》の上に置き、腹と胸を前に押し出すようにして腰をひきつけ、背骨をまっすぐに起こします。頭頂を天井につきあげる感じです。

④顎《あご》を軽くひきつけ、うなじを伸ばしてください。

⑤肩、肘《ひじ》、手首の力を意識的に抜きます。

⑥眼をかるく閉じ、奥歯を噛みしめないようにして眉間《みけん》をひらきます。
頬がゆるんで、相好をくずした顔つきになります。
静かに呼吸を調え、体をリラックスさせてください。
印相は、定印（15ページ）をむすびます。

＊効果

①膝関節、足首、足の甲、脚の筋肉を柔軟にします。

②意識を内側へ向け、精神を鎮静させる効果があります。

＊留意点および要点

やりにくいときは、膝または足首の関節が硬化している場合と、太腿の伸びが不十分なときが考えられます。いずれの場合も無理をせず、気長に時間をかけてください。

蓮華坐　パッドゥマ・アーサナ

この坐法は禅の結跏趺坐《けっかふざ》に似ていますが、脚を深く十分に交差させて組む点が異なります。

達人坐とともにヨーガの坐法のなかではもっとも基本的かつ重要、有益なものです。瞑想のためのすわり方であると同時に、呼吸法を行なうのに適した坐法でもあり、また多くの体位法のなかでも用いられる組み方なので、ぜひとも習得しておきたいものです。

＊行ない方

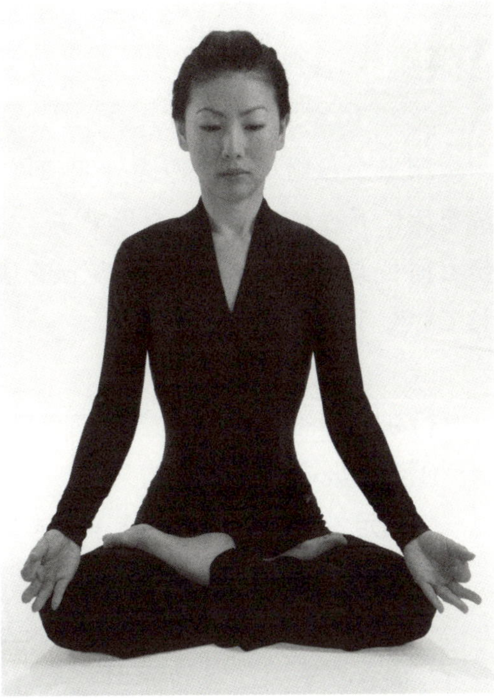

①尻を下ろし両脚を前に伸ばします。

②右脚を折り曲げて、足の甲を左の太腿のつけ根の上にのせます。深くのせてください。

③ついで左脚を折り曲げ、足をもちあげて、右の太腿のつけ根の上に甲をのせます。両脚が深く組み合わせられて、臀《でん》部が安定します。

④背骨を無理なく起こすようにし、肋骨《ろっこつ》は四方にひろげるようにイメージします。

⑤両腕を自然に伸ばして知恵の印相（14ページ）を結び、両膝の上に軽くのせます。

⑥そっと眼をとじ、眉間に視線の焦点を結んでください。

⑦もどすときは、片脚ずつゆっくりとほどきます。

＊効果

達人坐と同じ効果があります。

＊留意点および要点

初めのうちは、脚を交差させることすらなかなか難しいでしょうが、実習を重ねるうちに次第に深く組めるようになってきます。

熟練者は両膝の距離を可能なかぎり小さくしていきます。

左右の脚は平等に組みかえて行なってください。

脚を組んだとき片方の膝が床から離れるのは、膝関節、股関節、足首などが硬化していると同時に、左右の脚のバランスが違うためです。これは骨盤や背骨全体の歪《ゆが》みを表しているので、基本的なポーズの実習を怠らず、正しい安定したすわり方を得られるように努めます。

英雄坐　ウィーラ・アーサナ

金剛坐から両足を尻の両外側に置き、尻を床に下ろしてしまった形です。金剛坐と同じように、ヨーガの体位法を実習していくうえで用いられます。

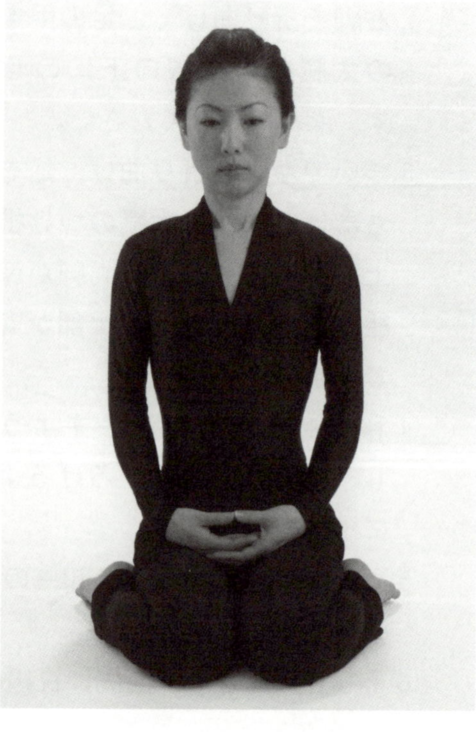

＊行ない方

①金剛坐ですわります。

②両足を尻の外側に置き、尻を床に下ろします。
足の甲は床につき、爪先は後方に向きます。

③尻が床におちついたら、両膝を閉じ、肋骨《ろっこつ》を四方にひらくようにして背骨を起こします。両手は太腿《ふともも》

の上です。
④静かな呼吸をくりかえします。

＊効果

①坐骨神経痛をらくにします。
②足首と足の甲を伸ばすことで土踏まずが矯正され、偏平足の人におすすめです。

＊留意点および要点

膝関節、足首、太腿《ふともも》の筋肉が硬化していると、尻が床におちつかず苦痛感を感じます。この場合は膝をひらいてみてください。

ひとくちメモ①

上背部に力がはいっている状態、つまり重心が上がることは良くない。この状態は「自然体上虚下実」の逆である。肩の力が抜けにくいと、腰の力が弱まる。
すぐに、アキレス腱、膝の裏筋肉などが縮み、脛骨と腓骨がひらき、静脈の還流が悪くなる。
骨盤がさがって恥骨が前に出るので、当然顎が前に出て頸の筋肉が硬化する。呼吸も浅くなる。
脳の血行が悪くなる。脳が疲労する。心身ともに疲れが深くなる。
これには「魚の体位」がいい。腰椎１、２番に力がつき、肩と頸の緊張がとれてくる。

印

ムッドゥラー

人間の内面的な状態を、組んだ手指や体のかたちで象徴的に表現します。それを印と言います。

印は、呼吸法や体位法と結合して、エネルギーの意識的なコントロールへと、関わるところを広げていきます。したがって、坐法とは深い関連があります。

実習にあたってよく使われる、手指で結ぶ印を、つぎに挙げます。

智恵の印

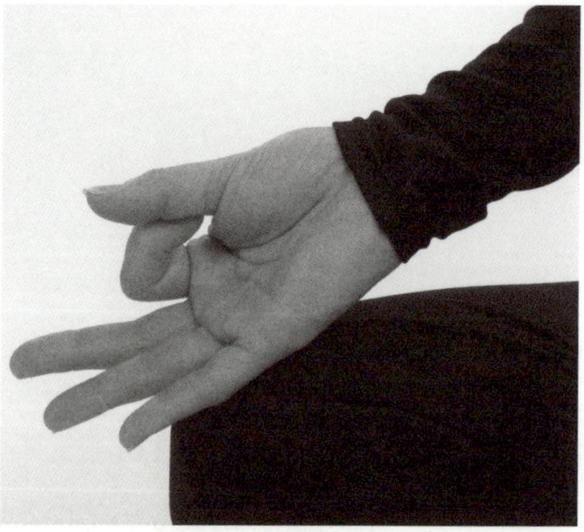

親指と人差し指で輪をつくり、手のひらを上に向けて左右の膝の上に両手を置きます。

知識のシンボルで、個の魂と宇宙意識の調和を表します。

まず、手指には、それぞれ象徴的な意味があると考えます。親指は普遍的な宇宙意識、人差し指は個人の魂です。他の三本は自然界の三つの属性を表し、中指は純粋や智恵を、薬指は活動や激情を、小指は暗愚や無気力を表します。日ごろ人が支配下におかれているこの三つの属性から個の魂を解放し、宇宙意識と結びつけていくという象徴性をもっています。

蓮華坐や達人坐と組み合わせます。

合掌

両手のひらを合わせます。指先は、眉間《みけん》、喉《のど》もともしくは胸の前です。ここは、エネルギー中枢のあるところです。

左右の手は、陰と陽、月と太陽を象徴し、両者の相おぎなう力を表現します。

また、個々のエネルギーが宇宙のエネルギーと邂逅《かいこう》調和し、居合わせた私たちが一体になることをも表します。

蓮華坐や達人坐、金剛坐で、あるいはたくさんの体位法のなかで、あらゆる場面で用いられます。

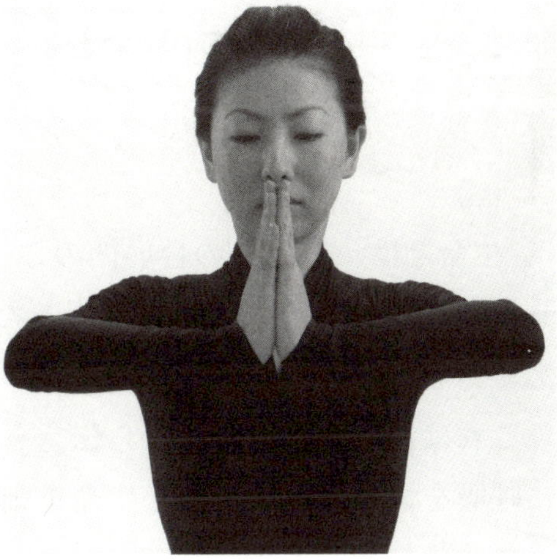

定印

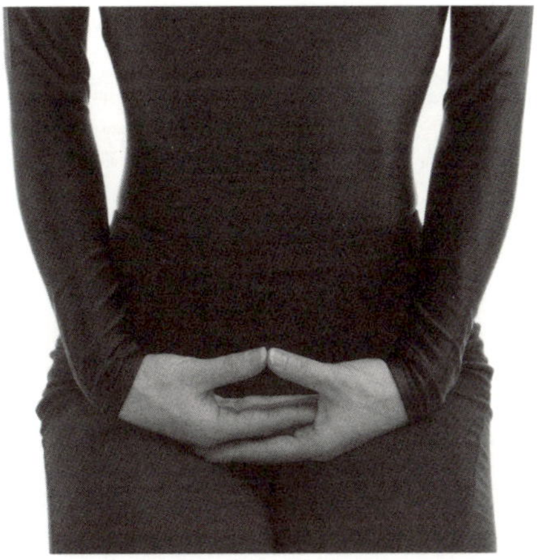

左手のひらの上に右手のひらを重ね、親指の先をかるくつけます。両手を重ねることで、現象世界の五大と意識界の五大が一体となり、親指の先を接することで空大無碍《むげ》を体得します。

金剛坐をとったとき結びます。

五大とは、肉体をつくりあげている五要素、地水火風空です。これは、ヨーガで考えるもうひとつの体につながります。微細身と呼ばれるそれは、意識の浄化や高揚、鎮静にあたって、有効なはたらきをする思索方法の基礎になります。つまり、意識界を肉体のように具体化したものです。エネルギーの通る道が、血管と同じように大小とりまぜて微細身全体に張り巡らされ、血液が肉体に満ちるように、エネルギーが微細身を充たします。ヨーガは、全身に張り巡らされたこの脈を、上等なエネルギーで充たすことができます。

ヨーガの呼吸法

プラーナーヤーマ

「生命とは、息と息の合い間のことで、半分しか呼吸をしない者は生命も半分しかない。しかし、呼吸を体得した者は、生命のあらゆる機能を統御したも同然である」

これは、インドで古くから伝えられてきた言葉です。

呼吸を軽視することは、生命を細らせることなのです。

体の各部分の大半は自律的にコントロールされていますが、呼吸だけは、自律神経の働きによって無意識のうちにコントロールされている反面、意識的にコントロールすることも可能です。

そこで、ヨーガでは、呼吸のコントロールを積極的に行なうことによって、自律神経の調和から心身の調和へと安定を図ります。つまり、呼吸を調整しながら、気道、肺、心臓、神経系へと鎮静の輪をひろげ、生命エネルギーを調和させ統一していくのです。

腹式呼吸法

ヨーガでは、横隔膜のあたりを境にして、上は弛緩し下腹に力のこもっている状態を〝上虚下実〟の自然体といって理想とします。

この上虚下実の姿勢と、横隔膜を十分使った呼吸とは、切っても切れない関係にあります。この二つは、なにもむずかしいものではなく、もともとは日常生活の中でごく自然に行なわれていたものでした。ところが、本来のものから次第に遠ざかっている現代人にとってはこれが少々難しいものになってしまいました。そして、このことがいろいろな障害が生じる原因にもなっています。

みぞおちの奥の腹腔内には太陽神経叢があります。これは自律神経の集合体であって、その神経細胞はすべての臓器にいきわたっています。自律神経は臓器神経とも呼ばれ、運動神経とは違って、私たちの意志とは無関係に内臓の機能活動にかかわっています。この自律神経の失調は、さまざまな神経症状や、呼吸器、循環器、消化器、さらに皮膚や眼、喉などに異常としてあらわれ、私たちを健康から遠ざけてしまいます。

ここでもっとも威力を発揮するのが、あらゆる場面で基本的な「腹式呼吸」です。

腹式呼吸は、全身の血液循環を活発にし、加えて太陽神経叢を活性化して自律神経の機能活性化に大きな威力を発揮するのです。自律神経が正しく働くことによって、その支配を受けているすべての臓器は快適に働くことができます。この事実は、体だけではなく心をも調え、心身の調和をはかることになります。

正しい呼吸、よい呼吸の大原則は、「呼気が主で吸気が従」です。心をゆったり持ち、吐く息に意識を置いた、自然な、本来の呼吸を身につけたいものです。

＊行ない方

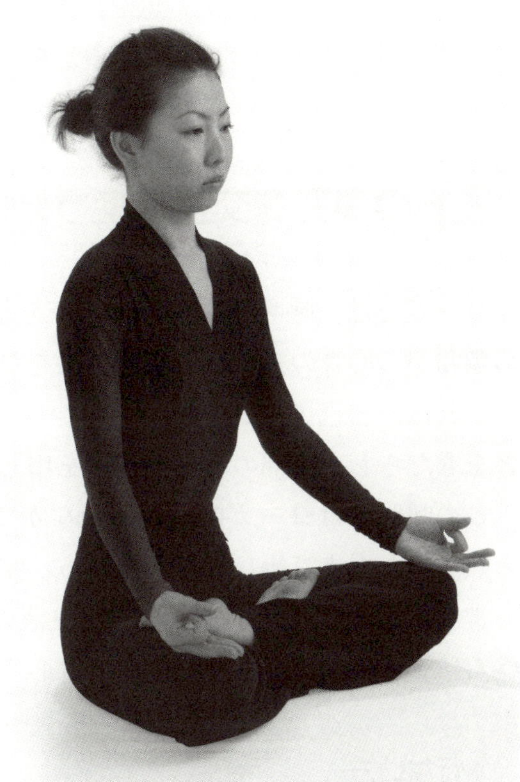

①上体がゆるんで、背すじが素直に伸びるようにしてすわります。
肩、肘《ひじ》、首すじの力を抜いてください。
腹部も意識してゆるめます。これは重要です。

②手指は印を結びます。基本的には、金剛坐の場合は定印を、達人坐や蓮華坐のときは智恵の印を結びます。

③呼吸器が腹部にあるかのごとくイメージします。

④息を入れたとき腹部がふくらみ、息を出したとき腹部はへこみます。臍《へそ》を前後に動かすようにして、腹部を大きく波打たせます。

⑤入れる息は、腹部へ向かって一気に下ります。自然に下腹から満たされていきます。吸い切って腹部がプクンとふくらみます。

⑥出す息は、逆に脊椎《せきつい》の中を上へ向かって上ります。
脊椎の一番下、尾底骨から上へ向かって上らせてください。最後は頭頂から出しきります。

その時、臍は背骨に引きつけられ、腹部はペチャンコです。

⑦くり返すにしたがい、横隔膜のあたりを境にして、上は虚、下は実の状態になっていきます。ヨーガでいうところの自然体です。

⑧ここから正しい呼吸が始まり、心身へのすばらしい効果が発揮され始めます。

＊留意点および要点

腹式呼吸は、あたかも腹部に呼吸器があるかのように腹を大きく波打たせて呼吸をします。

息を入れるときは、とても心地いいものが遠くのほうからスーッと体のなかに入ってきます。息を出すときは、自らの出す息がそのまま宇宙の風になるとイメージして、頭頂から空に向かってのびやかに吐きます。

左右の鼻孔を交互に使う呼吸法　スカプールヴァカ・プラーナーヤーマ

ヨーガでは、呼吸のコントロールを積極的に行なうことによって、自律神経の調和から心身の調和へと安定の輪をひろげていこうとします。

それは、自己の内側を見る力をつけ、古くから言われる「未病を癒す」気づきをもたらし、内部の自己治癒力を増してくれるのです。

この呼吸法はヨーガの呼吸法のなかでも基本的かつ有効なもので、初心者から熟達した人まで幅ひろく行なえる、すぐれた呼吸法の一つです。

神経組織の働きは活発になり、血液の循環を促進するとともに、新陳代謝を盛んにします。浄化された生命力は心身に充ち、精神の集中力が高まります。

＊行ない方

①背骨を自然に伸ばして、違和感のない坐り方ですわります。

②まず右手の人差し指と中指の先を眉間にあてます。手のひらを顔の方へ向け、親指は右の小鼻の外側に、残った指は左の小鼻の外側に添わせます。左手は不浄の手です。この場合は、必ず右手で行ないましょう。

③まず、両鼻孔から息を十分出しきってください。

④親指で右の鼻孔をおさえてふさぎ、左の鼻孔からなめらかに息を入れます。

⑤息を十分入れたら、薬指と小指で左の鼻孔もおさえて閉じます。
⑥両鼻孔を閉じたところで、保息。息を止めるのです。苦しくならない程度に。けっして無理をしないでください。
⑦こんどは、右の小鼻をおさえていた親指を離し、右鼻孔から息をゆっくりとなめらかに出します。
⑧出し切ったら、右の鼻孔から息を入れます。
十分入ったら、両鼻孔を閉じて保息をします。

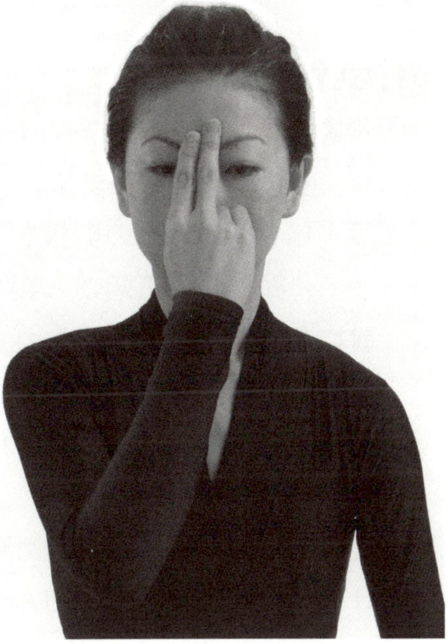

⑨保息が苦しくなりかけたら、今度は左の鼻孔から、ゆっくりとなめらかに息を出してください。
ここまでが1サイクルです。
⑩連続して5〜10サイクル繰り返します。
最後は左の鼻孔から息を出したところで終わりとします。

＊留意点および要点

左右の鼻孔を交互に使う呼吸法ですが、まず両方の鼻孔を等しく使うことをこころがけます。そして、なめらかに息の出し入れをします。

つぎは、「入息、保息、出息」の三つの過程の時間の配分ですが、初めのうちは「１対１対１」から。慣れてきたら、入れる息より出す息を長く、さらに止める息をもっと長くしていきます。

喉の締め付けを入れて行なう呼吸法　ウジャーイ・プラーナーヤーマ

ヨーガの呼吸法のなかでも、きわだって胸を用いて行なう方法で、征服者の胸のように張られた強い胸は、よくコントロールされています。

＊行ない方

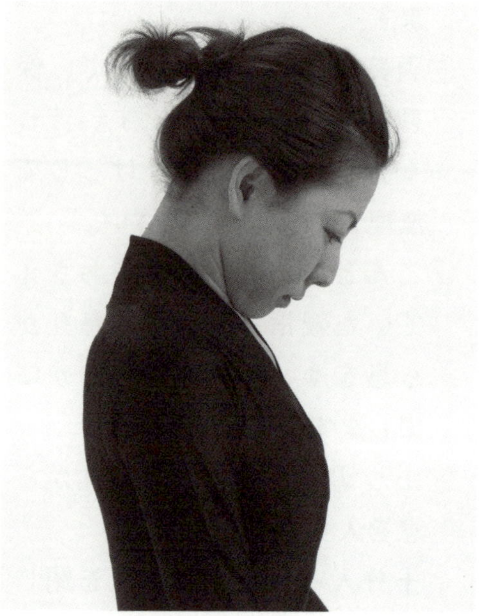

①背すじの伸びる坐り方ですわり、手指は印を結びます。

②頚すじを伸ばし肩の緊張をとって、頚椎《けいつい》の最下端から頚《くび》を前に倒すようにしてうつむき、喉《のど》を半分閉じます。

③腹部をしぼるようにして一度息を出します。

ここでできた形、喉の締め付けと、引きつけられて凹んだ腹部は、このままの状態で、今後の呼吸をつづけていくことになります。

④両鼻孔から、ゆっくりと滑らかに息を入れます。

喉が半ば閉じられているので、吸息はよくコントロールされ、息の流れにつれて喉の奥で連続した摩擦音が起こります。

⑤息が十分入ったら、喉を完全に閉じ息を止めます。クンバカといいます。保息です。

⑥すこし保持したら、顎《あご》の引きつけを半ばゆるめて喉を半分ひらき、胸の緊張を少しゆるめるようにしながら息を滑らかに出します。

出す息は、上顎の奥にあたって微かな摩擦音を生じながら出ていきます。ここまでが１サイクルです。

⑦５～10サイクルくりかえし、喉と腹部をらくにして終わりにします。

＊効果

①「体内の火（消化力）を増強し、気道、体液、腹部、およびすべての体質に存在する疾患を消し去る」と、古い教典に伝えられてきた呼吸法です。

②神経組織にいい影響をおよぼし、頭脳を明快にします。

③内分泌腺ことに甲状腺を刺激し、血液中の酸素もふやします。

＊留意点および要点

呼気吸気の流れが最高にコントロールされています。入息出息のとき生じる摩擦音に意識をあつめます。それは、長くなめらかであって、かならず喉の奥から出ていることを確かめます。

時間配分は、「入息１、保息４、出息２」が最終の目やすですが、限界をこえて過度にならないように気をつけます。高血圧症、甲状腺亢進症の人は行ないません。

ふいごの呼吸法　バストリカー・プラーナーヤーマ

鍛冶屋がつかう「ふいご」の音に似た音をたてるところからついた名前です。ふいごが大量の酸素を送りこんで火力をつよめるのと同じように、人の体に新しいエネルギーと生命を運びます。

＊行ない方

①蓮華坐ですわります。手指は印を結びます。

②まず、腹部を急速に引きつけ腹筋を収縮させながら、息を瞬間的に強く鼻から吐きます。

③入れる息は、反動で自然に入ってきます。このとき慌てないで静かに入れると、出す息の3〜4倍くらいの時間をかけて入ってきます。

④再度、すぐに短く強い息を吐きます。
短く強い出息と、自然に入る入息とのリズミカルな交代をくりかえします。感情や体調を観察して、場合によっては、要する時間を変化させてもいいでしょう。
ふいごのような音に意識を集めます。

⑤最後の息を出した後で、できるだけ深い息を入れます。胸郭《きょうかく》をひろげ時間をかけて十分吸い込み、喉の締めをいれて息を止めます。保息です。
苦しくならない程度に保息の後、喉の締めつけを解いてから、息を出します。

⑥終わった後は、ゆっくりとした自然な呼吸をつづけながら、体内の細胞

の一つ一つに息づいている活力と充足感を感じとります。

＊効果

①全呼吸組織および血液を浄化し、神経組織を調えます。
②内臓全般の機能を活発にし腹筋を強化するので、消化能力をたかめます。
③鼻腔の通りをよくし、眼と眉間がすずやかに、気分は爽快になり活力が増します。
④体が温かくなり、心のはたらきが活発になって活力が増します。

＊留意点および要点

まるっきり出す息が「主」で、入れる息が「従」です。実習においては難しく強烈な呼吸法なので、あらゆる面で個人の能力と、そのときの心身の状態に対応して変化させます。

腹筋を急速に引いて腹部を引っこめることで横隔膜《おうかくまく》が押し上げられ、肺から瞬間的に空気が押し出されます。そのとき内臓もともに押し上げられています。まもなく腹筋のゆるみとともに横隔膜は下がり、自然に息が入ります。腹部筋肉を自在に引くためには腰の引きつけが必要だという点を考慮してすわり方を選びます。

血液中の酸素の濃度が急激にあがるので、軽いめまいを感じることがあります。そんなときは、ただちに中止します。心臓や肺に問題をかかえた人、血圧異常の人は、ことに気をつけます。眼や耳に障害があるときも避けます。

鼻づまりのときは、耳の器官をいためるので行ないません。

冷却呼吸法　シータリー・プラーナーヤーマとシートカーリー・プラーナーヤーマ

前項は体を温める呼吸法でしたが、こんどは体を冷やす呼吸法です。口から息を入れるという特徴があります。

＊行ない方

①舌のかたちが特徴的ですが、二つのやり方があります。

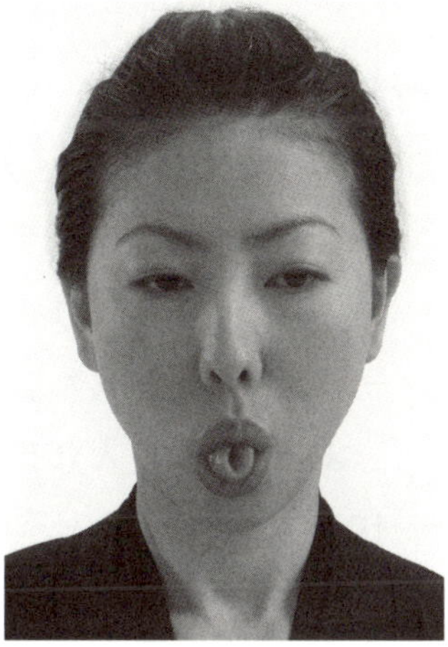

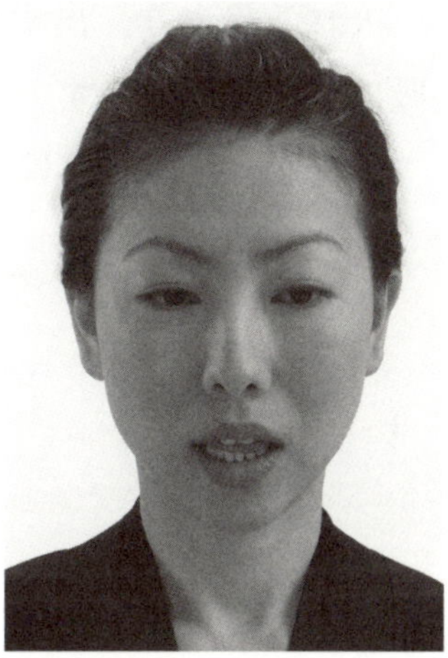

その1　唇をとがらすようにしながら、筒のように巻いて唇の外へ突き出します。そして、巻いた舌を通して息を入れます。

その2　上下の歯を少し離して、その間に舌の先を押し込むようにします。舌の先と上の歯との狭い隙間から息を入れます。

②肺を満たしたら、舌をおさめ唇をもとにもどして、喉の締めつけとともに保息をします。

③限度をこえない程度に保息をしたら、喉の締めつけを解き、鼻から静かに息を出します。はじめは3呼吸くらいから、慣れたら10呼吸くらいまで増やすといいでしょう。

＊効果

①入ってくる息を冷たく感じます。体を冷やすはたらきがあると言われ、熱っぽい、だるいなど、倦怠感や眠気のあるとき効果をあらわします。

②心身の活力を増します。

＊留意点および要点

高血圧症や心臓に不安のある人は、保息をいれません。

数息観呼吸法

数をかぞえながら呼吸を調えます。「完全弛緩の体位」にはいるときや、瞑想の前に行なうと効果的です。

＊行ない方

①頭のなかで、ゆっくり数をかぞえます。

ひとー(息を入れます)　→つー(息を出します)
ふたー(息を入れます)　→つー(息を出します)
みっ　(息を入れます)　→つー(息を出します)
よっ　(息を入れます)　→つー(息を出します)

10まで数えましょう。

＊留意点および要点

入れる息より、出す息を長くします。特別な呼吸法を除いて、つねに呼吸は鼻で行ないます。

数をかぞえるうちに、体が弛緩し、呼吸と意識が調ってきます。

ひとくちメモ②

ヨーガの種類には、次のようなものがある。

「ラージャ・ヨーガ」……古典的なヨーガで、瞑想や心理操作を中心にしている。
「ハタ・ヨーガ」…………生理的習練を中心に、体位法をたくさん持っている。現代、一般的に行なわれているヨーガは、この種類である。
「バクティ・ヨーガ」……信仰的ヨーガ。
「ジュニャーナ・ヨーガ」…哲学的な思索を中心としている。
「カルマ・ヨーガ」………倫理的なヨーガ。
「マントラ・ヨーガ」……呪法的なヨーガ。

保息と体の緊縛　クンバカとバンダ

ヨーガには特徴的な行法がいくつかありますが、なかでも重要なのが、「保息」と「体の緊縛」です。

保息　クンバカ

息を止めることですが、意識的なものと無意識的なものがあります。

実習上では、意識的に息を止め呼吸を抑制することによって、実習者の体も感情も精神も静かになります。つまり保息は、感覚器官と知覚器官から意識を遠ざけ、言葉と感覚をコントロールして、その根源に意識を集中させることと説明がつきます。行法上では、入れた息を意識的にとめることが多くなります。

対して、自然に止まる無意識的な保息は本能的かつ直感的で、人が対象に没入しきったときの無我のかたちに似ています。これは、私たちに無垢な幼児期の体験を思い出させ、瞑想のひとつのかたちを示してくれます。

体の緊縛　バンダ

肉体の特定の部分や器官を固くしたり収縮したりしてコントロールする姿勢を指します。保息とあわせて用いられることが多く、さらに印（ムドラー）や呼吸法と結びついて実習されるとき、その効果はめざましいものがある重要な行法です。なかでも、つぎの三種は重要です。

1. 喉《のど》の締め付け（ジャーランダラ・バンダ）

「全身の体位」や「鋤の体位」を行なっているとき習得できます。

「人体小宇宙論」はインドの特徴的な考え方ですが、ここでは上顎部あたりに月が、腹部には日がめぐっていると考えます。面を下に向けた月で生みだされる蜜（エネルギー）は、一筋は創造のために、一筋は肉体のエネルギーとして下に向かってしたたりおちます。一方、日は上へ向かって上りつつ蜜を飲みこみ、人に老いをもたらします。喉の締めつけは、それを阻止するのです。そこで、日による蜜の消費が抑えられ、精力が温存されて死のときを遠ざけることができると説明します。

2. 内臓の引き上げ（ウッディアーナ・バンダ）

緊縛のなかでも最高のもので、不老不死の特効があると伝えられてきました。

横隔膜を引き上げることで、腹部臓器を脊柱の方へとひっぱり上げていきます。完全な呼気の後、息を止めて行ないます。かならず空腹時に行なってください。

・内臓の引き上げ行法

＊行ない方

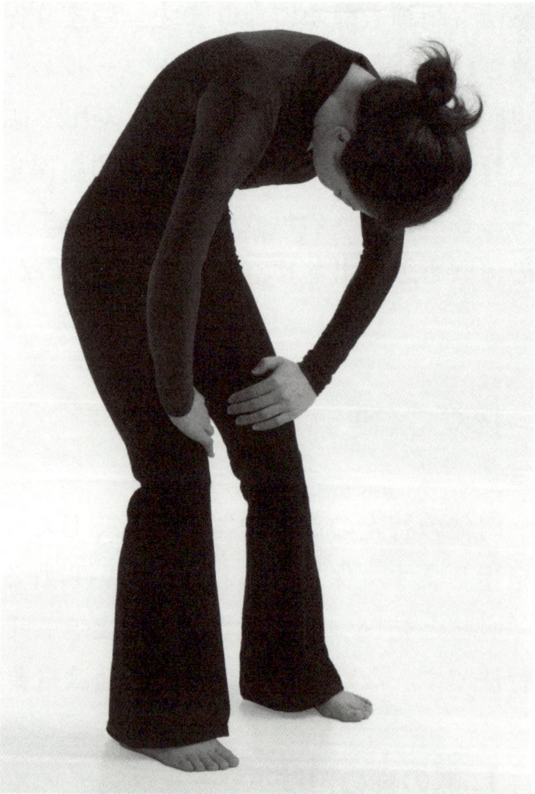

①両足を２足分ほど開いて立ちます。

②背中をまるくして、両手を腿の中程か、それよりすこし下に置きます。手の指先は内側へ向け、肘をすこし曲げ外へ張るようにして、肩を耳に近づけます。

骨盤全体を動かして尻をくるみこみ、腹部に大きな窪みをつくるようにします。つまり、体で大きなお椀をつくると考えてください。

上体をあまり前に倒さないようにします。肩が膝の垂直線上にくるのがベストです。

③息を深く入れてから、急速に息を出して肺をからにします。

そこで息を止め、さらに腹部全体を背骨のほうへ一気に引きつけ持ち上げます。胃袋が喉もとまで引き上げられる感触です。

④内臓を圧迫したまま、すこし保持します。自身の限界を越えないように注意します。
⑤行法を解くときは、腹部筋肉の緊張を解いてから息を入れます。

＊留意点および要点

こめかみのあたりに緊張を感じたり、息を入れるときに緊張がうまく抜けないときは、自分の能力以上に頑張りすぎているときです。余裕をもって、すこし早めに腹部筋肉の緊張をほどき内臓を弛緩させます。気をつけることは、かならず内臓がもとの状態にもどり弛緩してから息を入れることです。

・簡便法による内臓の引き上げ行法

＊行ない方

①四つんばいになります。膝を閉じ、爪先を立ててください。両手は肩幅ほどに開きます。
②息を出しながら、腹部をのぞきこむようにして背骨をまるめていきます。息を出しきったら、息を止めます。
③息を止めてから、胃袋を喉もとまで引き上げます。強く引き上げてください。全身に強い緊張がはしります。
④すこし保持します。

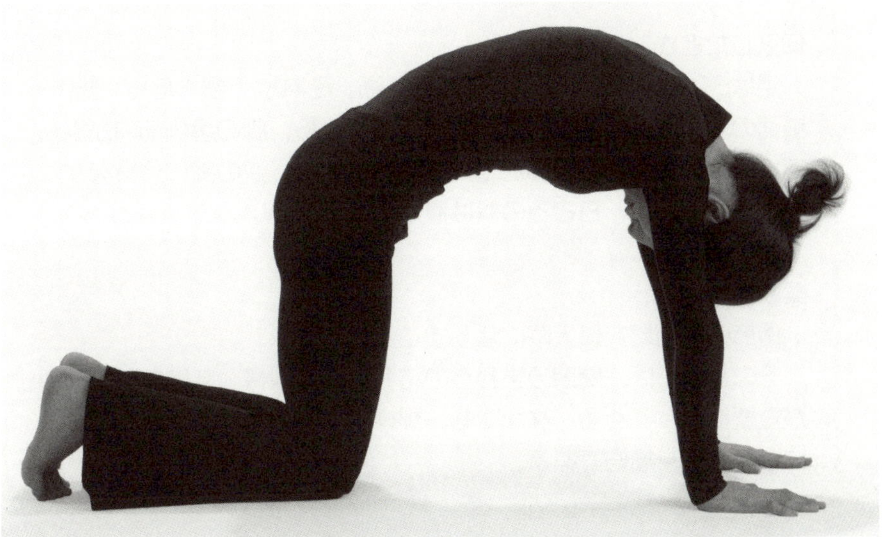

⑤全身の緊張を解き、背骨もらくにしてから息を入れます。
呼吸をととのえて休んでください。
らくにできるので何回もくりかえすことができますが、3回を限度とします。

3. 根本の締め付け（ムーラ・バンダ）

肛門の括約筋を引き締め引き上げます。臀部から下腹部、腿の内側にかけて緊張が感じられます。

この行法は、呼吸法や体位法のなかで常に実習することができます。吸気後、呼気後、いずれの場合にも伴うもので、保持のとき強い意識集中を必要とすることから、集中力を養うことができます。

ひとくちメモ③

骨格の位置めやすは

肩甲骨のきれたところは	……	胸椎7番
肋骨のきれたところは	……	腰椎1、2番
臍の真裏は	……	腰椎3番
骨盤のなかには	……	腰椎4、5番

頸はよく動くが…

頸椎1、2番は車軸関係で、30度回転する。
頸を90度まわすためには、頸椎7個すべてをねじる必要がある。
頸椎は、左右に80度倒れ、旋回には140度（ほぼ水平）動く。

仰臥したとき、

足は30度ほど外側へ倒れるのが普通。それ以上倒れたら、腿の前面の筋肉が縮んでいる。それ以下だったら、脚の裏側筋肉が縮んでいる。前者は、その脚を上にして脚を組み、逆の脚に体重をかけて立つ癖がある。日ごろの癖は直したほうがいい。

柔軟性とは、

関節の可動域を最大限に活かすこと。
そのためには、関節のまわりの結合組織・靱帯・筋肉などの状態が重要になってくる。なかでも、訓練によってもっとも伸びるようになるのは、筋肉である。

体位法

アーサナ

ヨーガの実習において、指針となるのが「ヨーガの八部門」です。それは、「1禁戒、2勧戒、3体位法、4呼吸法、5制感、6凝念、7静慮、8三昧」の八つに分かれます。

このうち、1と2は道徳律。3と4は、体を使う段階です。

三つめの「体位法」は、いわゆるポーズをとることで、私たちが親しむハタ・ヨーガでは重要な位置を占めます。ヨーガには瞑想を重視するもの、体位法を重視するものなど、種々の系統がありますが、ハタ・ヨーガは生理的な面つまり体位法を重視し、体位法を数多く備えたヨーガです。ハタ・ヨーガの実習は、体の凝りや痛みを除くことから始まって、自律神経を調え心身を安定させて、日常生活からストレスを遠ざけます。意識も、当然前向きに健康になっていきます。これはもはや、生理面だけではなく、精神や魂にかかわる段階にはいっているということです。

つまり、体位法は、動く瞑想です。

ここでは、160余種の体位法を述べました。なにも難しい体位が有効ということではありません。自分ができるものを、精いっぱい行なってください。その方が、体の深部に有効な刺激がはいります。ゆっくりと、呼吸をつけて、意識的に行ないます。最初にあげた実習上の留意点を確認して、実習を始めましょう。

反《そ》る体位

反る体位は、おおむね入れる息で行ない、交感神経を活性化させます。

コブラの体位基本型

ブジャンガ・アーサナ

ヨーガの体位法には動物の名前がつけられたものがたくさんありますが、その動物をイメージし動きや姿を真似《まね》ることで、その生きものの力を分けてもらいます。動物がもっている美、慈愛、率直、勇気、智慧、それらを分けてもらうのです。自然界への畏敬《いけい》の念のあらわれです。

この体位は反りの代表的なものです。かま首をもたげて敵に挑む、力強いコブラをイメージして行ないます。

初心者でも行ないやすい体位で一見容易に見えますが、背骨にはとても強い刺激がはいり、奥深い体位です。

顎《あご》をあげて背骨の椎骨を一個ずつ反りあげていく過程で、刺激の場所が上から下へと移り変わっていく様子を感じとりながら、注意深く行ないます。

＊行ない方

①まずうつ伏せになります。

両脚は足首をつけるようにしてそろえてください。

肘《ひじ》を折り、手のひらを胸の横の床に置きます。立てた肘は、寄せるようにします。

眉間を床につけます。

②息を入れながらまず喉《のど》を伸ばし、つづいて胸を反らせ、臍《へそ》が床につくかつかないかくらいまで上体が起きたら止めます。

同時に息も止めてください。保息です。（保息については、25ページで述べています）

肘で起こしているわけではありません。背筋《はいきん》を使ってください。したがって、肘が伸びきるということもありません。

③そこで保持にはいります。

一番に臀部《でんぶ》を締めます。

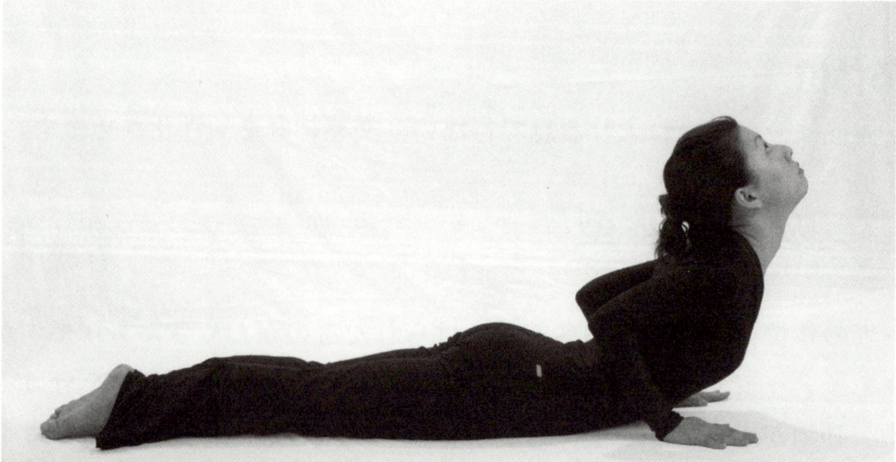

ついで肩甲骨《けんこうこつ》と肘を寄せるようにして、もっと胸を開きます。

さらに喉を伸ばして反りを強めていきます。

吸った息を止めたままの保持です。

④もどす時は、息を出しながら、逆に脊椎《せきつい》の下の方から椎骨《ついこつ》を一個ずつゆるめるようにして下ろします。最後に後ろ頸《くび》を伸ばして眉間《みけん》が床につきます。

体をらくにして、呼吸をととのえながら休みます。

＊効果

①頸椎《けいつい》、胸椎《きょうつい》を刺激し、肺を強くします。

②脊椎《せきつい》の歪《ゆが》みを正して背骨を柔軟にし、神経組織を調えます。ひいては内臓全体の働きをたかめます。

③腹腔の内圧をたかめ、消化機能を促進します。

④交感神経を刺激し内臓の働きをたかめます。

⑤背筋など脊椎をささえる筋肉を強化し、バストやヒップをアップし、ウエストを細くすることにも効果的です。

⑥頸《くび》や顎《あご》のたるみを除きます。

⑦反る体位全般に言えることですが、自然に気力が充実し、劣等感にうちかち自信がついて、実行力がたかまります。

⑧自己治癒力をたかめることに力を発揮します。古くから風邪を治す体位とされてきました。

＊留意点および要点

椎骨は一個ずつ反り上げられていきます。腕の力を借りずに背筋力で反ることが大切です。起こした椎骨はそのままゆるめないでください。緊張のままです。

保持の間中、腹直筋は強く緊張しています。脚は揃えた方が脊椎に沿った部分への圧迫効果が高まりますから、しっかり閉じてください。そのときの意識は、反りながら背骨を徐々に下りた刺激が最後に留まったところ、臍の裏側あたりの背骨に置きます。もしくは、反り上げた脊椎全体に置いてもいいでしょう。

ヨーガでは旅をするという表現をよく使いますが、「コブラの体位」ではまさに背骨の旅をします。体を起こすとき、ゆるめるとき、一個ずつ椎骨を意識できるよう努めてみてください。意識集中の訓練、意識の安定化にも効果的です。そんな意味でも、この体位は、ヨーガの体位全体を象徴する体位と言うことができます。

片脚を折って行なうコブラの体位

片脚を折り曲げて足を腹部の下に入れこみ、そこから上体を起こす「コブラの体位」の変型です。

＊行ない方

①膝で立ち、右脚を折り曲げて、足先を左腿《もも》付け根の前に足裏を外に向けるようにして添わせます。半蓮華坐を組む要領です。

②右足の位置を動かさないようにして、四つんばいから腹ばいになります。このとき右足の裏は床についています。左脚は伸ばしておきます。

③肘を折り両手を胸の横に伏せます。

④息を入れながら肘《ひじ》を伸ばして上体を起こします。
次の出す息で背骨をゆるめつつ反りを入れてください。喉《のど》を伸ばし天井を見て、恥骨を床に近づけるようにします。

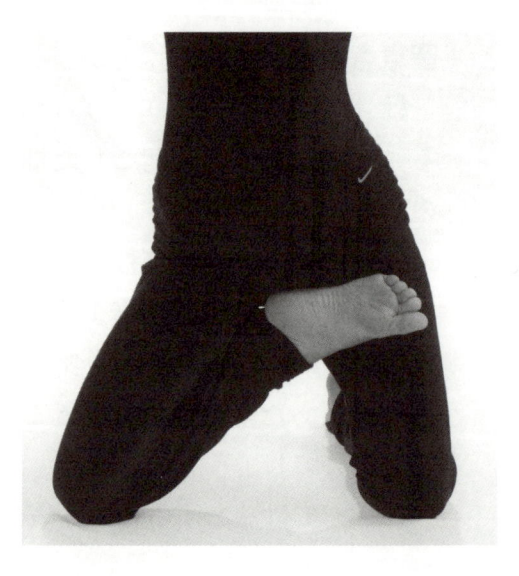

⑤ここで変化を入れて、いっそう効果を強めます。
ひとまず、視線を下ろして顔だけ正面にもどしたら、息を出しながら右から後ろを振り返ります。
肘は伸ばしたまま、肩越しに右膝を見て、さらに左足先、臀部と見るようにします。
入れる息で顔をもとにもどし、つづく出す息で左からも軽く振り返ります。

⑥顔を正面にもどしたら、肘を折りつつ、腹部、胸と下ろし、最後に

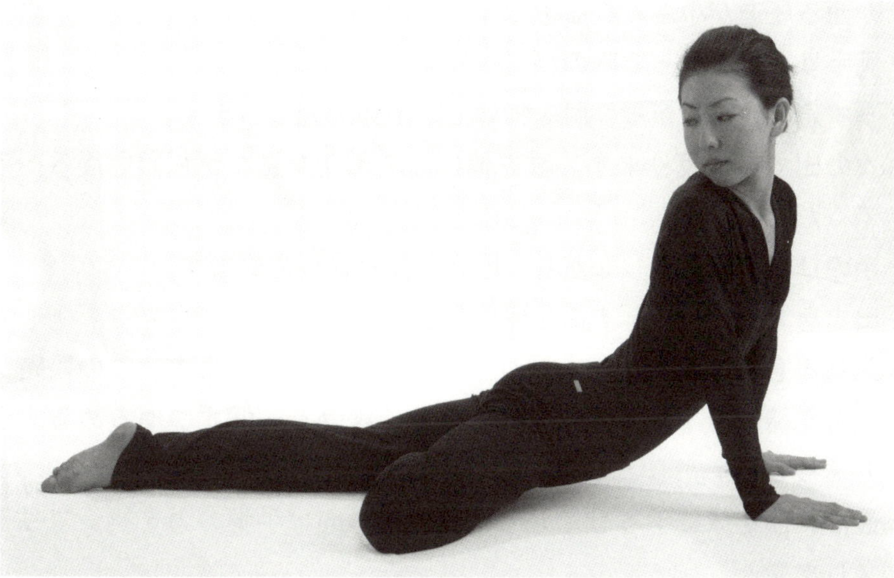

顔を床に伏せます。

折っていた右脚を伸ばし、らくにして休んでください。

⑦反対側も同様に行ないます。

＊効果

①股関節や骨盤周辺に強い刺激がはいり、股関節や腰部の柔軟性をとりもどすとともに骨盤内の臓器のはたらきを高めます。

②足首や膝の関節を柔軟にします。

③脊椎の歪みを整えます。

④「コブラの体位」で得られる効果が、同じように得られます。

肘《ひじ》を伸ばすコブラの体位

脚をらくに開いて背骨にかかる刺激を弱めながら、背骨を起こし、背骨を滑《なめ》らかに下ろす体位です。

＊行ない方

①うつぶせになります。

両脚をらくに開いてください。20〜30㎝くらいがいいでしょう。背骨にかかる圧迫が小さくなる幅です。

両手は、肘を折って胸の横に伏せます。

②まず息を入れながら、肘を伸ばして上体を起こします。

③次の出す息で反ります。喉を伸ばして天井を見ながら頭を後ろへ落としてください。

手のひらで床を圧しながら、腰から反りあげています。

④出す息を主にして、すこし保持します。

⑤入れる息で、肘を折りながら上体を下ろしていきます。この段階がもっとも意識的です。背骨の下の方から、椎骨を一個ずつゆるめるようにして下ろします。

⑥最後に額を床に下ろしてから、顔を横へ向け手脚の力を抜いてリラックスします。

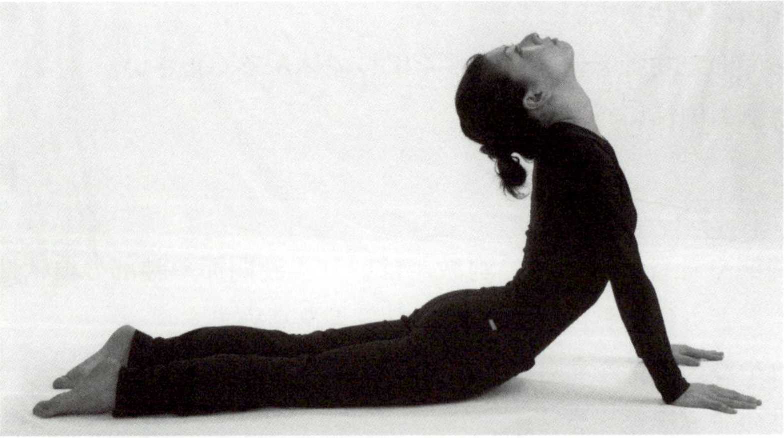

＊留意点および要点

意識は、背骨を下ろしていく方に重く置きます。「コブラの体位」で必要とする要素が、ゆるやかに入ってきます。意識的にも身体的にも、「コブラの体位」の準備段階と言ってもいいでしょう。

コブラの体位から足の裏を頭につける

＊行ない方

①腹ばいになり、両肘を折って、胸の横に手のひらを置きます。

②息を入れながら上体を起こします。肘を伸ばしきってください。

③出す息で、さらに上体を反らせ、膝を曲げて足を上げていきます。頭頂が足の裏につくまで反りかえります。
④すこし保持します。
⑤足を下ろし、肘を折りながら上体も下ろします。

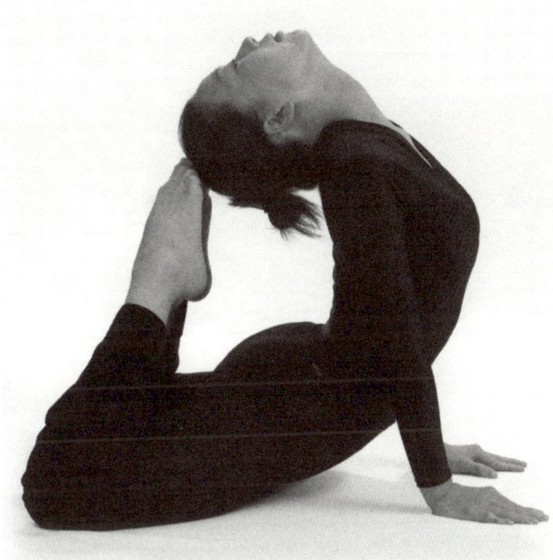

＊効果

背中と腹部の筋肉に十分な刺激がはいり、内臓全体、および各内分泌腺の活性化をすすめ、脊椎全体を強化します。

半分のコブラの体位　アルダ・ブジャンガ・アーサナ

名前とは少々様子がちがう、なかなかダイナミックな体位です。

＊行ない方

①金剛坐から膝立ちになります。
②左膝を折り、左脚を前に出します。膝は直角に曲げています。
③体重を左脚にかけながら膝をきつく折り曲げ、上体を左腿の方へ押し出すようにします。手の先が床につくまで腰を下ろしていきます。このとき、左足のアキレス腱を伸ばして、左踵《かかと》は床につけています。
右脚は、後方床の上にまっすぐ伸ばしています。
左手を左膝の内側に、右手は右腿《もも》の内側に当ててください。
④息を入れながら背骨を起こし、出す息で右から振り返ります。右手と左手が、うまくひねりを助ける支点になってくれます。
⑤自然な呼吸ですこし保持です。
⑥息を入れながら上体を正面にもどし、両手を膝にのせて、静かに左膝と腰をもどして②の状態にもどり、さらに①の膝立ちまでもどってください。
⑦脚を替えて、反対側も行ないます。

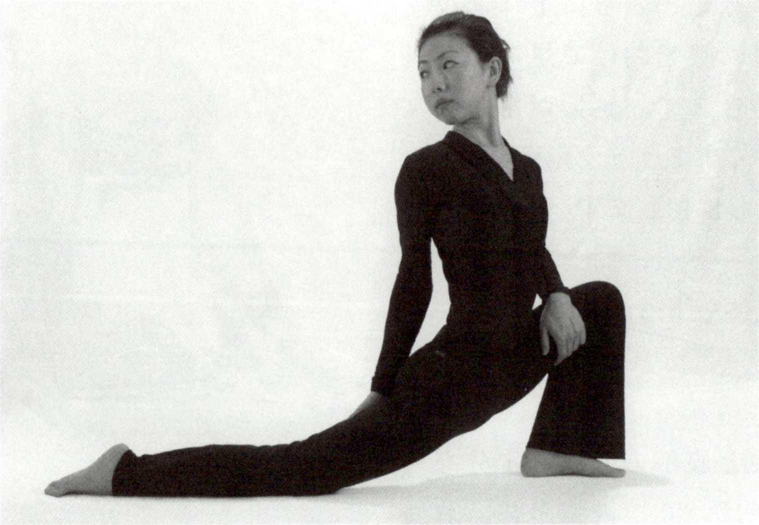

＊効果

①すべての骨格の弾性が目覚め、保たれます。

②腰の贅《ぜい》肉を除き、ウエストを締めます。

③腰部のうっ血をとるので、不眠改善に効果的です。

④平静な感情をつよめてくれます。

＊留意点および要点

完成体位では、前に出した足の踵を床につけること、その脚のふくらはぎと腿が密着すること、上体がしっかり起きて前傾しないこと、腰ができるかぎり下りること、の四点に留意しながら、後ろをふりかえります。

虎の体位

連続感をもって、息を出しながら背骨全体で反ります。

＊行ない方

①金剛坐をとります。

両手のひらを前の床に置きます。膝はらくにして、両膝の間に拳が一個入るくらいがいいでしょう。

②まず出す息で、腰をまるめながら腹部を覗きます。
③次の入れる息で、腰を反り起こします。腰に意識を置いています。
④その息を出しながら、両手を前に伸ばします。手の位置が前に進

②

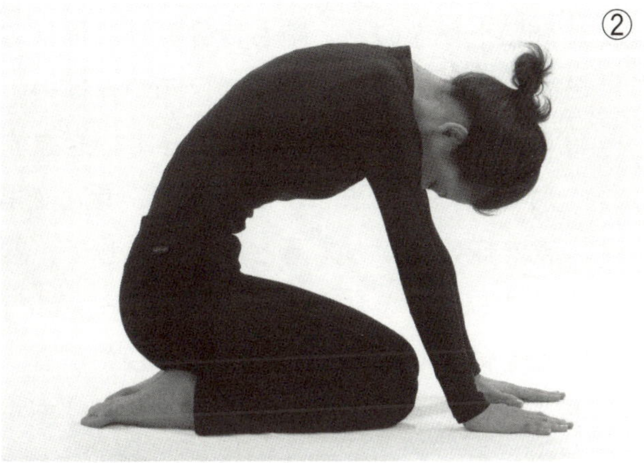

④

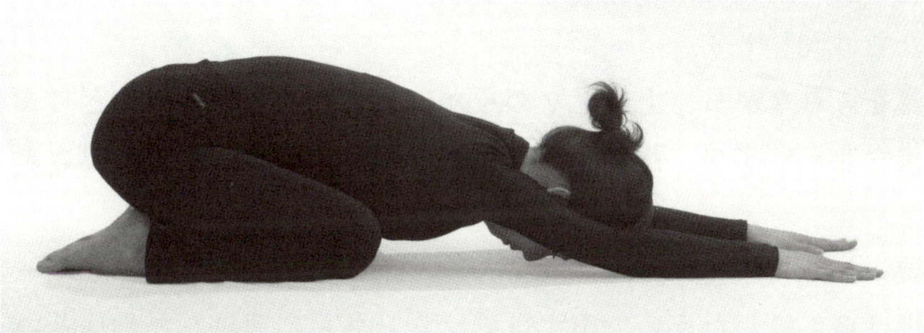

⑤

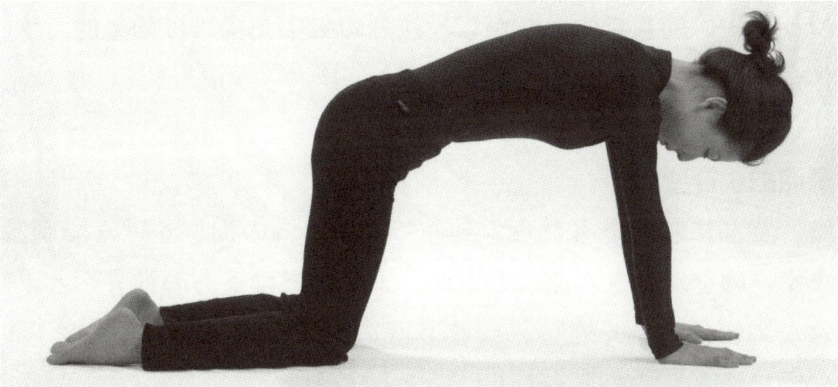

⑥

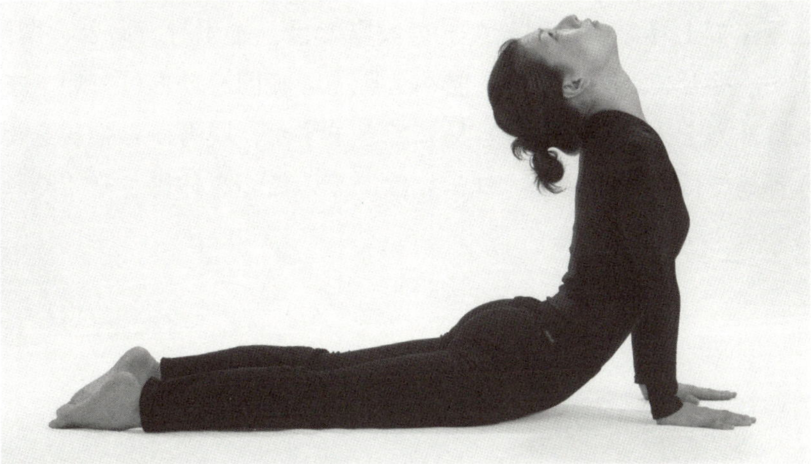

むにつれて、腹部、胸、顔と下ります。

腿に上体をのせ、腕も背骨も十分伸ばします。

⑤入れる息で臀部を上げて、四つんばいになります。

⑥次の出す息で、いよいよ反っていきます。

肘を伸ばしたまま、顔を上げ、重心を移動させて腰を伸ばしながら、腹部を床に向かって落とすようにして、腰から反ります。

⑦すこし保持をします。

喉を伸ばして頭を後ろへ落としながら、腰からの反りをつよめます。

⑧入れる息で、四つんばいまでもどります。⑤の状態です。

⑨出す息で臀部《でんぶ》を踵に下ろし、額を床につけて脱力します。④の段階とかたちは同じです。

⑩息を入れながら、上体をなめらかに起こして金剛坐にもどります。

椎骨《ついこつ》を一個ずつ、背骨の下の方から積み上げるつもりで動きます。

＊効果

①脚はらくにしたうえで出す息で反る、さらに連続した動作ということで、やりやすい動きです。しかし、注意の集中高揚には効果的です。

②体全体に温感をもたらします。

＊留意点および要点

腰、背部に刺激をもたらす動作ですが、脚の開きかげんで刺激点が変わります。脚をたくさん開いた方が、より刺激は下方の椎骨へと下がります。快適な脚幅は20㎝くらい、つまり膝の間に拳が一個はいるくらいですが、体の要求に応じて変えるのもいいでしょう。

金剛坐で上体を前に倒した⑨の段階では、まず肘、肩と、関節の力を抜きます。そして、頚、背中、腰へと脱力の範囲をひろげていきます。

人は、力を入れることは容易にできますが、脱力から弛緩を得ることは、そう容易ではありません。ヨーガは、そのこつを体得させてくれます。

脚を伸ばして行なう魚の体位　マツヤ・アーサナ

仰向けに寝た姿勢で、胸部を美しくひろげながら上体を後ろに反らせる体位です。頚《くび》の後ろに強い圧迫がはいり、喉がよく伸ばされて、大きな刺激が心身にもたらされます。水は生命の根源です。母なる水に抱かれて、豊かな気分で行ないましょう。

ヴィシュヌ神の化身である、魚族の王に捧げられた体位です。

脚を伸ばしたこのかたちは、基本的な「魚の体位」です。

＊行ない方

①両脚をそろえて上向きで寝ます。

親指を包みこむようにして両手で拳《こぶし》をつくり、肘《ひじ》を折って胸の横で立ててください。

足は踵《かかと》を押し出します。その方が、力強く反ることができます。

②いったん静かに息を出して、ついで大きく息を入れながら、両肘で床を圧《お》すようにして胸を上げ反らせていきます。同時に喉を伸ばして頭頂を床につけます。

背中の中程と下部を、下から上へと押し上げるつもりで反るといいでしょう。

視線は頭の先の床に向けます。

完成体位では、頭頂と肘と臀部で体を支えます。肘と肩甲骨を寄せ、胸をひろげ胃のあたりの伸びを実感します。

大切なのは、踵を押しだし膝を内側に締めることです。こうすると、胃のあたりをつよく意識することができます。

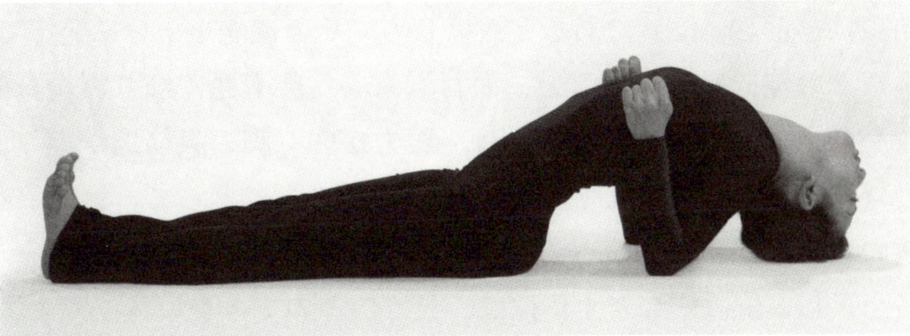

③リズミカルな呼吸で、すこし保持をします。
④もどすときは、全身をコントロールしながら、なめらかな動作になるよう気をつけて脱力します。

＊効果

①頭部や頸部への血行が増し、喉と頭部にあるすべての器官、甲状腺、扁《へん》桃腺《とうせん》、脊椎や脳などによい刺激がもたらされます。
②胸、背中、腰に滞った血液の流れをよくします。
③肩甲骨《けんこうこつ》の位置を正し、肩、頚の血行を促してしこりをとり、耳、鼻の機能をたかめます。
④胸部の萎縮が除かれ、下垂した肋骨《ろっこつ》は引き上げられ、腰が引き締まり、背筋を強化し、猫背の矯正にも効果的です。
⑤交感神経によい刺激と影響をもたらします。
⑥深呼吸を促進し、喘息《ぜんそく》、気管支炎に有効です。
⑦肋骨の下垂からくる内臓の位置異常をただし、腹部の伸びがはいることで腹腔臓器全般によい刺激をあたえます。

＊留意点および要点

手の指を折るときは、一本ずつ力をいれて折ります。手指は脳細胞に直結しています。

保持の間の呼吸では、胸の上部を使って気管と肋骨を十分ひらくことができます。呼吸に於いては、かたちのうえでも内容的にも吸息にイメージをつよく置き、息を出すときは、だますようにそっとすこしだけ出します。

身体的には、胸椎12、腰椎１、２番のあたりで、もっとも強く反ることができます。

内臓は、正しい位置にあるときはじめてその機能を十分に発揮できます。下垂などの位置異常があると、血行も栄養状態も悪くなり、全身的に不健康になります。下垂性体質の人は、腹力が弱く脚の裏筋肉が縮み、体重が足の外側にかかっています。そういう体質の人にとって、腰腹筋を強化し骨盤の力をたかめて内臓への血行をよくする体位、肩頚の緊張をとり筋肉骨格を正しい位置にもどす体位は、欠くことのできない体位です。「魚の体位」は、そういう意味においても重要です。

脚を伸ばした魚の体位から脚を上げる

＊行ない方

①前項の「脚を伸ばした魚の体位」にはいります。

②息を入れながら、片脚を上げます。

踵を押し出して、上体の反りが緩まないようにして上げます。20〜30㎝くらい上がるでしょう。

出す息で脚を下ろします。

反対の脚も同じように行ないます。

③つづいて両脚を上げます。

呼吸はやりやすい呼吸で。入息、出息、止息、いずれでもかまいません。

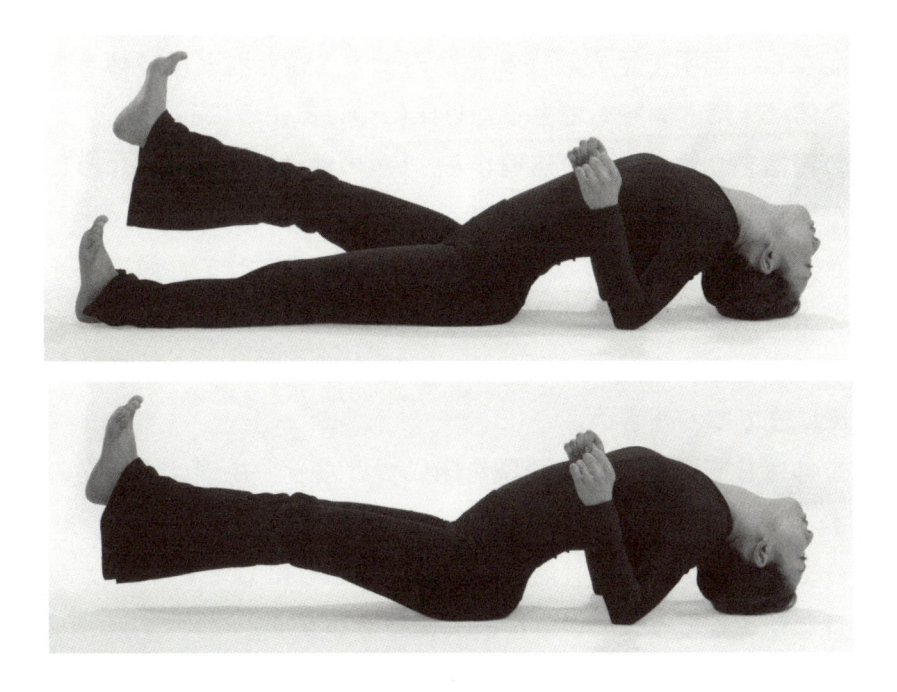

＊効果

①脚を上げると重心が下がり、脊椎の下の方に刺激が移ります。

②脚の上下運動で腹筋を強化します。腸の蠕動《ぜんどう》運動を促します。

③背中の盛り上がった猫背の解消に有効です。

＊留意点および要点

片脚のときも両脚のときも、脚をそろえ踵を押し出して上げます。両脚を上げる場合は、胸の反りを緩めないようにすると、10㎝上がればいいところでしょう。

背骨への刺激の位置は、腰椎４、５番まで下りてきます。

蓮華坐を組んで行なう魚の体位　パッドゥマ・マツヤ・アーサナ

基本的な「魚の体位」を、さらに充実させたかたちということができます。

＊行ない方

①上向きで寝て、蓮華坐を組みます。蓮華坐が無理なら、あぐらのように膝を折るだけでもかまいません。

②可能なら、両手で足の親指をつかみます。頭と肘と尻で体をささえ、背中全体は床に、両膝もできるだけ床につけるようにします。
足の親指をつかむことが無理なら、「魚の体位基本型」のように、両手は拳をつくり、肘を折って床に立てます。

③息を入れながら両足の親指を引き寄せるようにして、肘で床を圧しつつ胸を上に張り上げていきます。ここで肘が床につく必要があるので、肘が床につかない人は、はじめから、基本型と同じように拳をにぎって肘を床に立ててください。
喉を伸ばして頭を反らせ頭頂を床につけたら、視線は頭の先の床に向けます。
あらためて肘を寄せ、骨盤をつきあげるようにします。

④ゆったりとした呼吸で、しばらく保持をします。

⑤体位を解くときは、反り上がった胸をゆるめ、上体を床に下ろし、手脚

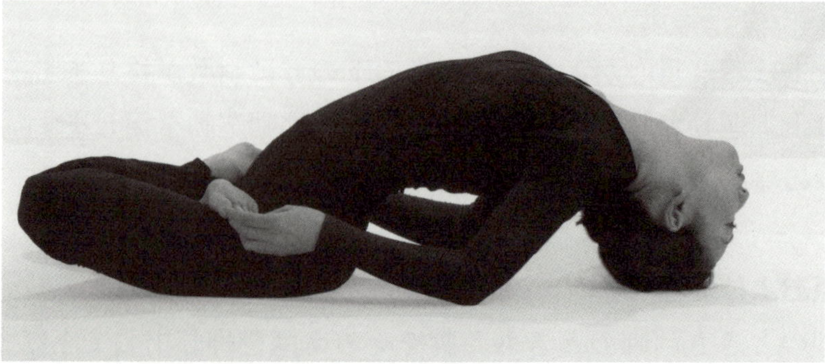

をほどいてから休みます。

脚を逆に組みかえたら、同じようにもう一度くりかえしてください。

＊効果

①脚を伸ばして行なう体位の効用に、股関節の柔軟性を増すことが加わります。

②骨盤内部および周辺への刺激が、いっそうつよく入ります。

③脚を組むことによって脚全体が締まり、血行がよくなります。さらに、下腹部に力があつまり、内股筋の萎縮が除かれ、脚と下腹部の贅肉《ぜいにく》をとります。

＊留意点および要点

蓮華坐をうまく組めるように実習してから行なうのがいいでしょう。その方が、体位を終わったときに充実感がしっかり入ります。蓮華坐がうまく組めない人は、あぐらで行ないます。

完成体位では、骨盤のあたりに意識をおいて、腰から反り上がるようにします。強く反る感触は、「脚を伸ばした魚の体位」よりすこし下方の腰椎に移ります。

完成体位のときの呼吸は、前項と同様、胸の上部を使って行ないます。腹式呼吸ではありません。

弓の体位　基本型　　ダヌラ・アーサナ

体全体を弓のように反らせ、両腕を弦のように構えることから、この名前がつきました。

＊行ない方

①まずうつ伏せになり、顎を床に、両腕は体の横に添わせます。
膝を曲げ、両手でそれぞれの足首を外側からつかみます。
足の甲は伸ばしておきます。

②息を入れながら、両手足を引っ張りあうようにして体全体を反らせてい

きます。全身が弓なりの曲線を描き、腕は弦のようにぴんと張ってきます。喉を伸ばして天井を見ます。

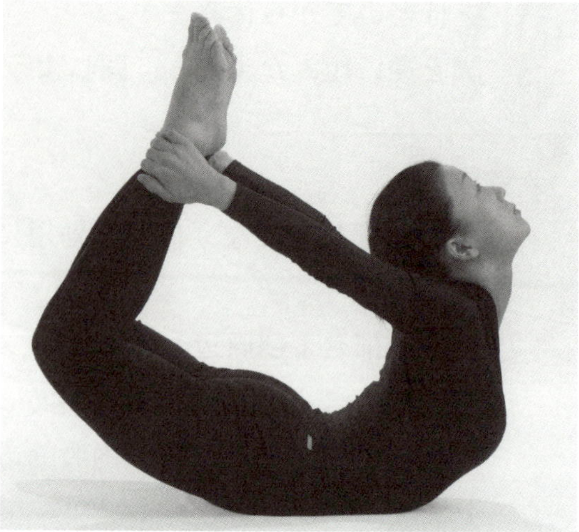

腕と肩甲骨を寄せるようにして、もっと胸を開き反らせます。喉も、もうひといき伸ばしてください。

腹部の一部分だけが床について、腹部に全身が乗り、腹部の内圧が著しく高くなっています。

形が整ったら、いっそう深い「弓の体位」にはいります。つまり、腰のあたりで強く反っていきます。

脚をもっと高く引き上げるようにすると、腰の反りが強まります。腿の付け根を中心にして、腹部と大腿の前面がつよく伸びているのが実感できるでしょう。

③もっとも緊張の強まっているところ、腰の反りを意識しながら、静かな呼吸ですこし保持をします。

ここで前後左右に軽く転がる方法もあります。腹部のマッサージと背部および腰部筋肉の鍛錬が、よりつよくはいってきます。

④体位を解いたら、全身を弛緩《しかん》させて休みます。

＊効果

①背骨の弾力性をとりもどし、背中、腹部、脚、腕の筋肉を強くします。

②腰部の神経を刺激するので、骨盤内の臓器によい影響をあたえ、同時に、腰の弱い人には効果的な介入をしてきます。

③腹部を前後に伸ばすことから、腹壁や腹部の筋肉、靭帯を強化し、内臓下垂やヘルニア、その他類似症の治療に効果的です。

加えて内分泌腺の活動が活発になったり、腸の蠕動《ぜんどう》運動を促進したりするので、便秘、肝機能不全、病的な肥満傾向の防止にもなります。

④胸郭をひろげ、腹部のうっ血をとり、猫背の予防矯正にも役立ちます。

⑤交感神経を刺激し、内臓の働きをたかめます。

⑥副腎、膵臓、甲状腺に刺激がはいり、倦怠感退治に有効です。
⑦頭を後ろへ落とすので、頚部の硬化をやわらげます。

＊留意点および要点

太陽に向かって立ったとき光の当たっている部分、顔、喉、胸、腹部、腿の前面、脛《すね》、足の甲は、全部伸びています。

代わって、光の当たらない部分、後ろ頚、背中、腰、腿の後面、ふくらはぎ、アキレス腱、足の裏は、すべて縮んでいます。

腹部が伸びることから呼吸が速くなりがちですが、気にしないでください。

踵《かかと》を押し出した弓の体位

「弓の体位」の変型です。腰部より胸部がつよく反ります。

＊行ない方

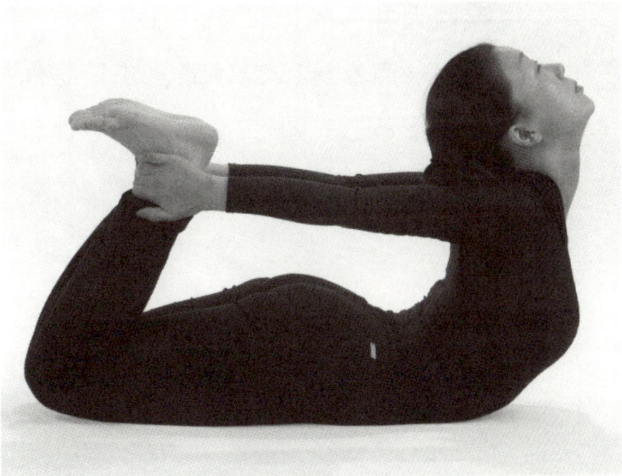

①腹ばいになったら、足首の状態を変えて持ちます。踵を押し出して、両足首をつかんでください。
②息を入れながら反ります。反るときは、踵を押し出すようにしながら、背骨を前後に力強く伸ばす感覚です。背骨で反る感じは、前項より大幅に減ります。
胸と脚が上がり、前後に向かう背骨の強い伸びを感じとることができたら、脚を閉じていきます。閉じた両膝をつけ、さらに膝がしらを床に圧しつけていくようにします。
同時に顎をあげて喉を思いきり伸ばし、肩甲骨を寄せ胸を開くようにします。胸部の反りがいっそう強まります。

＊効果

①脊椎の下部より上部への刺激が強くなるので、腰の状態や、肩凝りの有無などで、快適で有効な場合が変わります。ときに応じて選んでください。

②腹部にしっかり体重をのせるので、腹腔の内圧がたかまります。

片弓の体位　エーカパーダ・ダヌラ・アーサナ

片脚だけつかんで行なう「弓の体位」の変型です。

＊行ない方

①腹ばいになり、右手で右足首をつかみます。
左手と左脚は、それぞれ伸ばしておきます。

②息を入れながら、足をつかんだ手も、床に伸ばした左手脚も上げていきます。
伸ばした手脚は極力曲げないようにこころがけます。
視線は天井へ向けます。

③腹部の一点を床につけて、すこし保持します。

④手脚を下ろし、リラックスして休みます。反対側も行なってください。

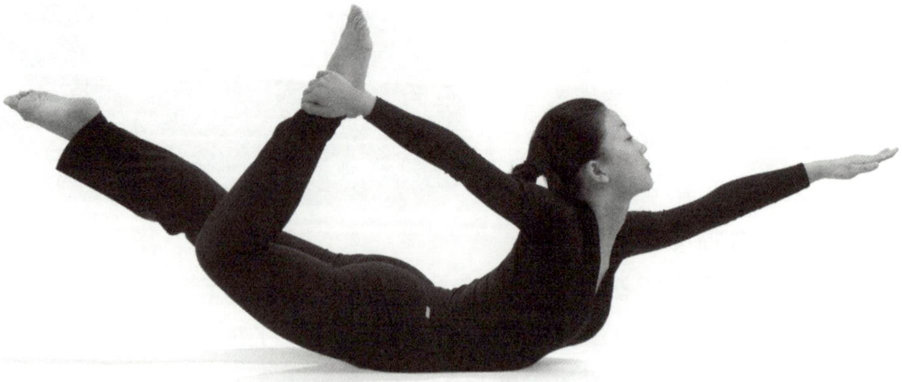

＊効果

①背筋、腹筋、太腿に力をつけます。

②胸腹部のうっ血をとり、肋骨の萎縮がとれて、自然な呼吸がしやすくなります。

らくだの体位　ウシュトゥラ・アーサナ

腰椎にはいる刺激は、前項の「弓の体位」をしのぎます。したがって、脊椎、ことに腰椎、頸椎に問題のある人は、配慮を忘れないようにしてください。

＊行ない方

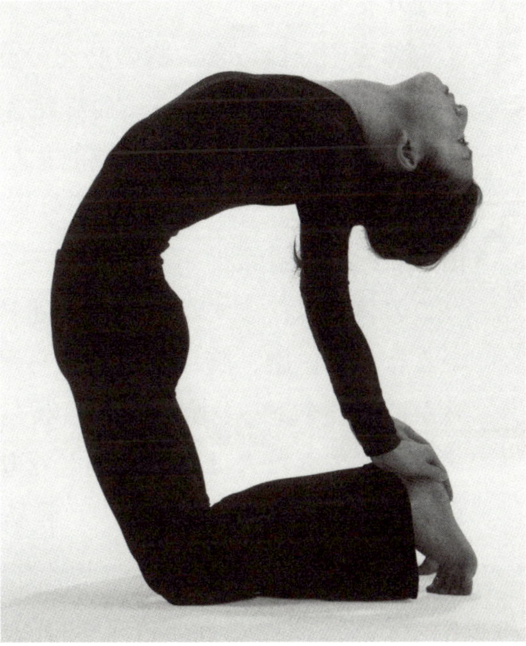

①金剛坐から膝立ちになります。
膝は適宜に開き、爪先を立てたら、踵の上に尻を下ろします。
両手で踵をかるくつかんでください。

②息を入れながら、踵から腰を起こし、さらに腰を前に押しだします。つづいて胸を反らせ喉を伸ばし頭を後ろに落として、息を吸いきります。ここまで一息で、連続感をもって動いてください。
次の出す息で、さらに腰を前に押しだします。重心は膝の方へ移り、膝裏の角度が大きくなっていきます。腿の前面と腹部の伸びがつよまります。

③すこし保持をします。

④体位を解くときは、急に頭を上げたりしないように。まず、重心を、肩、腕、踵の方へもどしていきます。そして尻を踵に下ろし、胸を起こし、喉をもどして頭を起こします。ここまでの動作もなめらかに連続感をもって行ないます。

⑤両手を膝の前に置いて足の甲を伸ばし尻を踵に下ろしてから、上体を前に倒し腰をゆるめます。
数呼吸おいてから、背骨を下の方から椎骨一個ずつ起こすようにして金剛坐にもどります。

＊効果

①腰椎にもっとも強い刺激がはいる体位です。
腰部の神経を刺激して、内部器官によい影響をもたらします。
②背骨の柔軟性をとりもどし、かかわったすべての筋肉を強化します。
③胸椎から腰椎にかけての中枢神経が刺激され、全体的なスタミナ強化になります。
④胸郭を十分ひらき、胸の筋肉の萎縮をとり、猫背の予防矯正にも役立ちます。同時に背中のうっ血を除きます。腰腹部の強化にもつながります。
⑤仙骨を刺激し、生殖器の機能をたかめます。

＊留意点および要点

この体位は、まずなめらかな連続感を重視したいと思います。体位にはいるときは、腰、胸、喉となめらかに反らせ伸ばします。戻すときもなめらかに。腰を下ろし胸を起こし喉をもどして、頭を最後に起こします。

熟達してきた人は、膝を閉じたり、足の甲を伸ばして足裏に手のひらを合わせたりしてみてください。難易度が上がります。

猫の体位　基本型　　マールジャーラ・アーサナ

胸を床にすりつけるようにする完成体位が、猫が伸びをした形に似ていることからついた名前です。

＊行ない方

①金剛坐ですわります。
両手のひらを膝の前の床におきます。
②息を出しながら、両手をゆっくり前方に伸ばしてください。
同時に尻をあげながら、胸を前方の床へ下ろしていきます。
太腿は床に垂直になり、まるで猫がのびをしたような形です。
この位置で胸が床につけば申し分ありませんが、つかなくても息を出すたびに背骨の反りがつよまるように努めます。
肩甲骨と肩甲骨の間を圧されるようにして、息を出すたびに胸を床に下ろしていきます。実際、背骨は弾力性のある構造になっていますし、息を出したときは体が弛緩します。このときが、胸がもっと床に近づくチャンスです。

③静かな呼吸で、すこし保持します。

④体位を解くときは、まず息を入れながら上体を後ろに引いて、尻を踵に下ろします。肩をゆすらないようにして、まっすぐ引いてきます。

額を床につけたまま肩腕の力を抜いて、一息いれてください。

その後で、背骨の下の方から椎骨を一個ずつ起こすようにて上体を起こし、金剛坐にもどります。

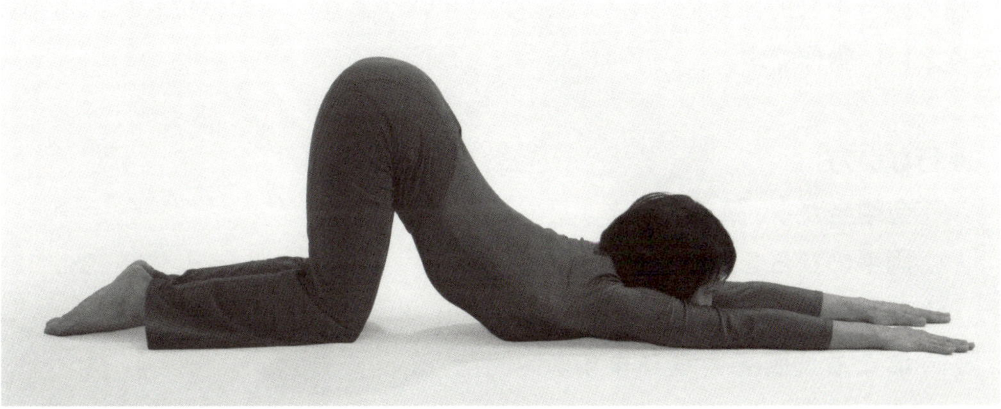

＊効果

①頚椎と胸椎を柔軟にします。

②脊髄神経に刺激をあたえて、強化し整えます。

その結果、甲状腺、肺、心臓、肝臓、脾臓、副腎、大腸、小腸などの働きを整えます。

③胸郭をひろげ、猫背を矯正します。

④胸筋と腹筋をのばすので、胸筋の萎縮硬化、肋骨下垂、内臓圧迫を解消します。

＊留意点および要点

完成体位にはいったとき、たとえ胸が床についても太腿が前に傾きすぎると、上体を自力でもとに戻すことが難しくなります。その場合は無理をせず、膝を後ろにひいて腹ばいになってしまってください。

保持の間、伸びの感覚は体の中心から末端へとひろがっていきます。胃のあたりから出発した伸びの線は、一本は腕の内側を通って両手の親指、人さし指の先まで伸びていきます。もう一本は、胸のあたりで別れてから、左右の喉を通過して、さらにそれぞれが二本に別れ、唇の端と耳の付け根へと伸びます。このようにイメージをはっきりさせることは、体位の充実感を実感させてくれます。

猫の体位　変型1

猫の動きを動的に真似たもので、変型というより「猫の体位」に入る前に行なうといい動作です。

＊行ない方

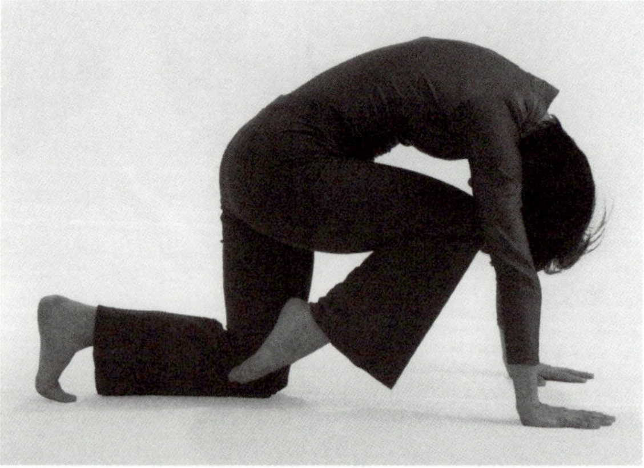

①金剛坐から、膝で立ちます。両手のひらを床に置いてください。腿と腕が床と垂直になる位置をえらびます。そして爪先を立てます。

②息を出しながら、右脚を折って膝と頭を近づけます。臍《へそ》を引きつけ背骨をまるめて、臍を覗きこむかたちです。

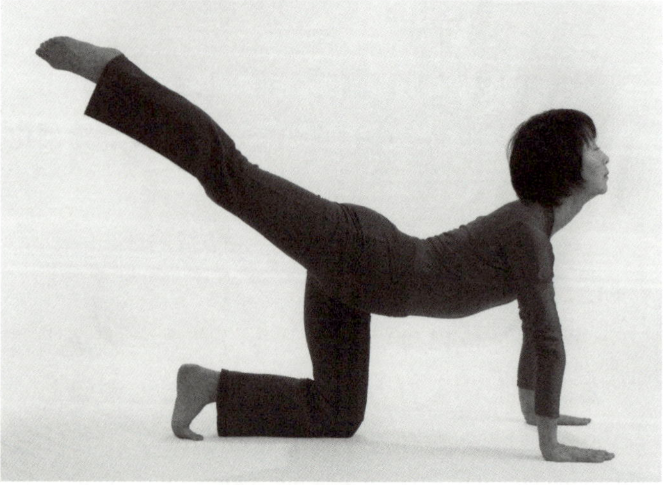

③入れる息で、折りこんだ右脚を後ろへ蹴り上げます。膝を曲げないようにして。喉を伸ばし天井を見ると、右爪先から頭まで美しい曲線を描くことになります。

④息を出しながら、もう一度右膝と頭を近づけます。臍をしっかり引きます。それから、右脚を下ろして、膝と足を床上のもとの位置にもどします。

⑤反対側も同じように行ないます。

＊効果

①背骨を柔軟にするとともに、腸の働きを活性化します。

②「猫の体位」基本型の準備として、適確です。

＊留意点および要点

脚を大きく動かすので、バランスをくずさないようにします。そのためには、膝をそろえ爪先を立てます。猫のように、しなやかに動いてください。

脚を上げたときは、指先に力をいれて上方に向かって伸ばします。脚全体と脊椎全体の伸びを先導するのは、この足の指先です。頭は後ろへ反らせます。背中への刺激は強まり、体位を美しくします。

脚を上げたときは息を胸に入れるようにして、脚を折り込んだときは腹の中の息を出しきるつもりです。

猫の体位　変型2

＊行ない方

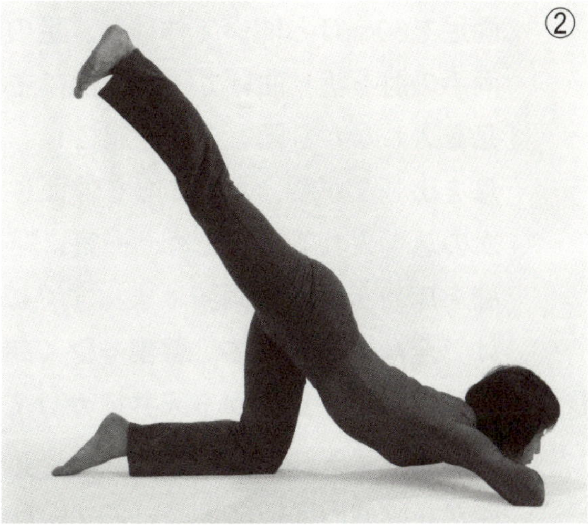

①四つんばいから、組んだ両手の上に顎を置き、胸を床へ向かって下げます。爪先は立てています。

②息を入れながら、右脚を伸ばして高く上げます。踵を押し出してください。

③出す息で、上げた脚を左へ倒します。腰ごと倒し、押し出した踵ができるだけ床に近づくようにします。

視線は、倒した脚の方へ向けます。

④入れる息で②にもどし、出す息で脚を床に下ろします。

⑤反対の脚も同じように行ないます。

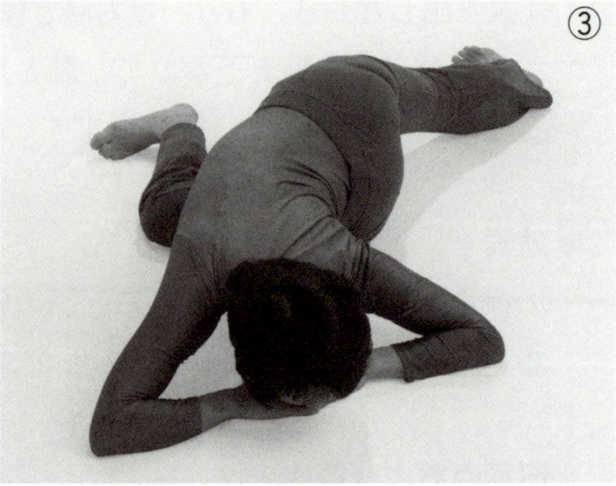

③

＊効果

背骨をやわらげ、肩甲骨を整え、前屈姿勢を正します。

＊留意点および要点

倒した脚はできるかぎり床に近づけ、肘が床から離れないようにします。

上向きの犬の体位　ウールドゥワムカ・シュワーナ・アーサナ

頭を反らせて、犬があくびをしている姿を想像してください。

＊行ない方

①うつぶせに寝ます。

②両足を30㎝ほど開いて伸ばし、足の甲は自然に床に置きます。
両手の肘《ひじ》を折り曲げて、胸の横に立ててください。

③息を入れながら頭と上体を起こし、入れきったとき腕を伸ばしきります。
息を出しながら、さらに喉《のど》を伸ばして上体を反らせます。

④次の息を入れて息を止め、一気に緊張です。
膝を床から離し、両腕はまっすぐに伸ばして、両手の手のひらと足先だけで全身を支えます。臀部を堅く締め、腿《もも》、ふくらはぎも緊張させ、膝も伸ばして、正面から天井にかけて前方を睨《にら》みながら、一直線にした体を堅くします。
頭が、両肩の間に沈まないようにします。

⑤保息をして、少しのあいだ保持します。

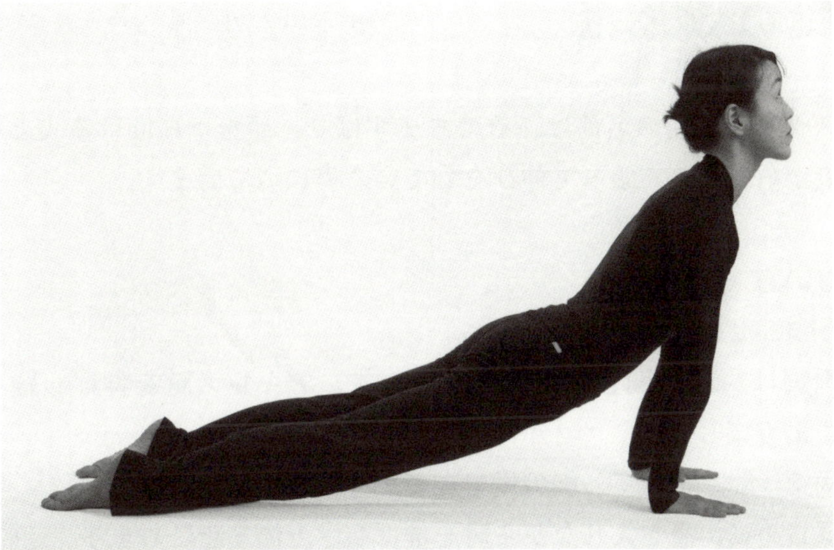

⑥息を出しながら体の緊張をゆるめて、まず腿を床に下ろし、それから肘を折りつつゆっくり上体を下ろしていきます。下りきったら、体をらくにして休んでください。

＊効果

①背骨の柔軟性をとりもどし、背骨の若返り、腰痛、坐骨神経痛などに効果的です。
②肺の弾力性を増します。
③骨盤周辺の血行が促され、健康になります。
④脳の働きを活発にし、全身の疲れをとります。気分がすっきりします。

＊留意点および要点

この体位は、次の「下向きの犬の体位」と対で行なわれることが多いようです。両者とも、ヨーガ特有の緊張と弛緩を前面におしだした体位です。

「上向きの犬」は緊張を、「下向きの犬」は弛緩を象徴します。「太陽礼拝の体位」の中にも登場します。

「犬の体位」単独で行なう場合は、動き全体の最後、つまり、体が十分温まったとき、そして「完全弛緩の体位」の直前に行なってください。体位の形も意識の状態も、目的に近くなるはずです。

下向きの犬の体位　アドームカ・シュワーナ・アーサナ

サンスクリット語の名前は、そのままずばり、顔を下に向ける犬という意味です。犬が前足を踏ん張って伸びをしている姿に似ています。

＊行ない方

①うつぶせに寝ます。
両脚は約30㎝開き、爪先を立てます。アキレス腱を伸ばし踵をつきだすようにします。
両腕は肘を折って、胸の横で立ててください。

②はじめに、息を入れながら肘を伸ばし、上体を起こします。

③その息を出しながら、尻を高くつき上げるようにして、全身で三角形を作ります。
伸ばした背中と両腕が一辺で、もう一辺はしっかりと膝を伸ばした両脚です。
爪先を顔の方へ向け、両足は互いに平行にします。
踵はしっかり床につけてください。重要なポイントです。
両手の親指と親指の間の床を見ながら、肩の力を抜き、肩、腕、腋をよく伸ばすようにします。一方、臀部からアキレス腱、ふくらはぎにかけて、強烈な伸びがはいっています。

④肺は、いっぱいでもなく空でもない、やりやすい呼吸で、すこし保持です。

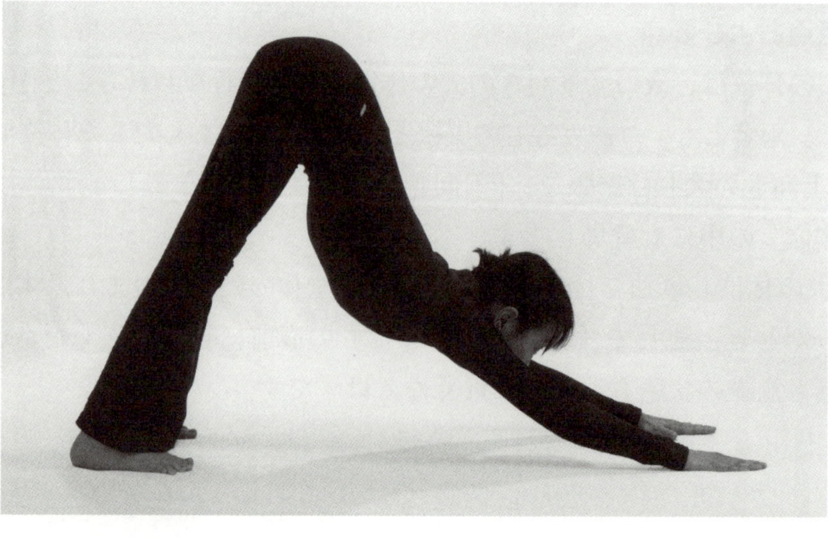

⑤もどすときは、まず頭を上げ、上に向かって突き上げていた腰をゆるめ伸ばすようにして、腿を床に下ろします。
つづいて、肘を折りながら上体を腹部から下ろしていきます。体が床に下りきったら呼吸を調えてリラックスし、休みます。

＊効果

①疲労した時に行なえば、心身ともに生気がよみがえり気分が爽快になります。
②脳細胞の若がえり、疲労除去に効果的です。
③上体が十分に伸び、上体の血行が促されます。
④肩甲骨周辺のこわばりをとり、足首の強化にも役立ちます。
⑤腹部の筋肉を強め、横隔膜を引き上げるので、心臓の強化、鼓動の調整にもよい結果をもたらします。

＊留意点および要点

体位にはいっていくとき、床に置いた手の位置を動かしてしまうと、体位を解くときの動作がなめらかにできません。この体位は弛緩を目的としているので、姿勢を解くときの連続感は大切です。意識して、一度床に置いた手を動かさないようにしたいものです。

完成体位では、上に向かった二辺が、力強い線を描く三角形になるように、つまり、脚の裏側を思いきり伸ばすことと、肩、腕、腋も十分ゆるめ伸ばすようにします。

バッタの体位　基本型　シャラバ・アーサナ

形がバッタに似ているところからついた名前です。体位にはいっていくときの呼吸の仕方に特徴があります。

＊行ない方

①まずうつ伏せに寝ます。顎を床に置いてください。
拳をにぎった両手を、体の下、鼠蹊部のあたりに入れます。拳は下向き

に、肘を伸ばしています。

②大きく息を吸ってから、息を止め、一気に両脚をあげます。

脚を高く上げたいので、膝は自然に開くのにまかせます。

顎もしくは眉間を床につけています。どちらでも、やりいい方でいいでしょう。

③保持の間は、できれば息を止めたままにします。

意識は、骨盤内もしくは脊椎下部に留めます。

④出す息で脚を下ろし体位を解きます。力を抜いて、ゆっくり休みましょう。

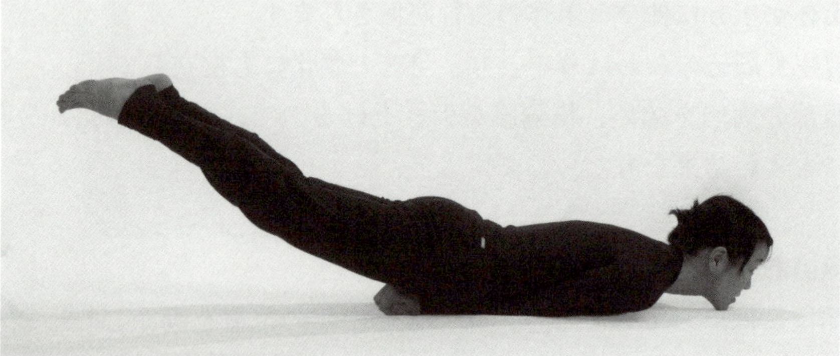

＊効果

①腰部、腹部、太腿、ふくらはぎの筋肉を引き締め強化するとともに、かたちを整えます。

②下背部と骨盤全体が刺激をうけるので、骨盤内の臓器全般の活性化をはかります。

③骨盤内の臓器はすべて活気づき、ことに副交感神経の働きが強まります。

④腹腔の内圧をたかめるので、消化機能が活発になります。

⑤豊富な血液を脳に供給することになり、顔へも新鮮な血液を送ります。

⑥背骨の柔軟性を増し、背骨のずれからくる不調にも効果的です。

＊留意点および要点

反る体位は概して交感神経への刺激が強いのですが、この体位は副交感神経の働きを強めます。吸った息を止めて一気に脚を上げることとあわせて、とても特徴的な存在と言えます。

バッタの体位の変型　両手脚を上げる体位

ファンタスティックに飛ぶ昆虫の世界は無限に広がり、昆虫自身も変化に富んだ姿態をみせます。私たちも、変化を楽しみましょう。

＊行ない方

①うつぶせになって、腕は体に添わせて伸ばし、手のひらを上に向けます。

②息を入れながら反っていきます。

頭、胸をもちあげ、同時に脚も高く上げ、両手も床から離して上げます。飛翔するかたちです。

肩甲骨を寄せて胸を開く気分で、喉も伸ばします。

脚は、自然に開くのにまかせていいでしょう。脚を開くほど、刺激は脊椎の下方へ下がります。

③腹部の一点で支えながら、軽妙にバランスをとりつつ自然呼吸で保持です。

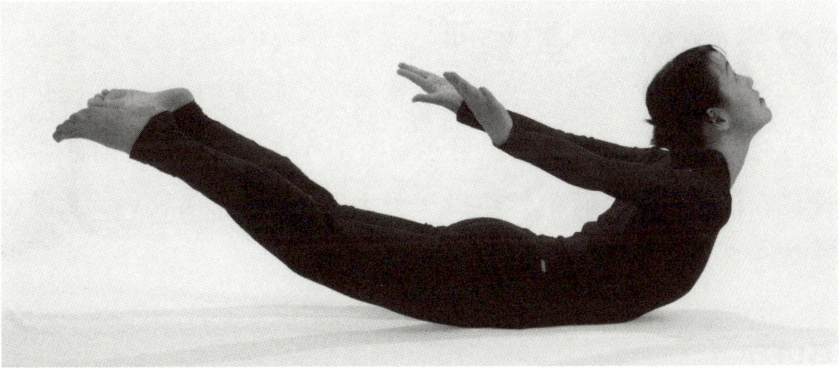

＊効果

内臓を収縮させ、血行を促し、その働きをたかめます。

バッタの体位の変型　向こう脛《ずね》を床に垂直に立てて行なう体位

＊行ない方

①うつぶせになって、膝を直角に曲げます。

両手は体に添わせます。
②息を入れながら上体を反らせていきます。
顎をあげて喉を伸ばし、視線を天井へ向けて、腿を床に圧しつけながら両膝を閉じます。

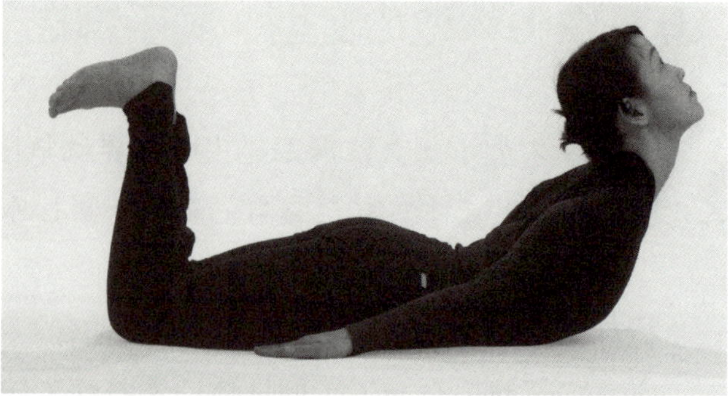

脛は、あくまでも床に対して垂直です。踵を押し出します。ここでいっそう緊張感がはいってきます。
上体を起こしにくい人は、手のひらを下へ向けて、床を圧すようにしてもいいでしょう。

＊効果

前項の「両手脚を上げる体位」とほぼ同じ効果が得られます。

チャクラの体位　基本型　　チャクラ・アーサナ

チャクラは「輪」の意味です。形が輪のように見えるところからの名前ですが、実際は、ほぼ半円を描きます。「アーチの体位」とも言い、全身を使って行なうダイナミックな体位です。

＊行ない方

①両脚をそろえて、上向きに寝ます。
②両膝を折って立てます。
足幅は、肩幅かそれより少し狭いくらいがいいでしょう。
足はできるだけ臀部に引きつけます。
③両手のひらを顔の両横に

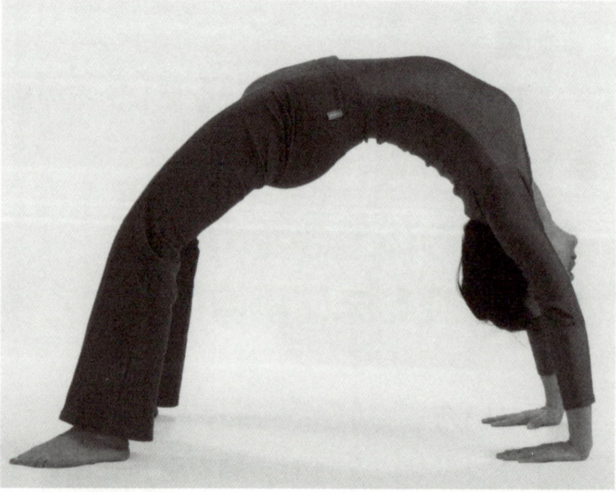

置き、指先は肩の方に向けます。
両手の間隔は肩幅ぐらいです。
④まず、体全体を持ち上げ、喉を伸ばして頭頂を床につけます。
⑤ゆっくり息を入れながら肘を伸ばし、頭を床から離し、上げていきます。
体がアーチのように反っていくのがわかります。
最終的には、膝と肘をできるだけ伸ばすようにします。喉ものばして、視線は頭の先の床に向けます。
⑥十分に高く上がったら、普通呼吸ですこし保持です。
熟練してきたら、踵を床につけるようにします。いっそう、体の前面の伸びと背面の反りが実感できます。
⑦もどすときは、反らせた体をゆるめ、静かに頭を床に下ろします。
それから後頭部を滑らせるようにして肩を床につけ、つづいて背中をゆっくり床に下ろしていきます。
脚を伸ばして弛緩してください。

＊効果

①胸部、腹部、背中、臀部、脚、肩、腕、手首の筋肉が強化され、柔軟になります。脇腹および胸から上、とくに頚の筋肉の硬化をとり、耳、鼻の血行をよくします。
②全脊椎が引き伸ばされることによって整い、さらに神経組織が強化され調えられます。
③交感神経を極度に刺激し、充実感が得られます。「コブラの体位」に似た効果が得られます。

＊留意点および要点

体を上げていくときの緊張は、腕と脚から、腰に向かって集約されていきます。戻すときの弛緩は、腰から脚へ、腰から腕へと順次ひろがっていきます。

このあとは必ず「完全弛緩の体位」(223ページ) を行なってください。ハイレベルにひきあげられた交感神経と同じレベルまで、副交感神経の興奮がもたらされます。

チャクラの体位から片脚を上げる　エーカ・パーダ・チャクラ・アーサナ

片脚ずつ床に垂直に立てる変化です。バランスを保ちながら上げてみてください。

＊行ない方

①チャクラの体位を完成させてから両脚をそろえ、右脚をできるだけ高く上げます。

②可能なら、右手を床から離して右腿《もも》の上に置きます。
左手と左脚で体全体を支えていることになります。

③すこし保持をしたら、すべてをもどします。
反対側も同様に行なってください。

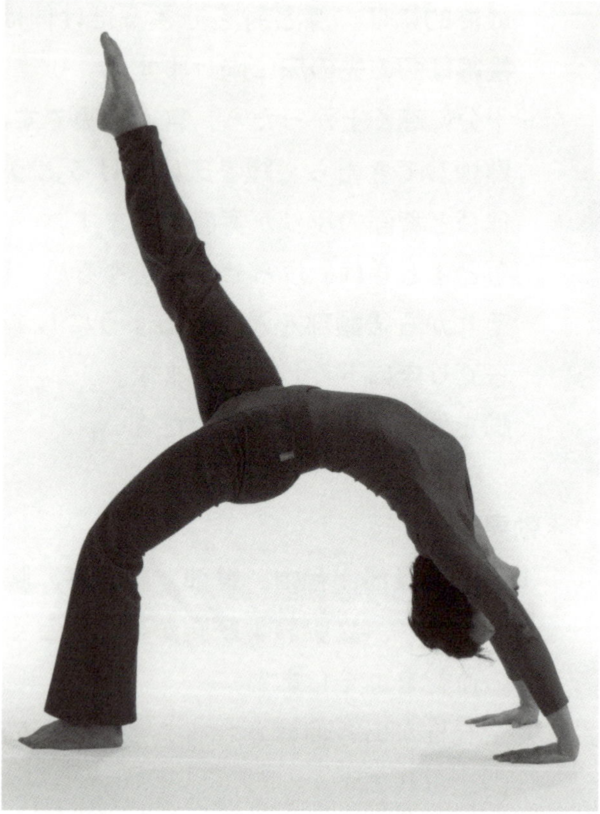

＊効果

「チャクラの体位」で得られる効果のほかに、バランス感覚を高めます。

胸で強く反るチャクラの体位　ウールドゥワ・チャクラ・アーサナ

膝を十分伸ばし、脊椎上部で反るようにすると、難易度が上がります。挑戦してみてください。

＊行ない方

①「チャクラの体位」を完成させてから、重心を肩の方へ移動させるよう

にして両膝を伸ばします。肩、胸部、背中に強い反りがはいってきます。
足をつけてそろえると、胸部と肩への刺激がいっそう強まります。

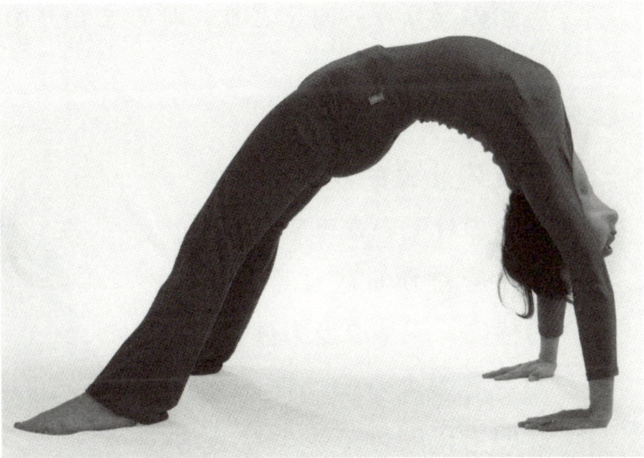

寝台の体位と半アーチの体位

ラグ・ヴァジュラ・アーサナとラグ・チャクラ・アーサナ

「チャクラの体位」より、むしろ「魚の体位」に近いほど胸椎周辺が伸ばされ、甲状腺が刺激されます。

＊行ない方

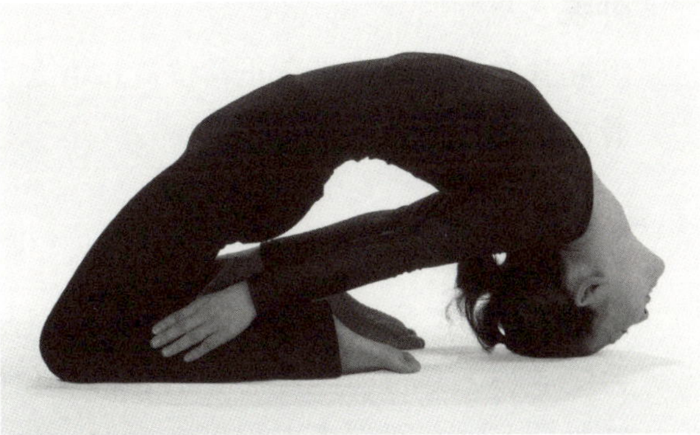

①英雄坐ですわります。
②肘《ひじ》をつきながら、後ろに寝てください。
③両手で足をつかんで、息を入れながら、まず胸を上げ、つづいて喉を伸ばして頭頂を床につけます。
④一息いれたら、腰を上げます。
膝と頭で体を支え、腿、腹部、胸、喉、顔で、美しい曲線を描きます。
「寝台の体位」の完成です。

＊効果

①胸筋と脚の表筋肉の萎縮をとり、腰腹部を強化し腹圧力をたかめます。
結果、それらから生じる前屈姿勢をただします。

②肩頚の凝りうっ血をとり、耳のまわりの硬化を防ぎます。

＊行ない方

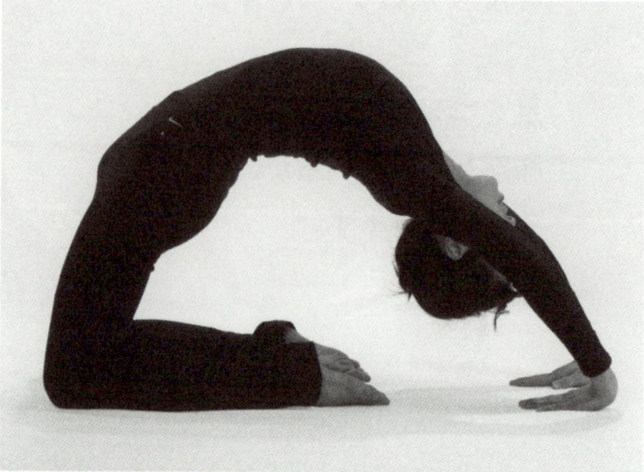

⑤さきの「寝台の体位」からつづけていきます。
両手を踵から放して、顔の横に「チャクラの体位」のときのように、指先を肩の方に向けて手のひらを床に伏せます。
こんどは、一気に肘を伸ばして、頭を床から離します。膝を床について「チャクラの体位」を行なっている感じです。
「半アーチの体位」の完成です。

⑥体位にはいっていった過程を逆にたどって、姿勢を解いてください。
英雄坐にもどったら、脚を伸ばし休みます。

＊効果

恥骨を下げ、骨盤を正常位置にもどします。同時に、関連部分である肋骨をただします。

＊留意点および要点

膝を折って窮屈になった分、伸びも圧迫も強まります。「半アーチの体位」の完成のときは、内腿を腿の付け根に向かって引き上げるようにします。呼吸はとても浅く速くなりますが、出す息で、さらに内腿の筋肉を伸ばし骨盤をもちあげていきます。

橋を架ける体位　セーツ・バンダ・サルワーンガ・アーサナ

セーツ・バンダは「橋をかける」ことです。体を反らせ、肩、足の裏、腰に当てた手で全身を支える様子が似ていることからついた名前です。

＊行ない方

①上向きで寝て、両手は体の横に伏せ、脚はそろえて踵《かかと》を押し出します。

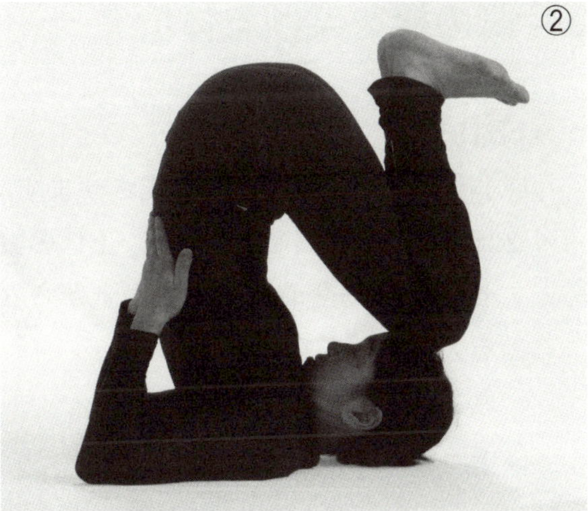

②出す息で両脚を垂直まで上げます。
いちど息を入れなおして、次の出す息で爪先を頭の先の床に下ろします。
両手で背中を支え、踵を押し出しながら背中を垂直まで起こします。
出す息で腰を折り、膝を頭の方に、踵を尻の方へもってきます。
「全身の体位」（96ページ）の途中段階です。

③背中に当てた手を、腰の方へ移します。
それから、腹部を伸ばし反るようにして足を床へ下ろします。

④ここで脚を伸ばします。無理がなければ両脚をそろえてください。
肋骨をひろげ、膝と股関節あたりを伸ばし、背骨を上下に伸ばします。
体重は、肘と手首にかかっています。

⑤すこし保持です。

⑥腰を支えている手をはずし、滑らせながら姿勢を解きます。

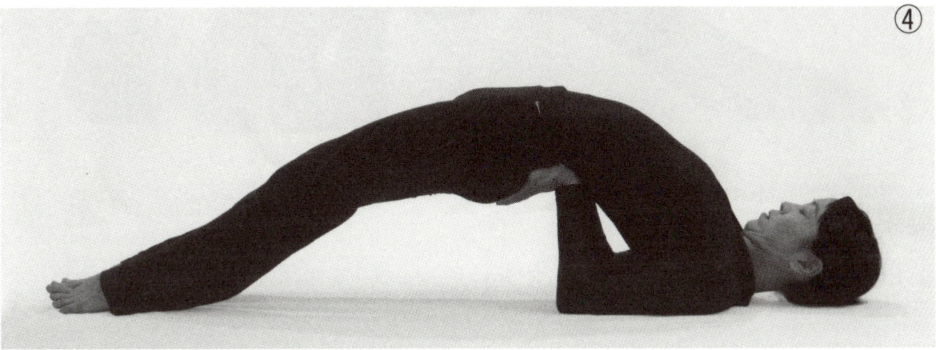

＊効果

①喉を締めつけるので、甲状腺の刺激がはいります。

②横隔膜を刺激して、呼吸機能をたかめます。

③背骨の神経組織が強化されます。

片脚の橋を架ける体位

＊行ない方

①「橋を架ける体位」を完成させます。

②出す息で、片脚を上げます。上体の緊張が抜けないように上げてください。せいぜい45度前後までしか上がらないでしょう。もちろん直角まで上がる人は上げてください。

左右同じように行ないます。

③滑らせながらもどします。

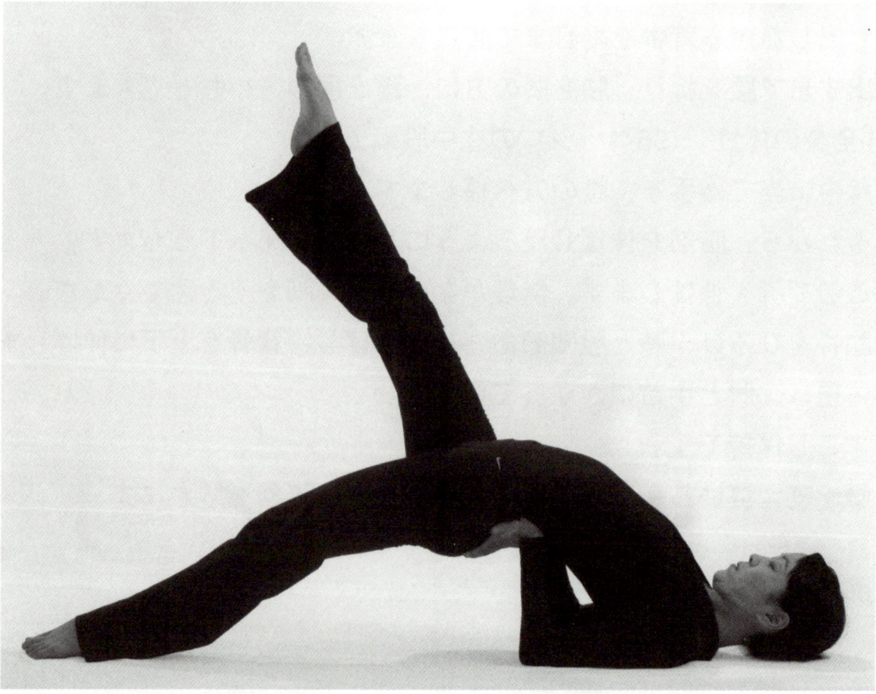

＊効果

前項と同様な効果がはいります。

上体を前屈させる体位

前屈の体位　　パスチモッターナ・アーサナ

サンスクリット語を直訳すると、「背面を強く伸ばす体位」となります。上体を、伸ばした脚の上に倒し、体の後面全体を極度に伸ばします。

脊柱を極端に伸長させることで、その連結筋肉の弾力性をたかめ強化します。

脊髄の血液循環は脊柱筋肉の状態に依存します。脊柱筋肉の弱体化は、脊髄内の血液循環を弱めながら、神経組織の退化から多くの機能障害をまねきます。古来脊柱をとても重要視してきたヨーガに於いて、脊柱の運動のためにとくに重要視するのが、この前屈系の体位法です。

この体位法に代表される「前屈する体位」には、心のはたらきを静める効果があります。ヨーガの目指す点が心の静謐であることを考えれば、この「前屈の体位」がもっとも基本的な体位と評価されるのは理解できます。

［この体位は体位のなかの最上であって、生気をば、背骨の中心を貫いている気管を通じて運ぶものである。それは胃の中の火を増大し（消化力をつよめ）、腰を細くし、人々を無病にする］。これは、ハタ・ヨーガの古典で述べられている言葉です。

＊行ない方

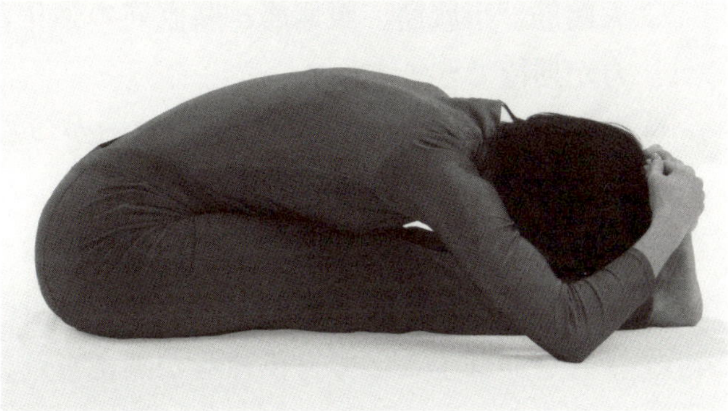

①腰を下ろして両脚を前に伸ばします。この坐りかたを長坐と言います。
両手で両足の指をつかんでください。
つかんだ足先を引きつけながら、踵《かかと》を突きだすようにして、脚の裏側全体を伸ばします。親指側だけを引かないように、小指側もしっかり引きつけます。
このとき、両肩が水平になるように、上体が脚に対して直角になるよう心がけます。

②いったん息を出して、次の息を入れながら腰から背骨を起こし、喉も伸ばして反ります。

③その息を出しながら、前屈です。

まず腹部から倒していきます。脚の上に腹、胸、顔と順次下ろしていきますが、そのとき、膝が曲がったりアキレス腱がゆるんだりしないように気をつけます。

背骨は、腰椎《ようつい》・胸椎《きょうつい》と順番にゆるみ、最後に頸椎《けいつい》がゆるんで上体が倒れきります。

④完成体位にはいったら、両肘《ひじ》を床につけ、息を出すたびに腹部をより脚に密着させていきます。静かな呼吸で、しばらく保持をいれます。

⑤足先を引きつけている手をほどき、静かに上体を起こします。

⑥体位を解いた後、十分伸ばされた背骨の下の方、骨盤の中あたりで温かいものを感じとることができます。呼吸を調えながら、そこに熱いものが集まる、真っ赤な血液が集まると、イメージします。イメージは、いつも前向きに描きましょう。

＊効果

①腰仙椎骨孔が背部から引き伸ばされ拡大するので、内臓器官に作用する神経機能が増進されます。

②腹部内臓に適度の圧縮がはいり、腹部器官によい刺激をあたえます。

③大腰筋、小腰筋、腹側筋、腹直筋の強化と、腹部神経へのつよい刺激効力が期待できます。

④臀筋や腰筋が柔軟になり、膝腱筋肉がゆるめられます。

⑤側筋を使うので、腹部の脂肪をとり、腰のまわりをすっきりさせます。

⑥内臓全般の血行をうながし、活性化をはかります。ひいては、体のだるさや倦怠感を解消します。

⑦背骨を伸ばすことで自律神経が調えられ、精神的な不安をのぞくことができます。

⑧腓腹ひらめ筋群が律動的な収縮と弛緩をくりかえすので、静脈流とリンパ流がさかんになり、浮腫や血行不良からくる障害をくいとめます。

⑨骨盤内の臓器のはたらきをたかめるので、女性向きとも言えます。

⑩背骨の柔軟性を増します。

＊留意点および要点

体の背面とは、頭から踵を通って、足の爪先に至る、土踏まずも含んだ全身の裏側をいいます。この体位は、体の背面を伸ばすことが目的なので、上体を倒すとき膝裏が曲がらないように気をつけます。膝が曲がりそうになったら、上体を倒すのはそこまでにしてください。慣れるにしたがって、しだいに体は倒れていきます。

アキレス腱を伸ばすことの重要性に触れておきます。アキレス腱を伸ばすためには踵を突き出します。このとき腓腹ひらめ筋群が収縮と伸展をくりかえすことになり、下腿のポンプ作用が促されます。静脈流とリンパ流が元気になります。血液が骨盤腹部に達すると、大静脈への腹圧の助けを得て、さらに肺心系へとポンプ作用は連続します。

この体位を実習するうえでの最初の障害は、背骨や脚の筋肉の硬化です。したがって、上体を前に倒すときには多かれ少なかれ苦痛感を伴います。この痛みの感覚は、実習者をひきつけずにはおきませんが、それが意識集中のきっかけになります。

はじめは苦痛と感じたものがやがて緊張感に変わり、さらに快適で静かなものへと変化していきます。同時に心と体が一体になって連続するありようが分かり、体得されます。体位法は瞑想の変形、体位法は動く瞑想です。

おそらく多用する体位法ですが、椎間板のずれている人、坐骨神経痛の出ているとき、仙骨に屈曲など異常のある人、膝に慢性の関節炎のある人等は、状態に応じて、行なわない、もしくは、軽く、注意深く行なうようにします。

片脚をＬ字に折る前屈の体位

片膝を折り、脚をＬ字のかたちにして行なう「前屈の体位」の変型です。

＊行ない方

①腰を下ろし、両脚を伸ばします。

②右膝を折って、右踵を会陰部にひきつけます。

曲げた右膝は床から浮き上がらないように気をつけます。

足裏は、左腿の内側に密着させてください。

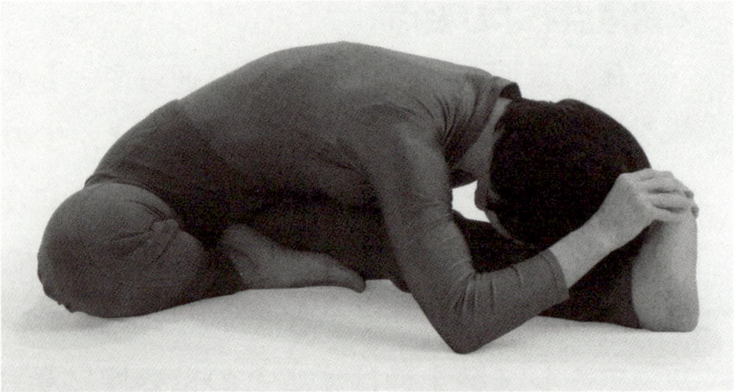

③両腕を伸ばして、左足の指先をつかみます。

上体が、前に伸ばした左脚に対して直角になるよう注意します。

左足先を引きつけ、踵を突きだすようにして脚の裏側をしっかりと伸ばします。

④息を入れながら、腰をひきつけるようにして背骨を起こします。喉も伸ばして、天井を見てください。腰から背骨を反らせています。

⑤次の出す息で前屈をします。

腹部から下ろし、胸部、顔と、順番に下ろしていきます。④の段階で尾《び》底《てい》骨を突き出すようにして起こしたかたちが、活きてきます。

両肘を床につけるようにします。この場合、右肘が下りにくいかもしれません。下りるように努めましょう。

⑥膝、ふくらはぎ、アキレス腱をしっかり伸ばしたまま、保持をいれます。

⑦体位を解き、すこし休んだら、反対側も行ないます。

＊効果

①「両脚を伸ばした前屈の体位」と同等の効果に、股関節への刺激が加わります。

②脚、腰、背中の歪《ゆが》みを正し、それらの凝りに効果的です。

半蓮華坐で行なう前屈の体位

アルダ・パッドゥマ・パスチモッターナ・アーサナ

半蓮華坐に組んだ踵で、腹部を圧迫しながら上体を前に倒します。

＊行ない方

①腰を下ろし、脚を前に伸ばします。

②右脚を折って、甲を左太腿の上にのせます。半蓮華坐のかたちです。甲

は、腿の付け根に深く引き寄せてください。

③両手で、伸ばした左足の先をつかみます。

ここからは、前項の「片脚をＬ字に折る前屈の体位」の③④⑤⑥⑦と同じように行ないます。

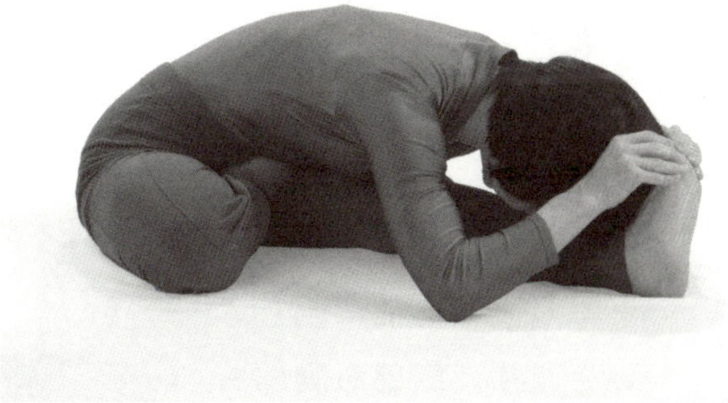

＊効果

①「片脚をＬ字に折る前屈の体位」と同等の効果が得られます。

②踵で下腹部を圧迫することから、局所的な刺激が加わります。

半蓮華坐の足指をつかんで前屈する体位

アルダ・バッダ・パッドゥマ・アーサナ

まず片脚を蓮華坐に組み、後ろから回した手指で蓮華坐を組んだ足指をつかんで締めつけるようにしてから、上体を前に倒す体位です。

＊行ない方

①腰を下ろし、両脚を前に伸ばします。

②左の膝を折って、甲を右の太腿の上に深くのせます。半蓮華坐です。

③左手を後ろから回して、半蓮華坐を組んだ左足の親指をつかみます。

④右腕は前に伸ばして、右足の指をつかみます。

折っている左の膝が床から浮

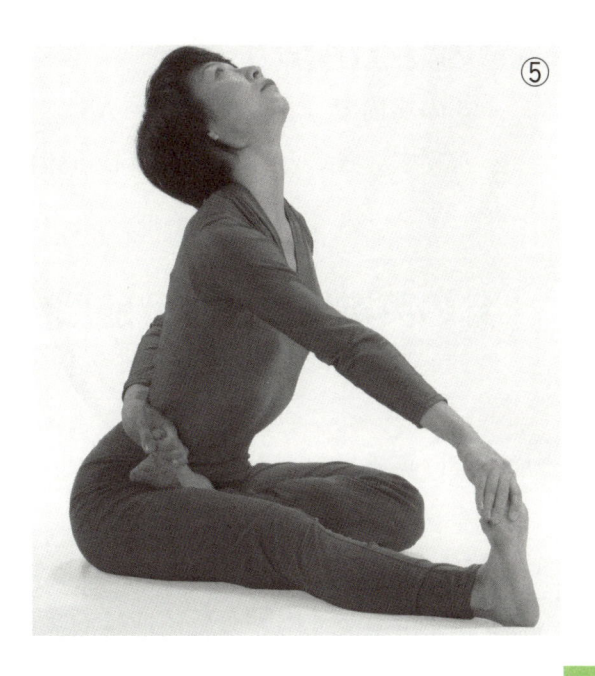

⑤

かないように、気をつけてください。

⑤息を入れながら、腰を立て背中を起こします。

⑥次の息を出しながら、ゆっくり上体を前に倒していきます。腹部も胸部も顔も脚についたら、申し分ありません。

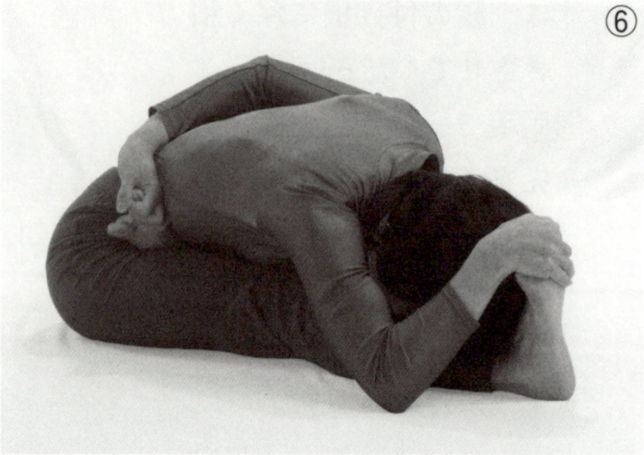

⑦すこし保持します。

⑧もどすときは、上体を起こし、右手を放し、そして左手を放します。左脚をゆっくり伸ばしてください。

すこし休んでから、反対側も同じように行ないます。

＊効果

①基本的な前屈系の体位と同等の効果がはいります。

②ことに、蓮華坐を組んだ足の踵で下腹部を圧迫するので、腹部の血行が良くなり、その中の臓器全般の機能をたかめます。

③膝関節の柔軟性を呼びもどします。

＊留意点および要点

③の場面でうまくできない人は、肥満しているか、背骨が硬くなっている人です。日ごろ「背骨をねじる体位」に親しんでください。

半分の英雄坐で行なう前屈の体位

トゥリアンガ・ムカイカパーダ・パスチモッターナ・アーサナ

片脚だけ英雄坐のかたちに折って、前屈を行ないます。

＊行ない方

①腰を下ろして両脚を前に伸ばします。

右脚の膝を折り、英雄坐のように踵を右の臀部の横に置きます。

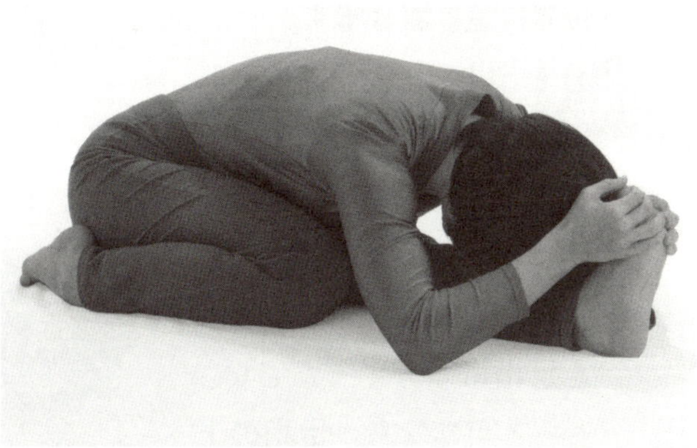

②両手で、伸ばした左足先をつかみ、足先を引きつけます。
右の臀部が床から離れやすいので、注意してください。

③息を入れながら背骨を起こし、喉を伸ばして天井を見ます。

④息を出しながら前屈です。
腹部、胸、顔と、脚の方へ倒していきます。
体勢が不安定でバランスを崩しやすいので、気をつけます。

⑤すこし保持します。

⑥体位を解いたらすこし休み、反対側の膝を折って、同じ要領で行ないます。

合蹠《がっせき》前屈の体位　バッダ・コーナ・アーサナ

両足裏を合わせて会陰部に引きつけたうえで、上体を前に倒します。インドの靴職人のすわり方で、彼らに泌尿器系の疾患はないといわれます。

＊行ない方

①腰を下ろし、両脚を前に伸ばします。
左右の膝を折って足裏を合わせ、両手で足先を包みます。
踵を会陰の方へ引き寄せますが、引きつけすぎず、上体を前に倒したとき、額《ひたい》が足の親指に当たるくらいの

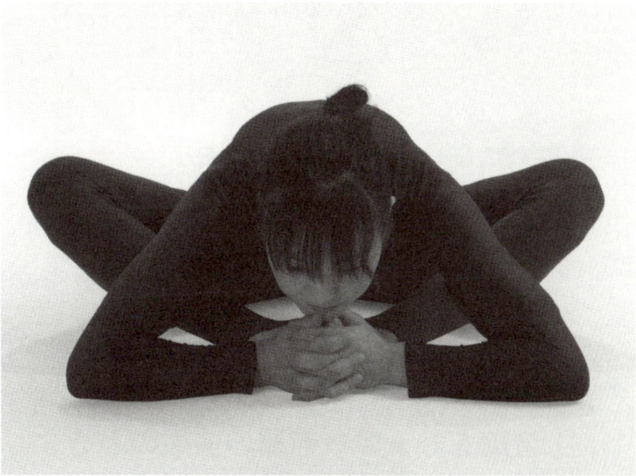

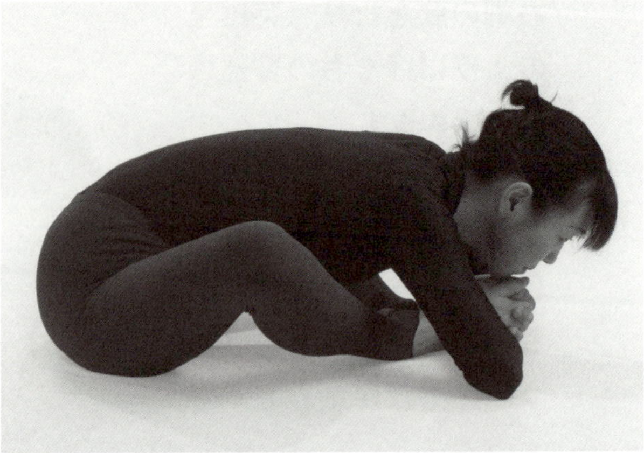

位置に足を置きます。

②息を出しながら上体を前に倒します。

まず、額を足の親指につけるようにします。

それができたら、鼻の頭を足指につけてください。

もっと可能なら、足指の上に顎《あご》を立てます。顔は正面に向いてきます。ここまでできると、背骨の下部を明瞭に意識することができます。骨盤のなかのもっとも下の骨、仙骨を前へ前へとひっぱりだすような気分で、深く前屈をします。このとき、尻が床から浮かないように注意します。

③普通呼吸ですこし保持です。

④ゆっくりと上体を起こし、脚を伸ばして休みます。

＊効果

①腰部の神経組織につよく働きかけるので、坐骨神経痛やヘルニアの治療、予防に効果的です。

②骨盤、腹部、背中が刺激をうけて血液循環がうながされ、腹部臓器の機能がたかまります。

③泌尿器系に効果的です。

④股関節、膝関節、足首の柔軟性を増します。

⑤女性の生理異常にも効果的です。

⑥きもちがおだやかになります。

合蹠前屈の体位の変型

似たような形ですが、刺激は変化し緩やかになります。

＊行ない方

①合蹠をします。前記の前屈のときより、もう一足分くらい足を前に出し

ます。
②息を出しながら、背骨を丸めて前屈します。頭を、合わせた脚のなかに落としこんでしまいます。
③すこし保持します。
④上体を起こし、脚を伸ばして休みます。

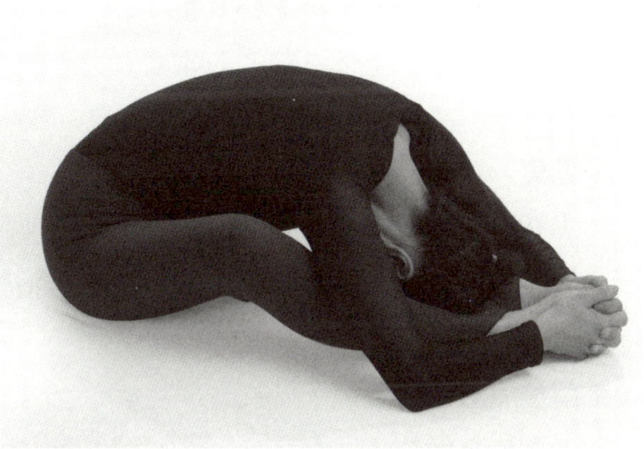

＊効果

①脚の外側の筋が伸びます。
②背骨全体をゆるやかに伸ばして、静かな快感を得られます。

金剛坐で前屈をする体位

金剛坐をとっているので脚の裏側を伸ばせない分、上体を伸ばし弛緩させることができます。

＊行ない方

①金剛坐ですわり、両手のひらを前の床に置きます。
②息を出しながら、両手のひらを前へすすめて、上体を倒します。
腿に腹部をのせ、額を床につけ、腕はまっすぐ前方へ伸ばします。
尻が踵から離れないようにします。
さらに次の息を出しながら、床をつかむようにして、指先だけ前へ進めます。
伸ばしきったら、脱力をしてください。

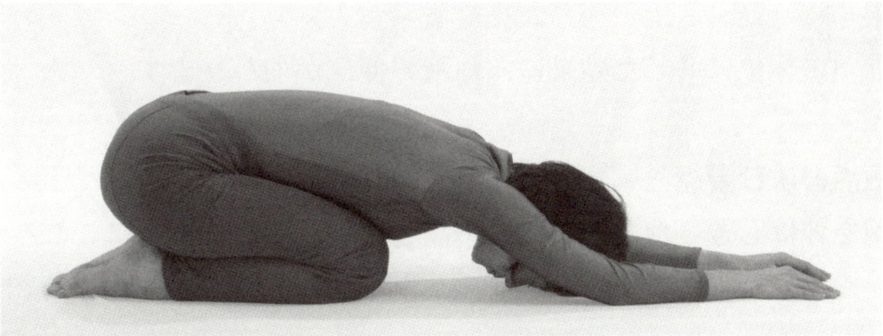

③静かな呼吸で保持をいれます。
④入れる息で上体を起こします。

＊効果

①脊椎全体を伸ばし弛緩させます。
②腹部の緊張が除かれ、内臓の働きを活性化させ、消化や排泄を促します。

＊留意点および要点

上体を倒しきったら、「背骨は腿の上で前後に伸びる伸びる、肋骨はひろがりながら腿の上でだらっと左右に下りていく」とイメージします。

金剛坐で体側を伸ばす体位

＊行ない方

①金剛坐をとり、右膝の横に、両手首を合わせ手のひらを床に置きます。
②息を出しながら、両手を、体側に沿って前後に精いっぱい開きます。
右腿に上体をのせ、額を右膝前方の床につけます。
このとき、左の尻が踵《かかと》から浮かないようにします。
③自然呼吸で保持をします。
④上体をもどしたら、反対側も行ないます。

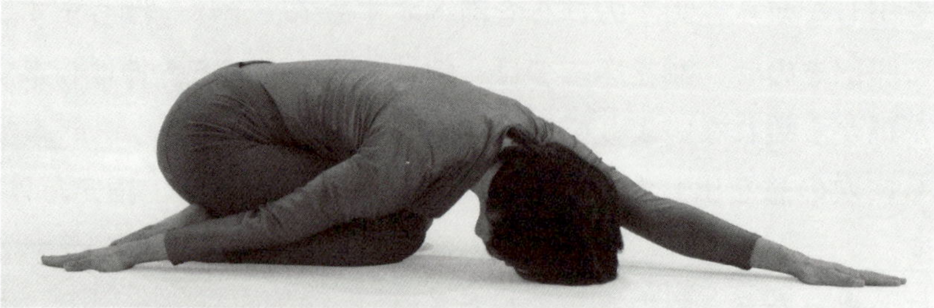

＊効果

前項の体位に準じた効果に、両腕の伸びが加わります。

＊留意点および要点

腕を伸ばしきったとき、両肩の高さが等しくなるようにこころがけます。

脚を上体に引きつける体位

＊行ない方

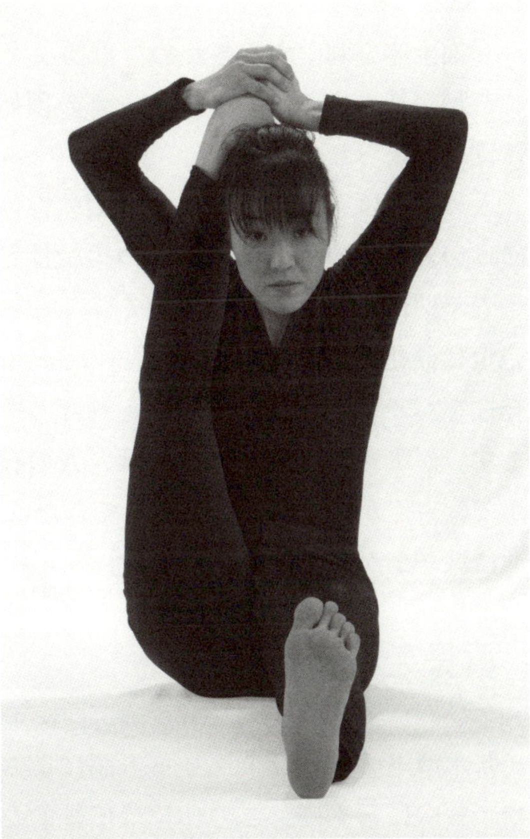

①両脚を伸ばして腰を下ろします。
②右脚を折って半蓮華坐のかたちをつくり、両手で足をつかみます。
足裏は体の方へ向いています。背骨を起こしてください。
③息を出しながら、つかんだ足の踵を下腹部に引き寄せます。このとき、伸ばした脚の踵は押し出しています。
④入れる息でいったん右脚をゆるめ、次の出す息で、もう一度足を引きつけます。こんどは、右踵を胸のあたりまで引き上げ引きつけます。
背骨をまるくしないように気をつけてください。
⑤入れる息で脚をゆるめ、可能なら、こんどは次の出す息で足の親指と額をつけていきます。もっといけるようなら、踵を頭の上または後ろへと引いてください。
保持のあと、手を放して脚を伸ばします。
⑥反対側の脚も同じように行ないます。

＊効果

①骨盤をひらき、骨盤内の血行を促進します。
②股関節、膝関節、足首の柔軟性を呼びもどします。
③蓮華坐、達人坐などの坐法を完成させるために効果的です。同じ意味で、「合蹠前屈の体位」にも有効です。

ねじりの体位

脊椎全体を刺激するきわめて重要な実技がねじりです。

変型が種々あり、ハタ・ヨーガの創始者の一人マッチェンドラに捧げられた体位と伝えられています。

人の脊椎は、誕生したときは柔軟性に富んではいてもまだ脆弱です。壮年期にはいると、脊椎は強靭でかつ柔軟性と敏捷性を備えるようになります。しかし老年期に至ると、脊椎は硬く脆くなってきます。死をむかえたとき、脊椎は完全に硬化してしまいます。このように、脊椎は人の若さを表します。また、脊椎をバックボーンと言いかえれば、そのままそれは人の精神面に関わってきます。かように、脊椎の状態は、人の存在に深く関与するもので、ヨーガのなかで、古くから脊椎を重要視してきたことは頷《うなず》けます。「ねじりの体位」は、脊椎に深くかかわる体位法です。

背骨をねじる体位　アルダ・マツィエンドゥラ・アーサナ

基本型です。サンスクリット語による呼称には「半分」という意味があるので、厳密に言えば、この体位は伝統的なねじりの体位の半分に相当する、やさしい変型ということになります。しかし、実際はこの体位自体が完成されたものなので、このままで充分の効果を得ることができます。

＊行ない方

①両脚を伸ばして坐ります。

②右脚を曲げて、その踵を左尻の横に引き寄せます。右の膝も腿も脛も床に下りています。

③伸ばしている左脚の膝を立て、その脚を手で持ちあげるようにして右の腿をまたぎ、右の太腿の外側に足を下ろします。
左脚は、腿が腹部に近づくように、深く折り腿を立て、腹部に引きつけます。
正面を向いて見下ろすと、鼻、立てた左膝、折った右膝が、正面の一本の軸上に並ぶのがベストです。

④上体を起こすようにしたら、右腕を、立てた左膝の外側に当てます。

伸ばした右腕を左脚の脛の外側に当て、右手で左の足を土踏まずの方からつかみます。

左手は後ろに回し、腕で背中を抱えるようにして、右の大腿部の内側からおさえます。

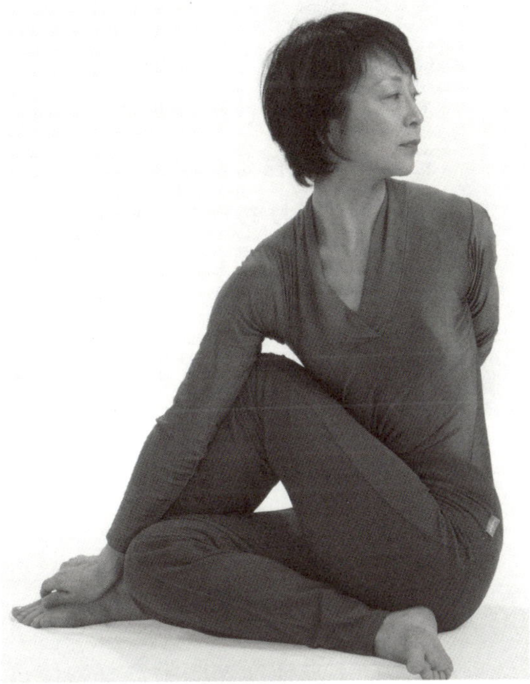

⑤息を入れつつ、いったん背骨を起こしてください。

出す息で左からふりかえります。後ろに回した腕をうまく使いながらねじります。

どちらかの臀部がひどく床から浮き上がると背骨が傾いて、完全なねじりが期待できなくなります。

ウエスト、肋骨は自然にねじれてきます。洗濯物を絞るイメージです。

股関節が弛緩してくると、腿から臀部にかけて深部の筋肉に刺激が入っているのがわかります。

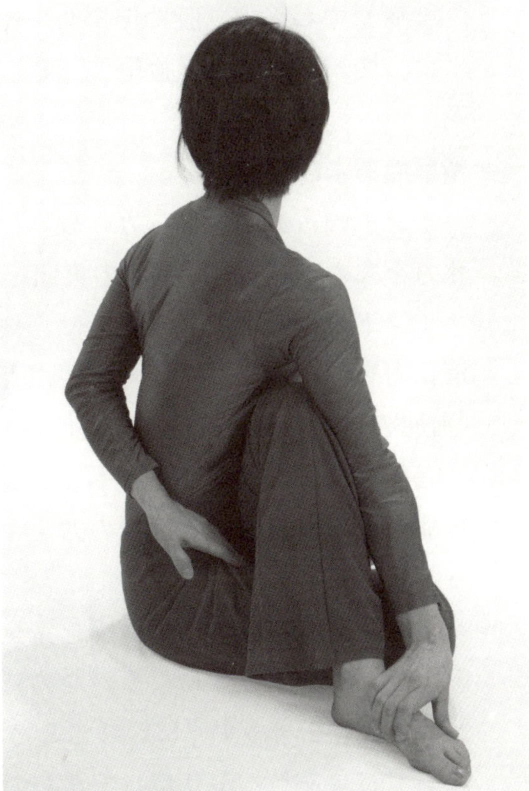

頭は後ろに傾けるのではなく、ねじっていることを感じとれるように、視線を水平に巡らせます。

保持するときの呼吸は、息を出した状態で、肺の上部を使っての浅い呼吸になりますが、せかせかせず、ゆったりと行ないます。けっして深く息を入れようとしないでください。横隔膜が圧迫されているので、深い呼吸は無理です。

⑥最後に、残った息を出しきって、さらにねじりを深めてから、次の入れる息で静かにもどします。

立てている脛をかかえるようにして休んでから、反対に手脚を組んで逆からのねじりも行ないます。

＊効果

①腹腔内部への圧縮が加わるので、マッサージ効果を生じ、肝臓や脾臓の機能を整え、腹部器官全体にもよい影響をあたえて、便秘、消化不良などに効果があります。静脈血の還流も促します。

②下腹部への刺激もはいり、膀胱や前立腺の調子を整えます。

③脊椎と脊椎に沿った神経組織にはたらきかけ、その機能を調えます。

④背骨の柔軟性をとりもどすとともに、脊柱の湾曲、その他の変形矯正、および下垂症など内臓器官の位置のずれの修正に、力を発揮します。

⑤腰痛をやわらげ、股関節をしなやかにし、肩の可動性を増します。同時に、関わった筋肉を強化し、美しい動作をもたらします。

＊留意点および要点

インドの古典的なヨーガの教本に〔この体位を毎日修習するならば、消化力を強め、耐え難い病気の集団を破ることができる〕とあります。

インドの生理学上医学上では、健康であるためには胃の火を盛んにして消化力をつけることが最も肝要だと説きます。そんな意味で、この体位は「前屈の体位」とともに、重要性において双璧をなすものです。

完成体位を保持する間、臀部が床から浮かないように留意すべきです。臀部が床に下りていれば腕の力を十分利用でき、ねじりの状態をより深めることができます。

また、腹腔内部への圧縮感を完全にするためには、体がリラックスしていなければなりません。そのためにも、臀部が床について安定していることと、背骨をまっすぐに起こすことは欠かせません。洗濯物を絞るときは、両手で布端をしっかり持って左右の手は反対方向に動きます。この体位もそうです。床につく基盤、つまり脊椎下部と臀部、および腿は動かしません。そのうえで脊椎の上部、肩、頭を回していきます。中間の胴体はリラックスして、為されるがままです。腕と手は、肩の動きを最大にしてねじりを助ける働きをします。手で肘をリードし、肘で肩をリードし、肩で上体全体をリードします。頭は後ろに傾けるのではなく、ねじっていることを感じとれるように、視線を水平に巡らせます。

この体位の完成度をたかめるためには、呼吸も重要なポイントになります。息を出して胴体部分の緊張をとり、保持の間中は肺の上部だけを使うつもりで、浅いが、ゆるやかな呼吸をくりかえします。元来、腹部にひっぱり感があるときは深い呼吸は無理です。最後は、いったん肺に残った息を全部出しきってから、息を入れつつ静かに体位を解きます。

背中で手指を結んだ背骨をねじる体位

基本の「背骨をねじる体位」と、手の様子がちがうだけです。

＊行ない方

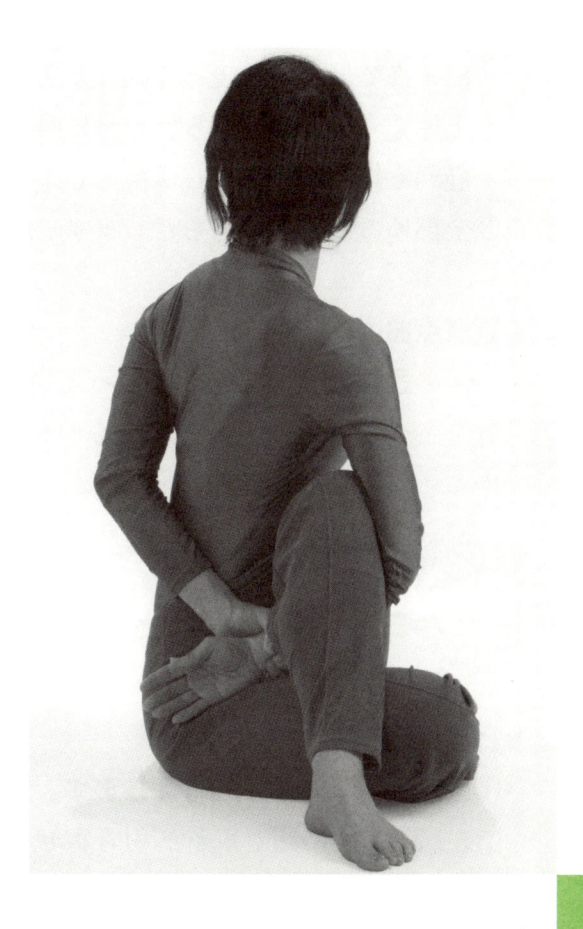

①前項「背骨をねじる体位」の①②③の段階を行ないます。

②かたちができたら、④の段階です。ここだけが違います。両手の指を腰の後ろで結んでください。余裕があれば手首をつかみます。

③あとは、前項の⑤⑥と、同じように行ないます。

＊効果

「背骨をねじる体位」と同等の効果が得られます。

足先を引いて背骨をねじる体位　A

エーカパーダ・アルダ・マツィエンドゥラ・アーサナ

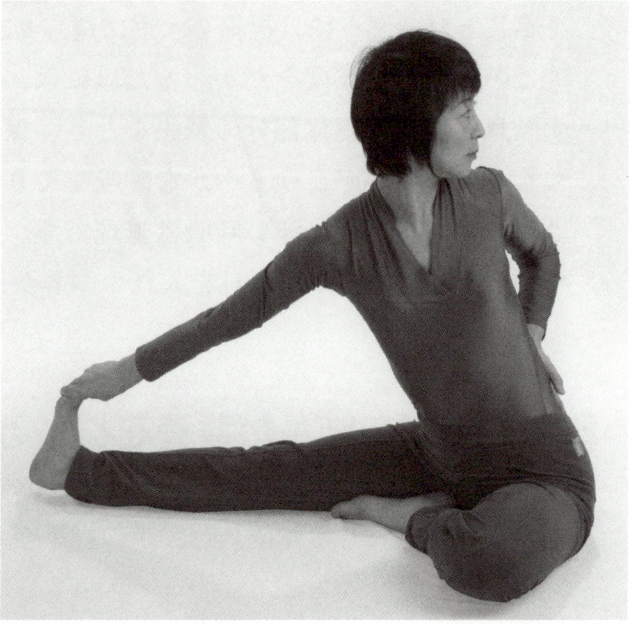

＊行ない方

①腰を下ろして両脚を伸ばします。

②左脚を折って、踵を恥骨へ引き寄せます。右脚は伸ばしています。

③右手で、伸ばしている右足先をつかみにいきます。

左手は体側左側に、指先を下へ向けて当ててください。

④息を入れながら、腰から背骨を起こします。

出す息で、左から後ろを振りかえります。

⑤上体を十分ねじったら、さらに腰を引きつけ、胸を突き出し、顎をひき、肛門を締めて、すこし保持をします。

⑥全部ゆるめて上体をもどします。脚を替えて反対側も行ないます。

＊留意点および要点

④の段階で上体を左へねじっていくとき、ねじりの刺激が、頚椎から背骨を下へ向かって下がっていくのを感じとるようにします。逆にねじりをゆるめるときは、腰から頚に向かって弛緩していくのを感じとります。

足先を引いて背骨をねじる体位　B

＊行ない方

①腰を下ろして両脚を伸ばします。

②左脚を折って踵を恥骨へ引き寄せます。右脚は伸ばしています。

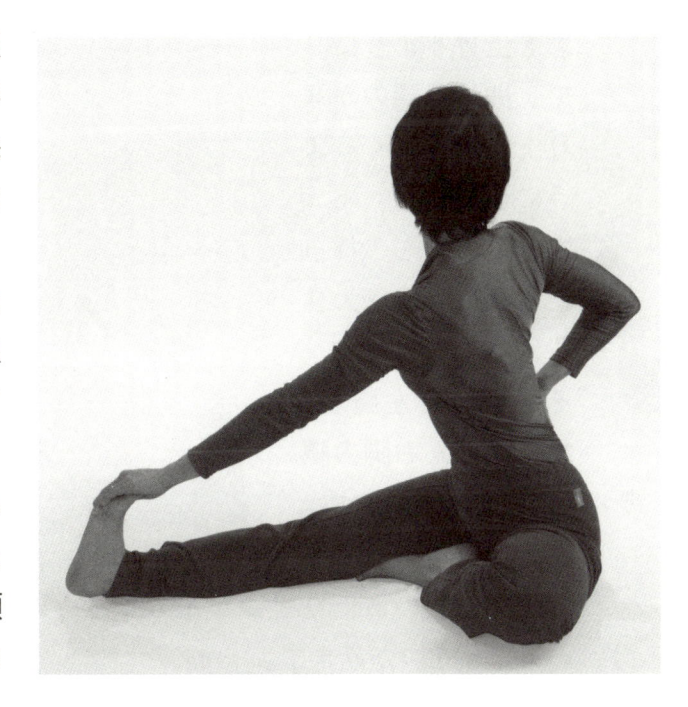

③左手で、伸ばした右足先をつかみます。右手は、体側右側に、指先を下方へ向けて当てます。

④息を入れながら背骨を腰から起こし、出す息で右から振りかえっていきます。

⑤十分ねじったら、さらに腰を引きつけ、胸を反らせるようにして顎を引きます。そのまますこし保持をします。

⑥上体をもどし手足をほどいて休んだら、反対側も行ないます。

＊効果

基本型の「背骨をねじる体位」を完全にするための準備段階として、有効です。

片脚を伸ばして背骨をねじる体位

「背骨をねじる体位」の変型です。

この体位は、余分な要素を外してただひたすら背骨をねじることに主眼をしぼっています。伸ばした片脚を上手に使って腹腔の圧縮感を強めるとともに、背骨のねじりをより深めていきます。

＊行ない方

①腰を下ろし、両脚を前に伸ばします。

②右膝を折り、伸ばしている左脚をまたいで、足を床に置きます。

立てた右腿を腹部へ近づけるようにして引き寄せます。背骨を起こし胸

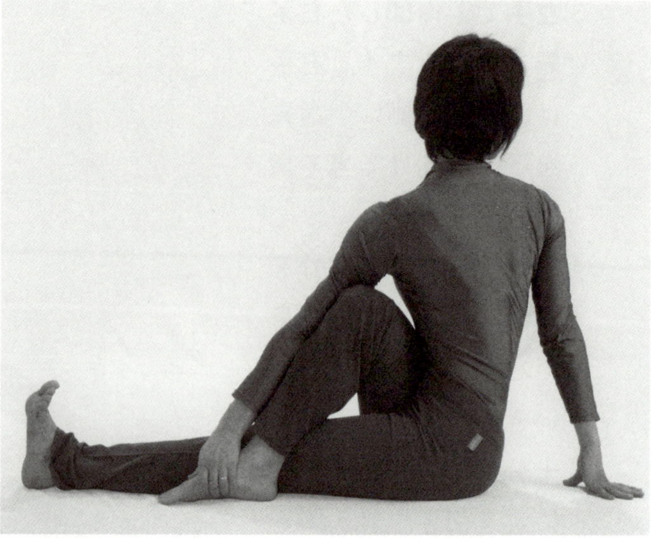

郭を上げるようにして、曲げた腿のかなり上に胸郭がくるようにします。
③左の肩と腕を、折った右膝の外側へ大きく回すようにして、その回した左腕を、折り曲げた右脚の腿の外側に当てます。左手で、伸ばしている左脚の脛のあたりをつかんでください。可能なら、右足の土踏まずのあたりをつかみます。
左腕と右脚の脛の部分は平行になります。
右腕は背中の方へ回し、手のひらまたは指先を臀部の後ろの床におきます。その位置が臀部からひどく離れてしまうと上体が後ろへ傾きすぎるので、気をつけます。
④息を入れながら背骨を起こし、出す息で右から後ろをふりかえります。
⑤完成体位では腹部にねじりがはいっているので、深い呼吸はできません。浅いが静かな呼吸で保持をします。
⑥体位を解くときは、息を入れながら滑らかに視線をもどし上体をもどします。
⑦すこし休んでから、反対側のねじりも行ないます。

＊効果

①片脚をうまく使うことにより、腹腔内の圧縮をつよめることができます。
②基本型より股関節が弛緩しているので、腿から尻にかけての深部の筋肉や靭帯が、より刺激を受けます。

＊留意点および要点

臀部の後ろにおいた手は、ねじりが強まるにつれ、その手の位置は伸ばした左脚の延長線上を越えて、 180度の半円よりもっと大きな円を描くことになります。
　ねじるときに回す視線は滑らかに、上下に波打たせないことで、頭や頚が傾いたりうつむいたりしないようにします。
　完成体位を保持する間、曲げた脚の側の臀部が床から離れないように気をつけます。
　うまくねじれてくると、背骨にかかる刺激の位置がしだいに下方へ下がります。頚椎、胸椎、ウエスト、脊椎下部と、そのときねじりを深めたいところを意識して行なうのも賢明でしょう。

半蓮華坐を組んで背骨をねじる体位

「背骨をねじる体位」の変型です。

＊行ない方

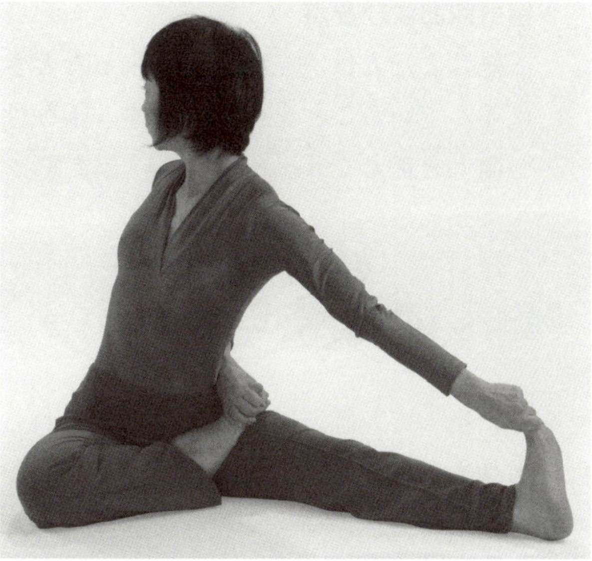

①尻を下ろし、両脚をそろえて前に伸ばします。
②右膝を折り、右足の甲を左腿の付け根にのせてください。半蓮華坐を組むかたちです。
③上体を右にねじって右手を腰に回し、折った右足の先をつかみます。
　左手は、伸ばした左足の先をつかみます。
　曲げた右膝は床に圧しつけてください。
④まず、息を入れつつ背骨を起こし、左手はしっかり左足先をひいて、左脚の膝裏、アキレス腱を伸ばします。視線は正面へ向けています。
　ついで、息を出しながら視線を右から後ろへ回してねじっていきます。視線が回るにつれ、右膝も移動させるようにしてねじりを助けます。顔は真後ろへ向け、背骨を起こし、胸を突き出すようにします。

⑤すこし保持します。

⑥入れる息で静かにもどし、手足をほどいて休んだら、反対側も同じように行ないます。

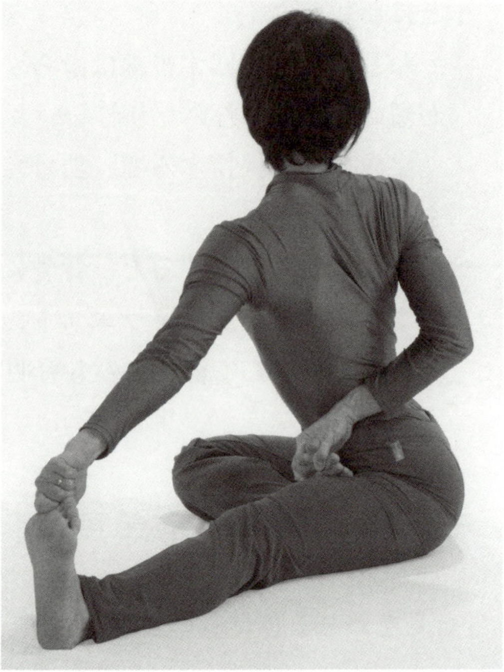

＊効果

①基本的な「ねじりの体位」と同じ効果が得られます。

②股関節の柔軟性をとりもどし、肩の可動性を増します。

③腹部の片方を縮め他方を伸ばすことで、腹部内臓の調子を整えます。

＊留意点および要点

熟練した人は、完成体位に入ったとき、伸ばした脚と両肩がほぼ一線上に並んでいることを確かめます。柔軟性が増した人は、回した肩が、その一線上を越えてもっと回っていきます。

盤坐でねじる体位

らくに坐って、腕を回しながら上体をねじります。基本体位よりねじりの刺激は劣りますが、腕から胴にかけてよく伸ばす働きがあります。

＊行ない方

①安定する坐りかたで坐ってください。

②両腕を前に伸ばして上げます。

肩も腕もリラックスさせています。軽くこぶしをにぎり、上体を起こします。

③息を出しながら、右腕を後ろへ回していきます。左腕は、自然に肘から折ります。

頚の力を抜き、上体は、後ろへ倒れるより、自然にすこし前傾しているくらいがいいでしょう。

反対側の膝を床に圧しつけます。

④すこし保持をしたら、息を入れながらねじりを解きます。

⑤反対側も行なってください。

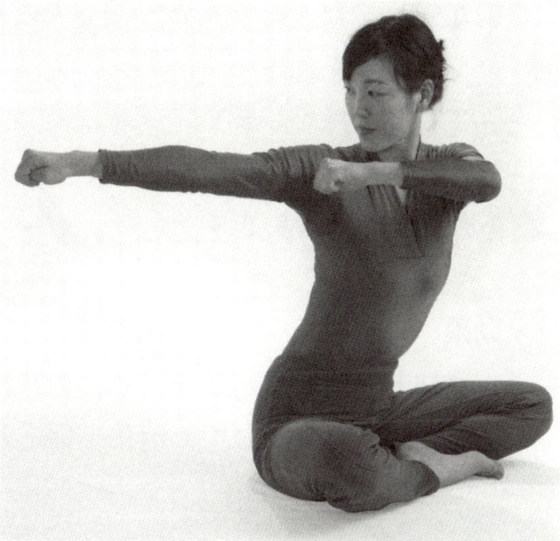

＊留意点および要点

完成体位では、伸ばした腕、肩は一直線になり、曲げた腕と伸ばした腕は同じ方向へ向くようにします。つまり、180度腕を回して、真後ろを見ることになります。伸ばしている腕が下がらないように気をつけます。

長坐でねじる体位

動的に数回行なうことができます。

＊行ない方

①腰を下ろして両脚を前に伸ばし、その脚をできるだけ開いて踵を押し出します。

②右手で左爪先をつかみます。左手は左腿の上に置いて、背骨を起こします。

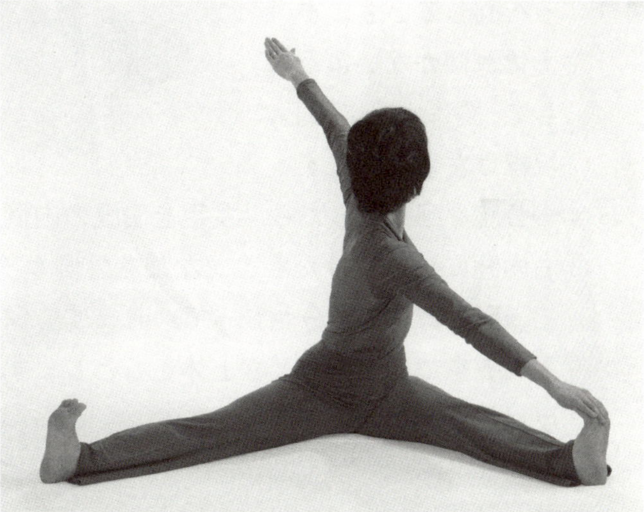

③息を出しながら、左腕を後ろ斜め上方へ向けて回していきます。左指先を見ながら、視線もいっしょに回します。

足先をつかんだ右腕と、回した左腕は一直線になります。両肘とも伸ばしています。
④すこし保持をします。
⑤入れる息でもどし、出す息で全身を解きます。
⑥反対側も行ないます。

＊効果
①脊柱と脊髄をマッサージし、全神経系をおだやかに刺激します。
②腹腔臓器を刺激して、消化を促進し、腸の蠕動運動も促します。

金剛坐でねじる体位

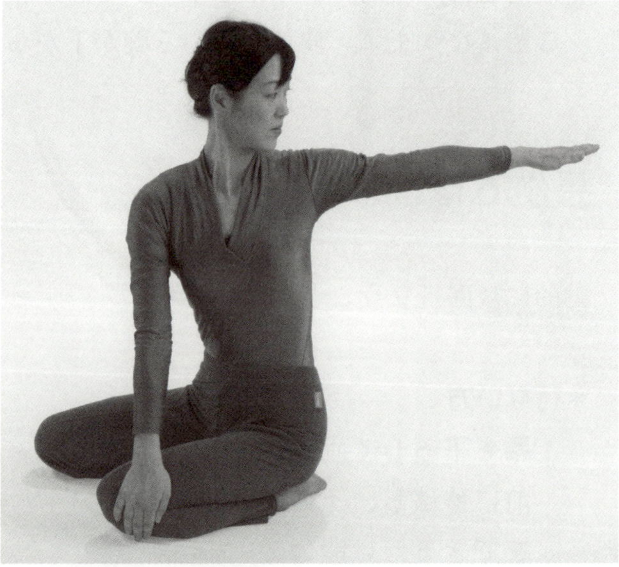

＊行ない方
①金剛坐をつくり、30㎝ほど膝をひらきます。
②右手を左腿に置き、左手を前に伸ばします。
③入れる息で背骨を起こし、出す息で左腕を後ろへ回していきます。上体が傾かないようにして、腕は水平に回し、視線は左手指先です。
④十分腕を回しきったら、左手を右腿の内側にひっかけます。
⑤右内腿にひっかけた手と、左膝を外側からおさえた右手を上手につかって、腰の方まで十分ねじっていきます。保持です。
⑥入れる息で、手をほどき上体をもどします。
⑦反対側も行ないます。

＊効果
脊椎の下部までねじることができます。

脊椎上部をねじる体位

四つんばいから脊椎をねじっていきます。

＊行ない方

①四つんばいになります。
倒れないために、膝は腰幅に、両手は肩幅に開いて床に置きます。爪先は立ててください。姿勢がより安定します。

②左手をすこし前にすべらせて、左手のあった位置に右肩を置きます。右肩と右頬が、床につきます。
両手を重ねるようにして、顔の前に伸ばしてください。

③まず出す息で、左指先を見ながら左腕を垂直まで上げます。
息を入れなおし、次の出す息でもう少し左腕を回してください。精いっぱい回します。

④保持の間、後ろ頭を床につけ、床に圧しつけた右肩をもっと向こうへ押し出しながら、左肩をさらに開いていきます。
脊椎は、下方へ向かってねじりをつよめていきます。

⑤入れる息で、回していた左腕を起こします。一息に床まで下ろし、大きく息を出しながら脱力します。前方へつんのめるようにして、力を抜いてください。
下になっている右肩と右側頭部に全体重がかかります。

⑥もとの四つんばいにもどったら、反対側も行ないます。

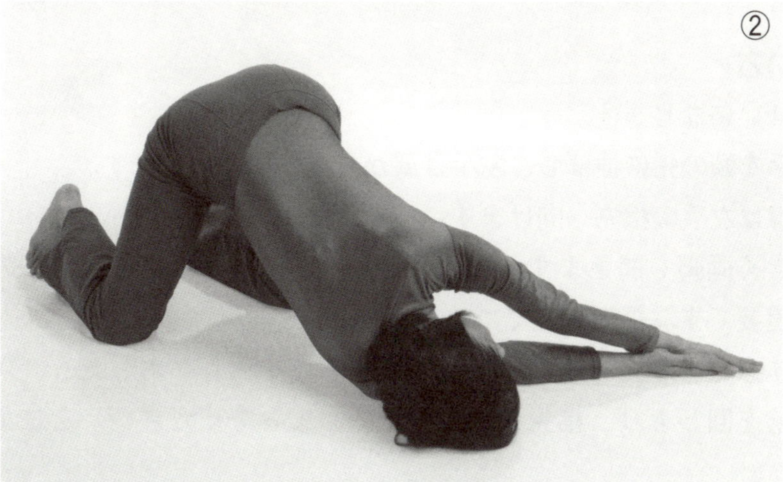

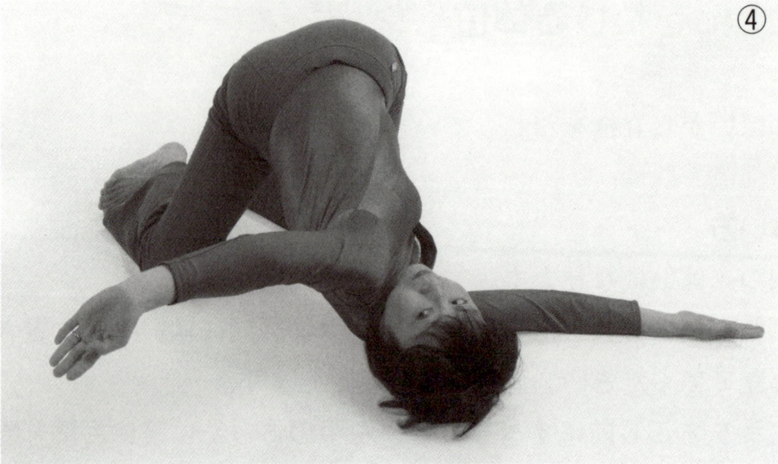

＊効果

内臓の異常をただし、脊椎上部の凝りを除きます。

＊留意点および要点

小気味いいほど脊椎のねじりがはいります。膝を開いているので、転倒の心配はありません。思いきりねじってください。最終的には、回した手が床につきます。

腹ばいから腰をねじる体位

うつぶせになって、腰をねじります。

＊行ない方

①腹ばいになります。
右手を頭の先に伸ばし、左手は肩から真横に伸ばします。
視線は左手の指先へ向けます。
大きく両脚を開きます。腰のねじりを実感するためには、脚の開き具合は重要です。爪先を立ててください。
②出す息で、左腕を垂直まで上げます。息を入れなおしたら、次の出す息で腕を回しきり、指先を床につけてしまってください。ここまでは、視

線は左手の指先へ、意識も左手の指先です、

③ここで意識を腰に置きかえます。腰をねじるのが目的ですから、腰のねじりを最優先させます。左手指先や肩が、床から浮いたりしてもかまいません。

右脚の膝を伸ばしてください。ねじりの感触がつよまり、形に緊張感が増します。

④すこし保持します。

⑤もどすときは、腰に意識を置きながら、腰を先に起こしてきます。肩や腕は、後から続くようにしてもどります。もどったら、脱力します。

⑥反対側も同じように行ないます。

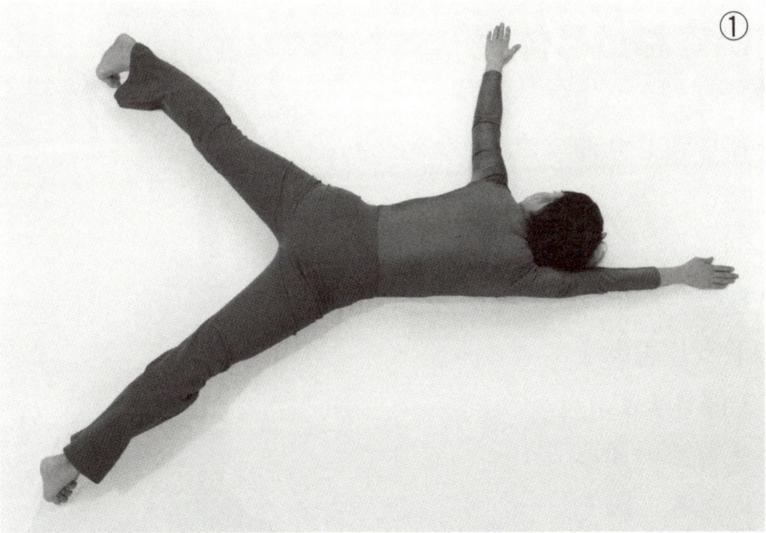

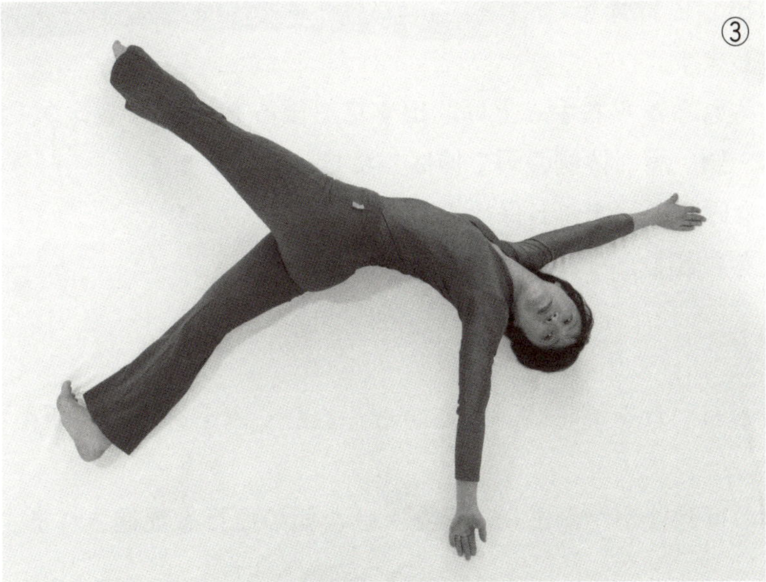

＊効果

①名前のとおり腰を中心に背骨をねじり、肩、頚、上背部、肩甲骨周辺の凝りをとります。

②内臓の位置異常をただします。

＊留意点および要点

両脚は可能なかぎり開きます。

格別な特徴がない動作なので、慣れないと、行ないにくい感触があるかもしれません。熟練して、快適に行なえるようにします。

脚を開いてねじる体位

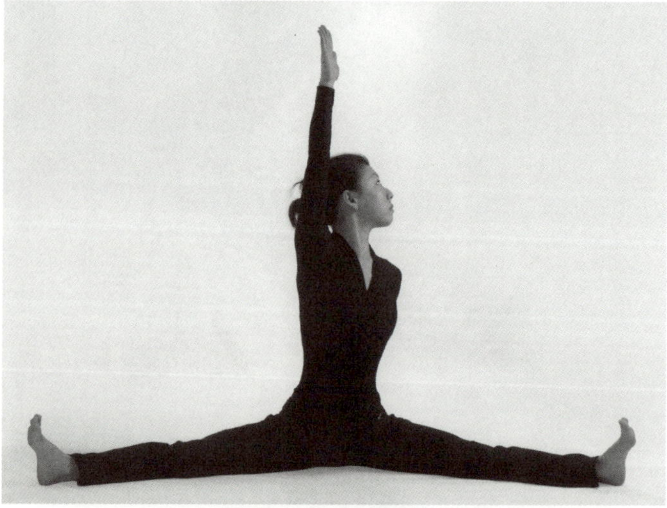

開脚で上体をねじり伸ばします。

＊行ない方

①腰を下ろし両脚を大きく開きます。

②左手を臀部の後ろの床に置き、踵《かかと》を押し出して背骨を起こします。

③息を入れながら右手を上げ、出す息で後ろを振り返りつつ、斜め後ろ上方へ、頚、肩、体側の順で伸ばしねじっていきます。

④らくな呼吸で、すこし保持をします。

⑤体位をもどしたら、反対側も行ないます。

＊効果

①背骨のねじれを矯正し、そこからくるむくみや神経痛、便秘などに有効です。

②腰部の可動性がたかまり、手を上げた側の血行も促進されます。

③肩頚の凝りをとり、上背部、肩甲骨周辺の凝りも解消します。

＊留意点および要点

脚を開く角度により、刺激のいくところが変わります。脚を大きく開くと、刺激は脊椎の下部へ、脚幅を狭くすると、刺激は脊椎上部へうつります。

長坐で上体をねじり倒す体位

長坐で、上体をねじりながら前に倒します。

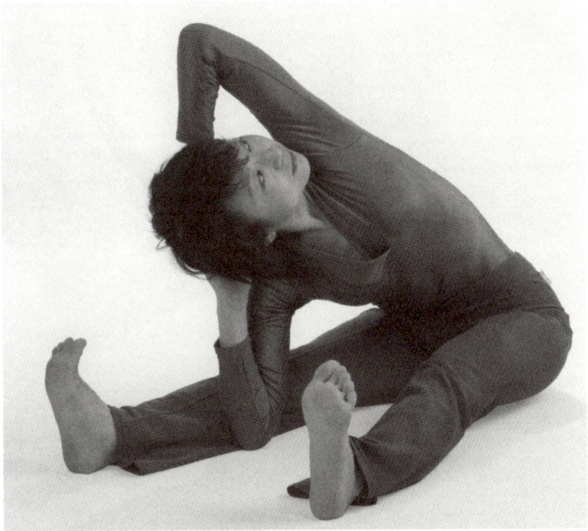

＊行ない方

①長坐になり、脚を腰幅にひらきます。
頭の後ろで両手を組んでください。

②息を入れながら、背骨を起こして肘《ひじ》をひらき、踵を押し出します。
出す息で、上体を右へねじりつつ前へ倒します。
右肘を右膝の内側につけ、体をねじって左肘を見上げます。
左右の肘が縦一線に並ぶようにします。

③すこし保持します。

④息を入れながら上体を起こし、出す息で反対側へも倒します。

＊効果

腰、背部をねじってやわらげる体位で、背骨の異常をただします。

＊留意点および要点

脚をひらく角度をひろげることによって、背骨への刺激点が下へさがっていきます。自身の体の具合をみて変えるといいでしょう。

仰臥してねじる体位

＊行ない方

①上向きで寝ます。

②右脚を折って左膝の上に足をのせ、左手を右膝に当てます。
右手は、頭の下に置いてください。

③息を出しながら、右膝を左側の床へ下ろしていきます。
同時に視線を右肘の方へ向け、右肘は床に圧しつけます。

④息を入れながら右膝をもどし、出す息で膝を伸ばします。

⑤手脚を替えて、同じように行ないます。

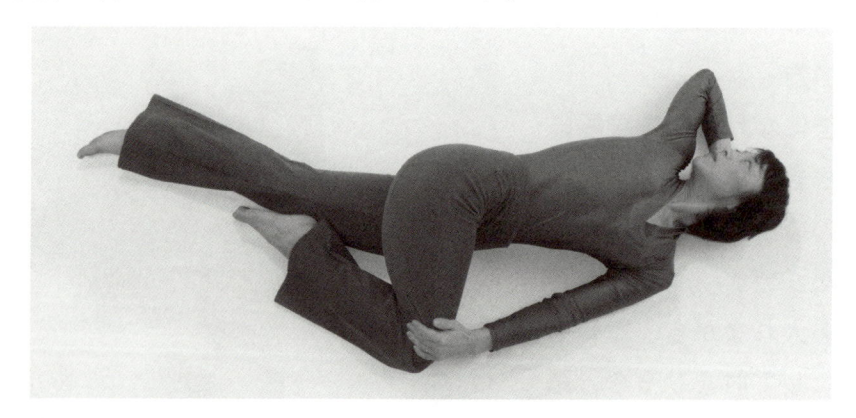

＊効果

腰部のねじれからくる腰、背部の無理を除き、腰部のねじれによる内臓の位置異常をただします。

四つんばいから肩越しに踵を見る体位

＊行ない方

①まず四つんばいになります。
両手は肩幅にひらき、膝はそろえます。膝を折るようにして、アキレス腱を伸ばし踵を押し出した脚を臀部に引き寄せます。

②息を出しながら、折り曲げた両脚を右へ倒します。このとき、腰をひねるようにもっていき、肩越しに踵を見るようにします。

③息を入れながら両脚と顔をもとの位置にもどします。

④次の出す息で、反対側を同様に行ないます。

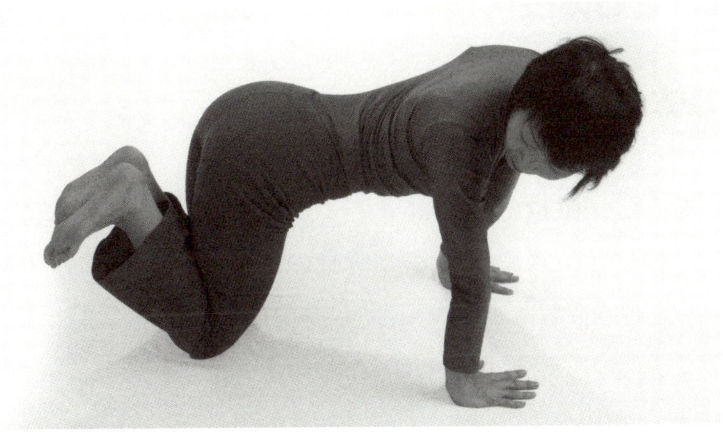

＊効果

腹部の血行が促され、うっ血が除かれ、腸の蠕動《ぜんどう》が促進されます。

腹ばいから上体を起こし、開脚をして踵を見る体位

＊行ない方

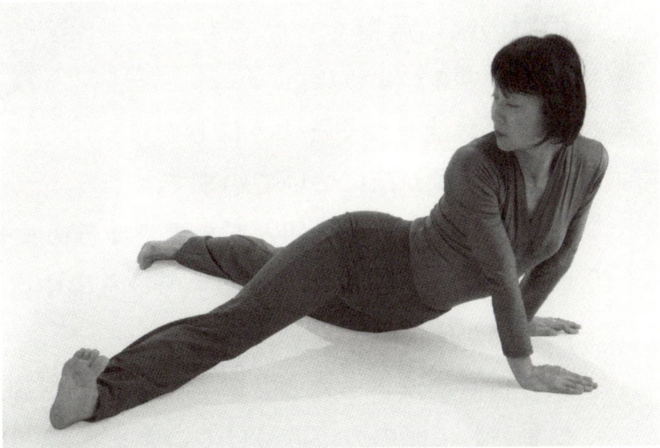

①脚幅を大きくとり、両肘を伸ばし、肩幅にひらいた手を床に置きます。腕と床を垂直に保つようにしながら、腰を十分床の方へ下ろします。

②息を出しながら、上体と頚を右へねじりながら、左踵を見ます。踵は両方とも床側へ倒します。ことに、右爪先は上へ向き、右踵は床に圧しつけられています。

③入れる息で体勢をもどし、次の出す息で反対側へねじります。

④もう一度、左右くりかえします。

＊効果

手首、足首、腰をねじり、腸のはたらきを活発にします。

体を逆転させる体位

頭立ちの体位　サーランバ・シールシャ・アーサナ

頭を両腕で支えて、頭頂で立つ倒立です。重要な体位で、体位法の王と言われてきました。対して、次に述べる「全身の体位」は、体位法の母と大切にされています。

実習することによって、精神的および身体的なバランスと安定が得られます。

＊行ない方

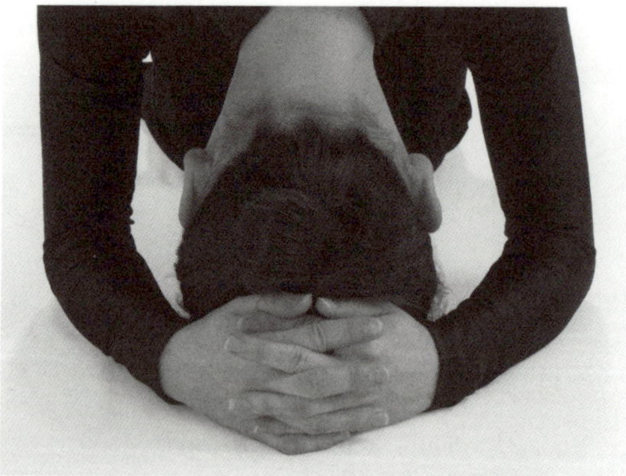

①金剛坐ですわって爪先をたて、踵《かかと》の上に尻をのせます。

②両手指を組み合わせたら上体を前にかがめ、両手と両肘《ひじ》を床に置きます。
両肘の幅は肩幅くらいです。開きすぎないように。
両手はお椀をつくるようにして、小指側が床についています。
逆立ちの間中、指は組んだままでゆるめません。

③頭を下げて、組み合わせた手のひらの中に後頭部をあてがいます。ほぼ頭頂部が床につきます。

④頭の位置が決まったら、膝を伸ばして臀《でん》部を踵から離し、足先を小刻みに動かして頭の方に近づけていきます。
その動きにつれて上体がしだいに起き、ほぼ床と垂直になります。

⑤脚が十分に近づくと腿が腹部につき、上体は床に垂直もしくは少し後ろに傾く感じになります。この後ろに傾こうとする力と脚部の重みとがつりあいながら、足が自然に床から浮き上がります。
はじめのうちは、この段階までくりかえし練習します。足が床から離れる感触をつかみます。けっして床を蹴って足をあげようとしないでください。

⑥意識的にバランスをとりながら背中を真っすぐに伸ばし、膝を折ったまま足裏を天井へ向けて姿勢を安定させます。
⑦つづいて、膝を折ったまま脚を上げていきます。腿が床と平行になり、さらに床と垂直になります。
⑧最後に膝を伸ばして足先を天井に向け、体と脚が床と垂直になるようにします。
⑨リズミカルな自然呼吸で保持します。
⑩体位を解くときは、これまでの過程を逆にたどり、ひざまずいた③の姿勢までもどります。
⑪両手で拳をつくり上下に重ねたら、その上に額《ひたい》をのせてしばらく休みます。
⑫ゆっくり金剛坐にもどり、つづいて「完全弛緩の体位」（223ページ）にはいります。

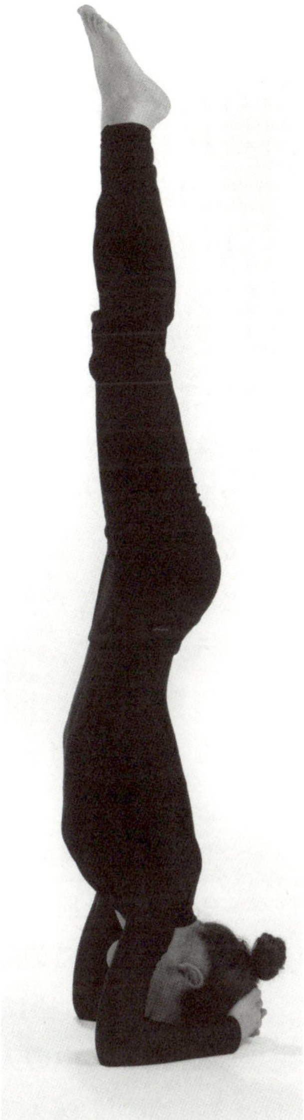

＊効果

①頭脳の疲労、および全身の疲労、倦怠感、神経の緊張に効果的です。
②心臓より上にある内分泌腺に新鮮な血液が多量に供給されるので、甲状腺、副甲状腺、松果腺、脳下垂体などの機能がただされ活発になります。
③視覚、聴覚、その他の感覚がよみがえります。
④腹部諸臓器の重力による位置異常によい影響をあたえます。
⑤静脈の機能に積極的な刺激をもたらすので静脈血の流出が促進され、すべての内臓諸器官が新鮮な血液の供給をうけ、働きがよみがえります。
⑥意識の永遠の坐、頭脳に多量の血液を送りこみ、その部分の全細胞と神経組織全体を活性化します。精神的な自立や劣等感の克服、不眠や記憶力減退の改善など、多くの面で積極的な干渉が期待できます。

＊留意点および要点

この体位を無理なく行なうためには、背中と腰と脚の柔軟性が培われていないといけません。床を蹴って脚を上げたり、体位を解くときにどすんと脚を下ろしたり、はては転倒したりすることになります。これらの不自然な動きは、連続した意識を分断し、集中した精神状態を崩壊させます。また生理的にも、脳への血液の流れを急激に変えるなどよくない影響をもたらします。

この体位において、すべての呼吸と動作の関連性を確かなものにするためには、「前屈の体位」を日ごろ実習しておきます。

完成体位が正しく行なわれているときは、体全体がくつろぎ、体の重みは頭の頂点だけにかかり、腕や手はバランスを保つ補助の役目しか果たしていません。頭や頸椎、背骨などに痛みがあったり、眼が充血したりするときは、体位が正しく行なわれていないか、意識と体が不適当な状態だということです。

影響の大きい体位だけに、多くの禁忌があります。次に該当する場合は行なってはいけません。

1. 頸椎《けいつい》を傷めている人。頸椎が大きく歪んでいる人。
2. 高血圧症の人。呼吸法や他の体位の実習によって血圧を安定させてから、この体位の恩恵をこうむることにしましょう。
3. 耳、鼻、眼に重大な異常をかかえているとき。
4. 重い病中の人。および治って間もない人。発熱時。何らかの理由で気力の萎《な》えている人。
5. 心臓に懸念のある人は用心してください。
6. 激しい運動の後、入浴直後、飲食直後などもいけません。
7. バランスを崩しやすい場所では行ないません。

全身の体位　サーランバ・サルワーンガ・アーサナ

あらゆる病気に打ち克つ万能薬といわれている体位で、体を逆転させて肩で立つ体位です。爪先から背中までが床と垂直になるように意識して行ないます。

頭が下に脚が上になって体の上下が逆転するわけですが、体位が完成するとともに、喉《のど》の締め付けがはいります。インドには古代から思索されてきた「人体小宇宙論」がありますが、そこでは、「月の蜜」と「太陽」のもつ神秘的な意味があります。

＊行ない方

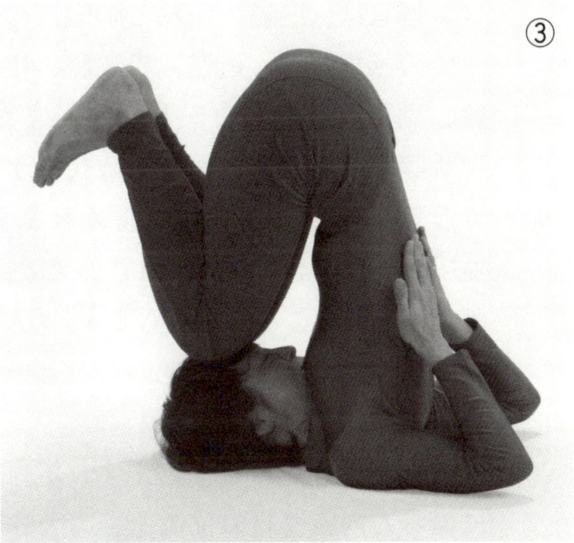

①仰向けに寝て、両脚をそろえ踵を押し出します。
両手は体に添わせて伸ばし、手のひらは下に向けます。

②息を出しながら両脚を上げます。
脚が床と垂直になったら息を入れ直して、次の出す息で爪先を頭の先の床に下ろします。
両手で背中を支え、背骨を床と垂直に起こして、肩と首でしっかり立ちます。

③脚を折って、膝がしらを頭に、踵を臀部につけます。背中を丸くして小さくなってください。

④まず膝がしらを天井に向けるようにして、腰を伸ばします。ついで、爪先を天井に向けながら脚を伸ばしきってください。脚から背中までが床と垂直になるようにして立ちます。

⑤すこし保持をします。

⑥体位を解くときは、まず頭の先の床に、そろえた両方の爪先を下ろし、安定したら両手を背中側の床に伏せて置き、いったん「鋤《すき》の体位」（107ページ）の形をとります。
その後は、二つの出す息でもどします。まず一つめの息を出しながら、背中の方から背骨を一個ずつゆるめるようにして下ろします。息を出しきったとき、背中は床に下りきり、脚は床と垂直になっています。次の出す息で90度に起きている脚を下ろします。腹部を硬くし踵を押し出し

て、ゆっくり下ろします。

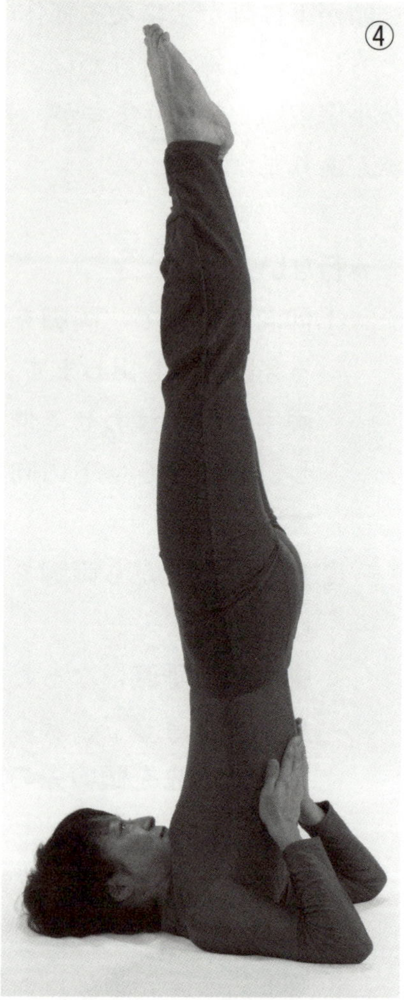
④

＊効果

①上体と頭部の血液循環がよくなります。

②喉の締め付けがはいることで刺激をうける器官は、脳髄、頭部と咽喉部のすべての感覚器官、延髄、松果腺、甲状腺、副甲状腺とひろがります。また、甲状腺を刺激することで新陳代謝がよくなり、不要な皮下脂肪が除かれます。

③血圧の変化をもたらし、血管の柔軟性、弾力性を保つことに役立ちます。「人は大動脈の衰えとともに老いる」といいます。

③内臓の位置も逆転しています。不自然に偏った内臓器官の位置を、もとに戻すのに効果的です。

④代謝作用を高め腹部や脚を強めるので、脂肪を減らすことに役立ちます。

⑤立位による脚の血行不良を除き、静脈にかかる圧を減らしその生命を延ばして、静脈瘤という厄介者を遠ざけてくれます。

⑥首、肩、腕、腹部、背中は柔軟性をとりもどしつつ強化され、肉体的にも精神的にも芯からリラックスします。

⑦坐骨神経に刺激が伝わっているので、腿の内部が、さらに背骨全体が温かくなっているのを実感できるはずです。

＊留意点および要点

体位法の母といわれる重要な形ですが、その分多くの注意をはらいます。まず十分な首の柔軟体操を行なってから入ります。バランスを崩しやすい場所を避け、激しい動きの直後や、入浴、飲酒、食事のすぐ後などもいけません。前項の「頭立ちの体位」の禁忌事項を参考にしてください。

他の体位と組み合わせるときは、最後に行なうのがいいでしょう。意識も体も準備態勢がととのっていることと、この体位の後は心身ともに芯《しん》からリラックスしているので、「完全弛緩の体位」（223ページ）がとても自然にできるからです。

完成体位の間中、横隔膜は自由な位置にあります。腹部をゆるめて、らくに腹部で呼吸をしてください。

体位に入るとき解くときは、腹筋を使って丁寧に動きます。けっして不用意に行なわないでください。

うまくできない人は、腿やヒップ、ウエストに脂肪がつきすぎているかもしれません。体の連動作用を上手に呼びだせない人は、腹部、脚、腕を強化し、全身のバランスをとることに熟達する必要があります。

インドの「人体小宇宙論」では、月の蜜（エネルギー）は頭に近いところでつくられ、ひとつは創造のために、もうひとつは生命維持のために、下にむかって下りていくと考えます。それを、腹部に鎮座する太陽が消費します。そして人は老いていきます。逆転系の体位は、その作用を阻止するというわけです。体を逆転させることによって、月と日が逆さになっているからです。もはや、月がつくる蜜は太陽へむかって下りることなく、そのまま蓄えられていきます。

支えのない全身の体位　ニラーランバ・サルワーンガ・アーサナ

その名のとおり、腕で支えない「全身の体位」です。サンスクリット語の名前では、解放されるという意味をもっています。三種述べます。

1. 両腕を背中側の床に下ろす、支えのない全身の体位

「支えのある全身の体位」より少し難しくなります。

＊行ない方

①まず、「支えのある全身の体位」を完成させます。

②背中に当てた両手を背中側の床に下ろして、手のひらを床に伏せます。
体はできるだけ垂直に立て、両脚と背中を安定させます。

③すこし保持してから、いったん「支えのある全身の体位」にもどり、それから体位を解きます。

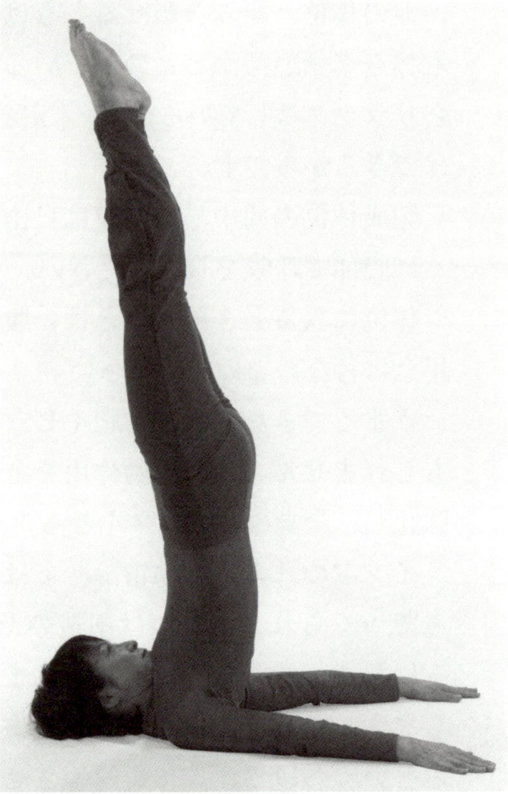

＊効果

体重がいっそう頚の後ろにかかるので、背中と頚を強化します。腕の筋肉も強めます。

2. 両腕を頭の先の床に下ろす、支えのない全身の体位

前記の［1］にくらべて少し難しくなります。

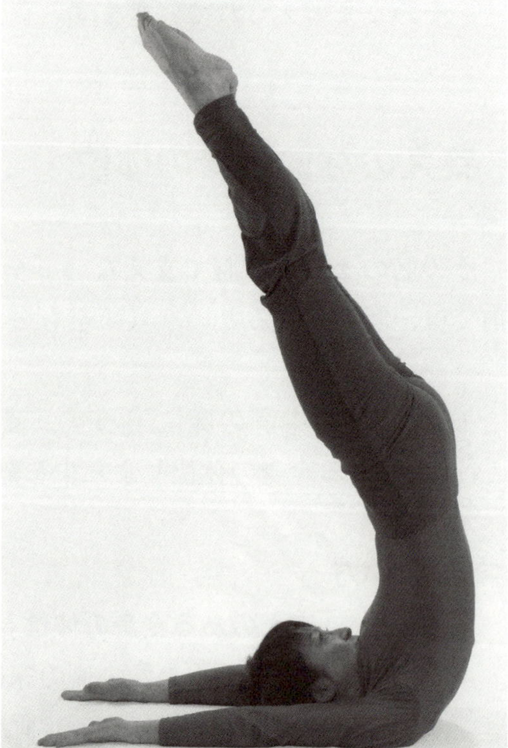

＊行ない方

①「支えのある全身の体位」をつくります。

②背中に当てた両手を離し頭上に回して、頭の先の床の上に伸ばします。手のひらは上に向けてください。

＊効果

頚、背中、腹部の筋肉のみで体重とバランスを保っているので、それらの部分が強められます。

＊留意点および要点

前項と同じです。

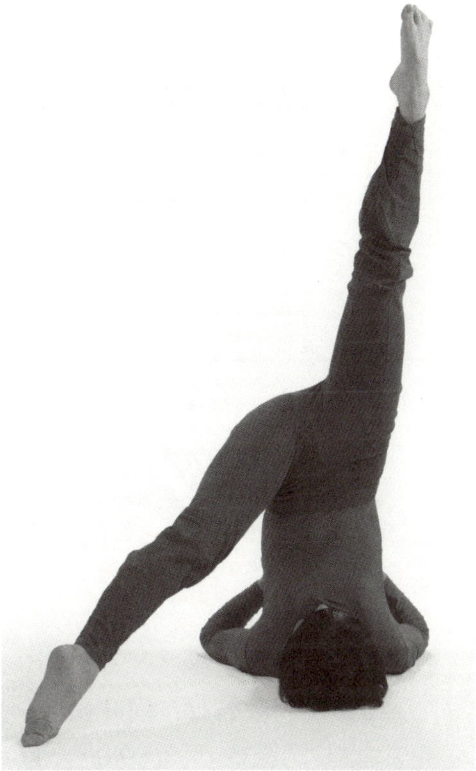

大きい蓮小さい蓮の体位

ウールドゥワ・パッドゥマ・アーサナとラグパッドゥマ・アーサナ

「全身の体位」にはいってから、蓮華坐を組んで行ないます。蓮華坐に組んだ脚を蓮華の花に見たてています。

＊行ない方

①まず「全身の体位」にはいります。

②ついで、蓮華坐を組みます。どちらの脚からでもかまいません。

③はじめに大きな蓮です。

息を入れながら、腰を前に押し出すようにして背骨を起こし、膝がしらを上に向かって突き上げてい

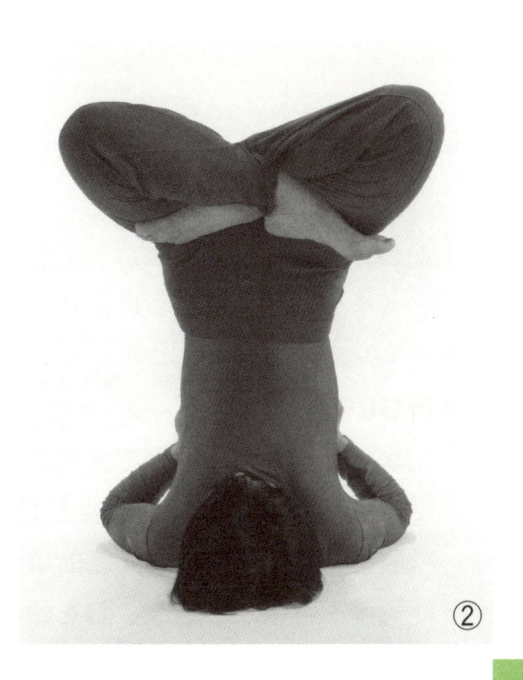

②

きます。骨盤から後ろへ反るような感じです。

④リズミカルな呼吸ですこし保持をします。

⑤小さな花にもなります。
息を出しながら腰からまるくなって、膝がしらを頭の方へ近づけます。

⑥一、二度、大きい花、小さい花をくりかえしてから、「支えのある全身の体位」にもどり、体位全体を解きます。

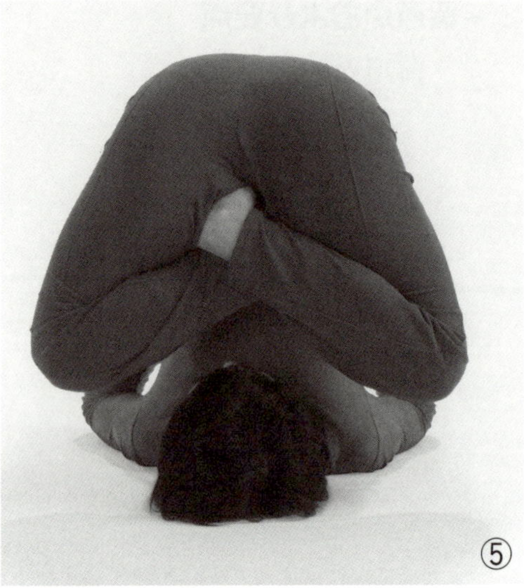
⑤

＊効果

①腰椎が刺激され、同時に膝、股関節が柔軟になります。

②「全身の体位」のほかに、反る体位の効果が加わります。

＊留意点および要点

うまく行なうことができない人は、前屈系の動作と、反る動作と、蓮華坐を組むことに慣れるようにします。

胎児の体位　　ピンダ・アーサナ

前記の体位と同じように、「全身の体位」で蓮華坐を組んでから行ないます。もっとも小さく体を締めつける体位です。

＊行ない方

①まず「全身の体位」で蓮華坐を組みます。

②息を出しながら、蓮華坐を組んだ脚を腰から折るようにして前傾させ、頭の上に膝を置きます。前項の「小さな花」です。

③両手を背中から離し、腕を頭の方へ回して来て、両腕で膝をかかえます。

上体をできるだけ頭の方へ近づけ、膝をかかえた両手の指を結びます。

④すこし保持します。

⑤もどすときは、まず結んだ手をほどき背中を支えなおしたら、蓮華坐を組んだまま腰を伸ばします。ついで、脚をほどいてください。その方がバランスを崩しにくいようです。

⑥左右の脚を組みかえて、同じように行ないます。

⑦終わったら「全身の体位」にもどり、その解き方に沿って仰向けに寝たかたちにもどります。

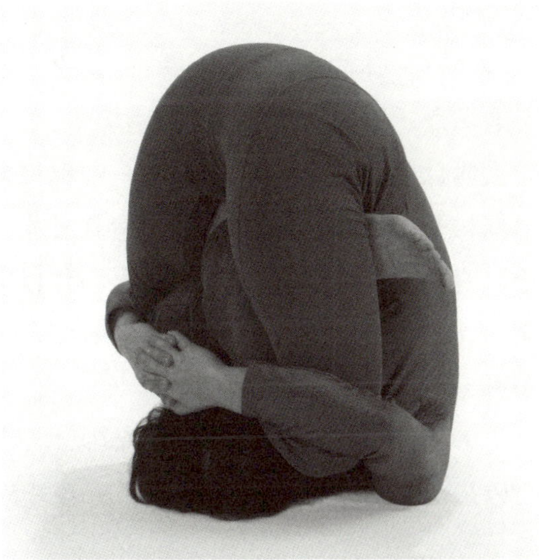

＊効果

①頚椎と胸椎がことに刺激され、甲状腺や腹部のあらゆる臓器を整えます。腹部ことに結腸を圧迫刺激して、便秘解消に卓効があります。

②もっとも小さくなる体位なので、体位を解いたあとの解放感は、ほかに類をみません。

＊留意点および要点

日ごろ蓮華坐を組みにくい人も、脚に体重がかからない状態なのでやりやすいはずです。挑戦してみましょう。

同じ性質の体位ですから、前項と連続で行なってもいいでしょう。

締めつけられた喉と頚椎に意識をあつめながら、胎児のように小さくなった自身を想像してください。敬虔な気分になります。

背中立ちの体位　ヴィパリータ・カラニー・ムッドゥラー

ムドラーの分類にも含まれますが、ムドラーというのは、印、封印という意味です。

つまり、体内のエネルギーセンターを特別なかたちでコントロールする目的をもった「封印する」体位です。

太陽は腹部にあるエネルギー中枢に象徴として宿り、月は頭頂のエネルギー中枢にやはり霊的象徴として宿ります。月は生命の源、甘露を流出し、太陽はそれを消費します。このため人の体は老いて、最後のとき、死を迎えるわけですが、この姿勢をとることによって、太陽と月の位置が逆になり、甘露の消費が抑えられることになります。

この体位は、全身でひらがなの「く」の字のかたちをつくるので、体重が肩だけにかからず背中にもかかってきて、「全身の体位」よりやりやすくなります。

＊行ない方

①上向きで寝ます。
手のひらは体の横で下向きに、両脚は揃えて踵を押し出します。

②息を出しながら両脚を垂直まで上げ、次の出す息で脚を床と平行までもっていきます。
両手で腰を支えてから、足を45度くらいまで戻します。
背中は、床と60〜70度くらいの角度になります。つまり、全身でひらがなの「く」の字を書くことになります。

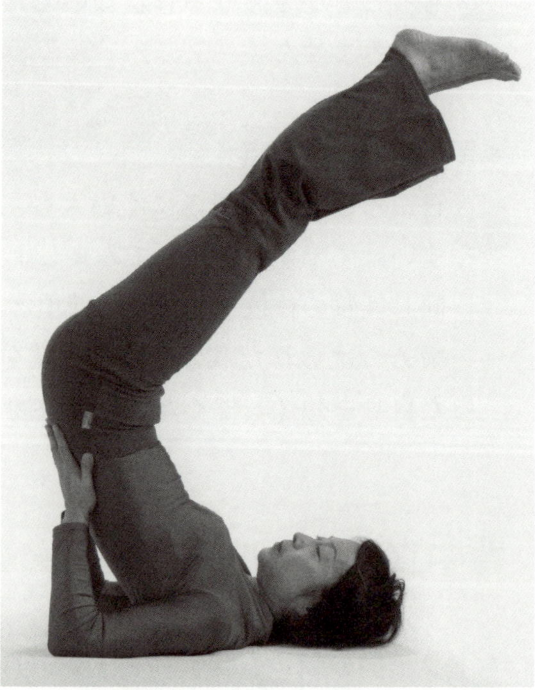

③らくに感じますが、保持は30秒以内にとどめます。

④体位を解くときには、まず両足のつま先を頭の先の床まで下ろし、両手は腰から放して床に置きます。手のひらは下向きです。「鋤の体位」（107ページ）に軽くはいるわけです。

⑤体勢をもどすときは、二つの出す息でもどします。
まず一つめの息を出しなが

ら背中を床まで下ろし、次の出す息で脚をゆっくり床まで下ろします。
顎《あご》と臍《へそ》を引きつけ、踵をしっかり押し出しています。

⑥両足が床についたら、全身をゆるめて休みます。

＊効果

①内臓下垂、便秘、消化不良を治します。

②脳への新鮮な血液の供給が十分に行なわれ、働きを増大させます。

③老化防止、若返りに効果的です。

＊留意点および要点

逆転系の体位の中では、もっとも易しく危険も少ないので、誰でも安心してできます。

完成体位の間中、肩、首、足首、脚、腹部の力を抜くようにします。

体位保持のとき、もっとも注意しなければならない点は、腰で反らないことです。手のひらの中に腰を入れるようにしながら、軽く臍を引きます。内臓の逆転、軽い喉の圧迫、薄い臀部の締めの、三つの体の緊縛（バンダ）がうすく入ります。さらに血圧の変化と、体に欲ばった刺激がもたらされます。

鋤《すき》の体位　ハラ・アーサナ

形が農耕具の鋤に似ていることから、この名がつきました。

＊行ない方

①上向きで寝ます。
両手は体の横に添わせ、手のひらを床に伏せます。
両脚をそろえ踵を突きだしてください。

②息を出しながら、ゆっくり両脚を上げていきます。腹筋をつかって臍を引きつけ、息を出しきったとき脚が床と垂直になります。
そこで息を入れなおし、次の出す息で足を頭の方へもっていきながら腰を上げ、爪先を頭の先の床につけます。上体は床と垂直になり、頸の後ろ側がよく伸ばされ喉は圧縮されています。

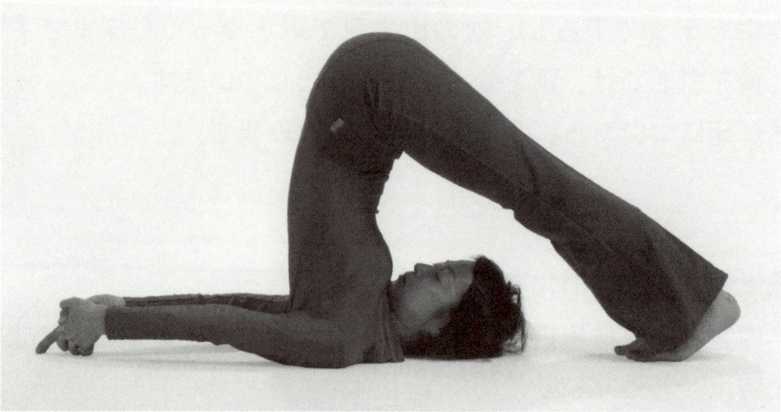

両手で背中を支えます。
さらに膝とアキレス腱を伸ばして踵を突きだし、足裏が床に向くようにします。脚の裏すじ全体が力強く伸び、上体はいっそう傾きを深めます。
両手は指を組んで肘を伸ばし、人差し指だけ伸ばして床を指します。

③静かな呼吸ですこし保持します。
ことに胸部への圧迫がつよく入っているので、急激な吸気は無理です。

④体位をもどすときは、まず両手の指をほどいて手のひらを床に置いてから、二つの出す息で体勢をもどします。
一つめの出す息で、頸椎の方から肩、背中、腰と、背骨をなめらかに下ろしていきます。足先は自然に顔の方へ引きよせられ、腰が床に近づくのに応じて脚が上がっていきます。体重のバランスをうまくはかって、後ろ頭を床に押しつけ顎を上げぎみにするといいでしょう。
臀部が床に下りきると、脚が床と垂直になります。そこで息を入れなおして、二つめの出す息で脚を下ろします。腹部を引きつけ顎をひいて、腹筋をつかいながら、突き出した踵を遠くへ下ろします。

⑤脚が下りきったら、全身の力を抜いてリラックスします。手のひらを上に向けて胸部の緊張をとります。

＊効果

①頚椎および頚と脳の分泌腺への刺激と効果は、「全身の体位」と同等か、もしくはより強くなります。

②頚椎、脊椎の柔軟性をとりもどし強化するとともに、肩の硬化や歪みをとるのに効果的です。

③甲状腺を刺激して、過度な体重を減らします。

④神経組織全般を強くし、血液の循環を促進し、体の深部から弛緩させます。
⑤椎骨全部がよく伸ばされ、脚全体も伸ばされ強化されます。腹筋も強化されます。
⑥肝臓、腎臓、脾臓、膵臓などの諸器官にいい刺激をもたらします。
⑦腹部が収縮するので内臓が圧迫され、マッサージ効果を生みます。

＊留意点および要点

ゆっくりとなめらかな連続感をもって行なうことが、もっとも肝要です。難易度からいえば高度なテクニックを要する体位に入ります。自分の限界を越えないように注意してください。

頚椎、背中、脚の柔軟性が不足している人、腹部筋力の足りない人は、行ないにくいでしょう。

ヨーガは、意識の内、および体内のエネルギーについて深い洞察を行ないます。この体位は、喉と頭部のエネルギー中枢にすばらしい刺激をもたらして、エネルギーを蓄えつつ心身の深いリラックス感をもたらしてくれます。

横鋤の体位　　パールシュワ・ハラ・アーサナ

「鋤の体位」では両足先は頭越しに位置していましたが、ここでは爪先で両脚を移動させ、横にもっていきます。いわば、ねじりを入れた「鋤の体位」です。

＊行ない方

①「鋤の体位」を行ないます。
②両手を背中にあて、上体をしっかり起こしたら、踵を押し出すようにして爪先を立てます。
このとき手の位置は、ウエストのあたりではなく、肋骨に当てるようにします。
③両手のひらで上体を押しながら、爪先をこまかく動かしつつ両足先を頭の左側まで移動させます。
息は、出す息の方がやりいいでしょう。

バランスを崩さないように注意しながら、精いっぱいのところまで移動してください。

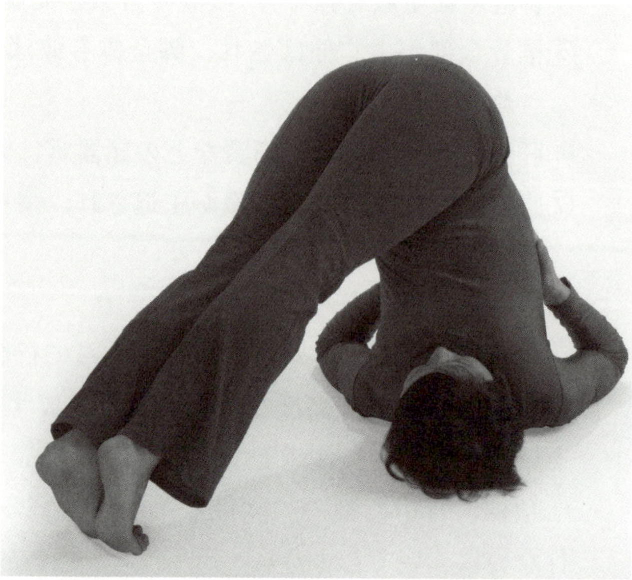

④自然呼吸ですこし保持します。
膝裏アキレス腱を十分伸ばし、手のひらで上体を押し上げるようにして起こしながらの保持です。

⑤息を出しながら、今度は右に移動させます。

⑥両脚を中心にもどし、後は「鋤の体位」を解く要領で体勢をもどします。全身の力を抜いてリラックスしてください。

＊効果

①背骨は、脚が横に移動することによって弾力性が増します。

②他に「鋤の体位」と同様な効果が得られます。

耳を圧する体位　カルナピーダ・アーサナ

「鋤の体位」から変化していきます。完成体位は、両膝を耳の横の床につけ、両膝の内側で両耳を圧する形になります。

＊行ない方

①「鋤の体位」にはいります。

②背中に当てている両手を床に下ろし、ぐるりと頭の方へ回して足の指をつかみます。

③息を出しながら両膝を折り、その膝を耳の両横の床に近づけます。可能なら、さらに膝がしらを床につけてください。

④かたちができたら、膝で耳を圧していきます。
この時、両手は両足の裏を押さえるようにしながら、もっと脛と足の甲を床に押しつけ、腿ともども胴体の方へ引きつけるようにします。両手の力を借ります。

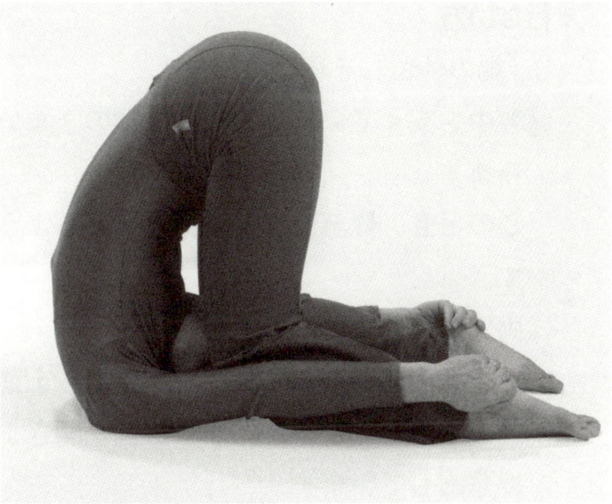

⑤静かでリズミカルな呼吸で、すこし保持します。
⑥体位を解くときは、ゆっくり膝を伸ばして膝がしらを床から離し、足指をつかみ直して体のバランスをとってから、両手を背中側の床に伸ばして、いったん「鋤の体位」にもどります。
⑦その後「鋤の体位」の解き方に沿って、静かに上向きにもどり、休みます。
全身をゆるめ、深い呼吸にもどってください。

＊効果

①「鋤の体位」よりいっそう背骨が伸ばされるので、腹部、腰部の血液循環を、「鋤の体位」以上に促します。
②上体、心臓、足の疲れをとります。
③他に「鋤の体位」と同様な効果が入ります。

＊留意点および要点

背骨と頚椎の柔軟性が増すにつれ、完成度が高まります。とにかく、膝でしっかり耳を圧すようにします。

逆転をして開脚する体位　スプタ・コーナ・アーサナ

「鋤の体位」から両脚を大きくひらく、「鋤の体位の変型」です。

＊行ない方

①「鋤の体位」を行ないます。

②背中を支えている手を放し、頭の上まで回したら、それぞれの足先をつかみます。
このとき、臀部を天井に突き上げるようにして、できるだけ背中をたてます。

③両足を大きく左右に開きます。
ある程度開いたら、両手を足先から土踏まずに移動させ、足の内側から抑えこむようにすると、さらに脚が開きます。脚の裏筋全体を伸ばし、踵を押し出しています。

④自然な呼吸でしばらく保持します。

⑤体位を解くときは、まず両脚を閉じ、両手を放して背中を支えなおし、一度「鋤の体位」に戻ります。
あとは「鋤の体位」の解き方に沿って、仰向けまで戻ります。
全身の力を抜きリラックスしてください。

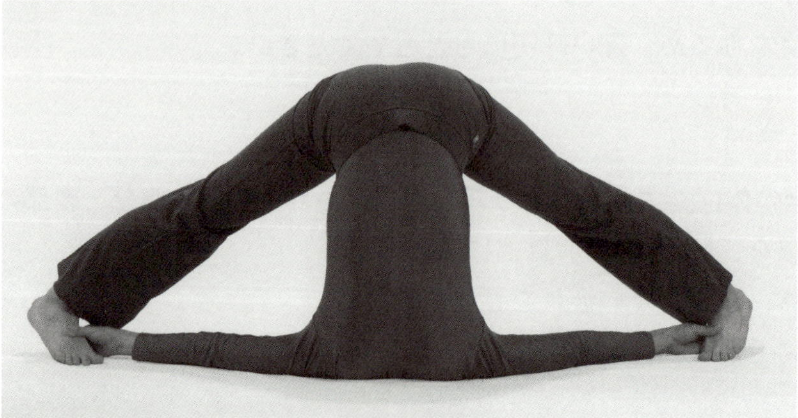

＊効果

①脚および股関節の調子をととのえます。

②「鋤の体位」と同様な効果が得られます。

＊留意点および要点

脚を開いていくとき、背中を丸くしないように気をつけながら重心の移動を上手にします。それがうまくいかないと背中側へひっくり返ってしまいます。

からすの体位

三点倒立に至ることが可能な体位です。「頭倒立」の難しい人にすすめたい体位です。

床につけた頭頂に体重をのせるようにして体を逆転させます。

＊行ない方

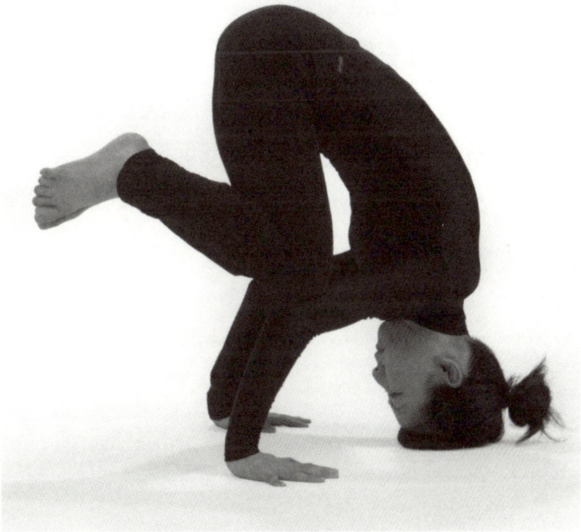

①金剛坐ですわり、両手を膝のすぐ前の床に肩幅にひらいて置きます。
置いた両手のひらは、床にしっかり固定します。

②床に置いた両手の間に直線をひき、それを底辺とした三角形の頂点を仮定してください。
臀部を上げながら、仮定した場所に頭をおきます。
爪先を立て膝を伸ばして、臀部を上に突き上げるようにしながら体全体で三角形をつくります。手と頭と足先だけで体を支えています。

③膝を曲げながら足先を前進させ、折った上腕の上に膝をのせます。
体の重みを頭の中心にかけるようにしてバランスをとりつつ、足先を床から離してください。

④足裏を合わせるようにして、少しの間保持します。

⑤体位を解くときは、まず膝を床におろし踵に臀部をのせ額を床につけます。それから、両拳をつくって縦に重ね、そこへ額をのせます。
そのまま少しの間休んでください。急いで頭を上げないように気をつけます。
次いで、肩、頚、背中の力を抜いて、静かに上体を起こします。

⑥習熟したら、④の完成体位から、片足ずつ上に向けて伸ばします。重心の位置に注意をはらいます。

＊効果

①バランス感覚と集中力が養われ、終わったあと眼がすっきりします。

②倒立の効果に近いものが得られます。

＊留意点と要点

手と頭を置く位置をしっかり守り、体位に入ったら手を決して動かさないように。ひっくり返らないための重要なポイントです。

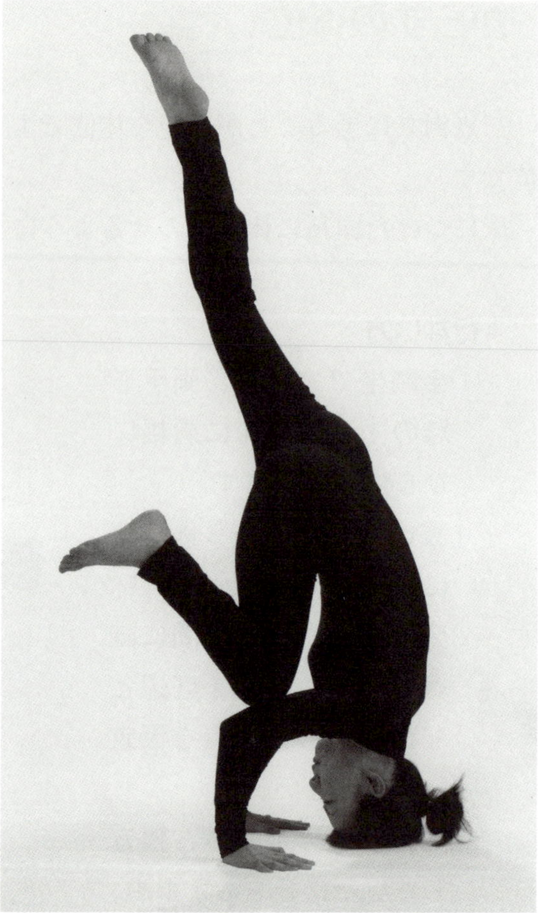

からすの体位から入る三点倒立の体位

＊行ない方

①前項の「からすの体位」④のかたちをつくります。

②まず、頭の方へ重心をきれいに移します。重心がうまく移ると、自然に膝が肘から離れていきます。

脚をそろえながら、膝を伸ばし爪先を天井へ向けて脚全体を伸ばします。腰から伸ばしてください。

③すこし保持をします。

④もどすときは、膝を曲げながら腰もまるくして、爪先を静かに床に下ろします。

あとは、「からすの体位」の解き方⑤の段階と同じようにしてもどります。

＊留意点および要点

「頭立ちの倒立」と同じように頭頂を床につけていますが、手のひらと頭頂で大きな三角形をつくっています。

「頭立ちの倒立」より容易になります。

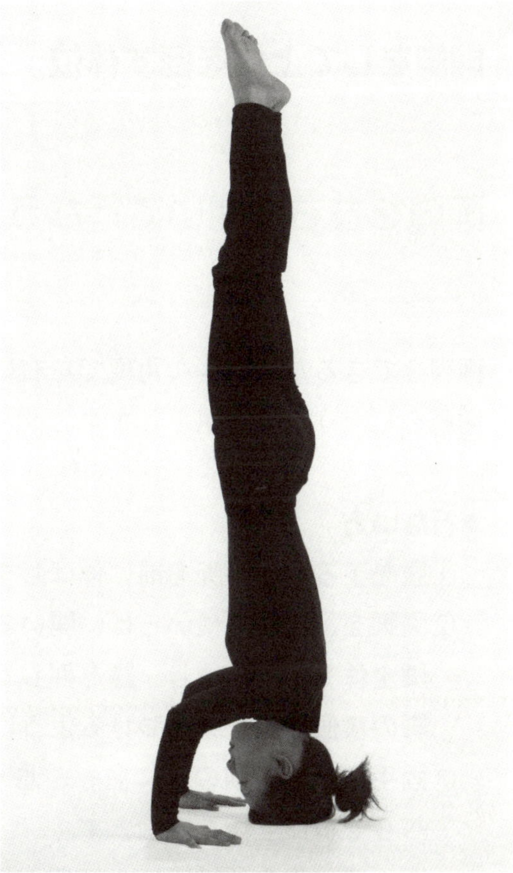

鶴の体位　バカー・アーサナ

鶴が川を渡る姿に似ているところからついた名前ですが、その名の通り肘が伸びています。

「からすの体位」と同じやり方ですが、完成した時に肘を伸してみてください。「鶴の体位」に変わります。

両脚を左右に開いて行なう前屈の体位

ウパヴィシュタ・コーナ・アーサナ

両脚をできるだけ大きな角度で左右に開く体位法です。
開脚をしたうえで前屈をします。

＊行ない方

①腰を下ろし、両脚を前に伸ばします。

②両脚を、左右に精いっぱい開いてください。
脚全体をよく伸ばし、踵《かかと》を押しだし膝が床から浮かないようにします。
脚の裏側全部を床につけるようにします。

③両手のひらを前の床に置き、息を吐きながら、ゆっくり前方へ両手をすべらせつつ上体を倒します。
腹、胸、顔の順に床につけるようにします。

④上体が床についてしまったら、両腕を左右に開き足をつかみます。土踏まずのあたりからつかめたら申し分ありません。自然に踵が押しだされて、脚の裏側がいっそう伸びます。
それから、両肩を床に押しつけながら、顎《あご》を突きだして床に立ててくだ

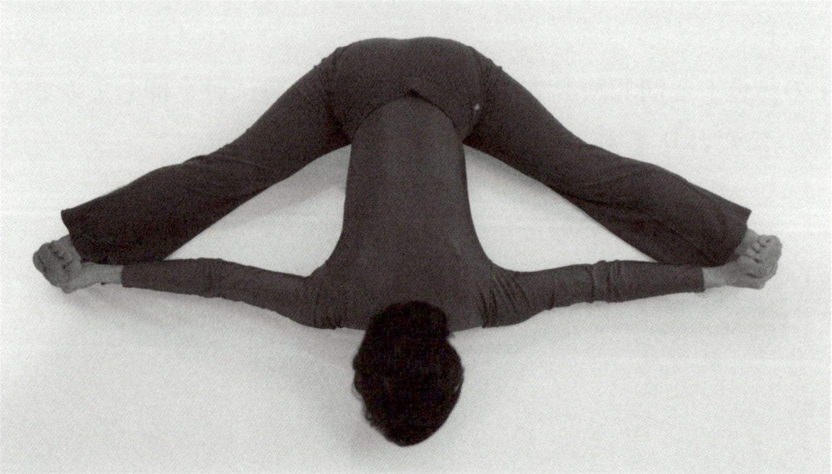

さい。全身が床に密着していく感覚が強まってきます。
⑤数呼吸保持します。
つよい苦痛がともなう人は、意識的に脚の力を抜いてください。らくになります。
⑥上体を起こしてから脚をもどします。

＊効果
①骨盤周辺の血行をうながし、骨盤の歪みを正すことに効果的です。
②股関節の柔軟性をとりもどし、腰椎をはじめとして脊椎全体のひずみを矯正します。
腰部神経、仙骨神経等の機能の正常化もはかります。
③椎間板ヘルニヤ、腰痛、坐骨神経痛などの緩和に役立ちます。

＊留意点および要点
若さの度合いは、肩関節、股関節の柔軟性で推察することができます。股関節の硬化は、骨盤の自在性を失くし、膝の老化につながり、さらに脚腰の弱りへとつながります。開脚はそれらを抑制改善し、さらに上体を倒す姿勢が加わると、相乗的効果が期待できます。

両脚を左右に開いて上体を横に倒す体位
ウパヴィシュタ・コーナ・パリブルッタ・ジャーヌシールシャ・アーサナ

大きく開いた両脚の上に、上体を倒していく体位です。

＊行ない方
①腰を下ろして、脚を前に伸ばします。
②両脚をできるかぎり開いてください。
③左手の親指を左足の親指にひっかけます。左手のひらは上を向いています。
④息を入れながら足指を引っぱって、あらためて左脚の裏側を伸ばします。次の出す息で、上体を左真横に倒します。腰から倒すようにしながら、

同時に左肘を左膝の内側の床につけます。
さらに、右腕は頭上を越えて左足をつかみにいきます。足の小指がわをつかむようにしてください。
息を出すたびに、つかんだ左足先を引きつけるようにしながら上体を脚に密着させていきます。
胸を正面へ向けるように気をつけます。
余裕があったら、さらにひねりを加えます。後頭部を脚につけ、視線と胸を上に向けていきます。
⑤普通呼吸ですこし保持します。
⑥手をほどき、倒した上体を起こして体位を解きます。休んでから反対側も行ないます。

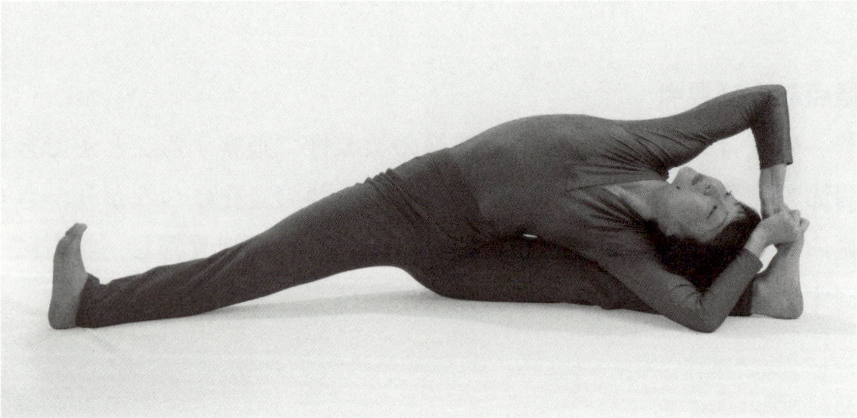

＊効果

①側背部を伸ばし、肋骨を整え、腰背部の無理を正します。
②内臓の位置異常、器官のうっ血をなおします。
③「両脚を左右に開いて前屈をする体位」と同等の刺激を得られます。

片脚を開いて脚の上に上体を倒す体位

ジャーヌシールシャ・アーサナ

片脚だけ大きく開いて、開いた脚の上に上体を倒していきます。

＊行ない方

①腰を下ろし、両脚を前に伸ばします。

②左脚を大きく開き、右脚は内側へ折って、踵を恥骨に引きつけます。右膝もできるだけ開くようにします。
右腿と左脚が一直線になるようなら申し分ありません。

③上体を左脚の方へしっかり向けて、両手で左足先をつかみます。
踵を押し出して、脚の裏側をしっかり伸ばします。

④息を入れながら、背骨を腰から起こし、出す息で左脚の上に上体を倒します。
腹部、胸、顔と、倒す順番は「前屈の体位」を行なうときと同じです。

⑤すこし保持をします。

⑥手をほどき、上体を起こして休んだら、反対側も行ないます。

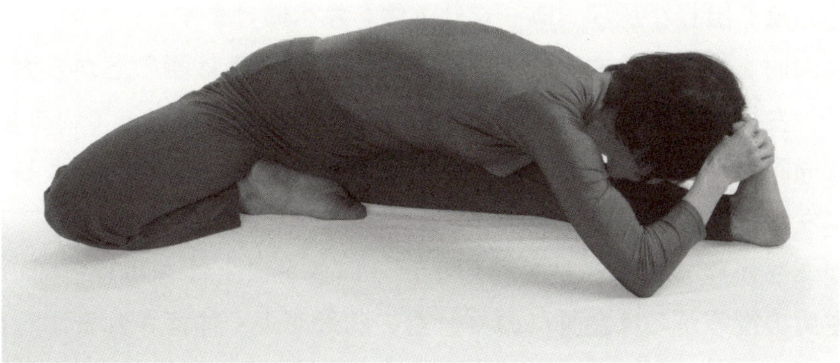

＊効果

①腰背部を伸ばしてやわらげつつ、内臓の左右の偏りを矯正することに有効です。

②骨盤の開閉力を整えます。

③脚の裏筋を伸ばします。

＊留意点および要点

③の状態では、両肩が水平になっていることと、伸ばしている脚がねじれていないことを確かめます。完成時は、臀部が床から離れないように気をつけます。

片脚を開いてねじりながら上体を倒す体位

パリブルッタ・ジャーヌシールシャ・アーサナ

前々項の体位に似ています。片脚だけ大きく開いて、上体をねじりながら伸ばした脚の上に後頭部をつけようとする体位です。

＊行ない方

①両脚を前に伸ばしてすわったら、まず左の脚を左へ大きく開きます。
それから右膝を折って、踵を恥骨にひきつけます。右ひざもできるだけ開いていきます。

②左手を伸ばして左足の親指を下からすくうようにして持ちます。

④息を入れながら、左足先をしっかり引いて左脚の裏筋を伸ばしてください。
その息を出しながら、ゆっくり上体を左へ傾けます。
左の肘《ひじ》を折って、左膝の内側の床につけ、右手は頭の上から大きく回して、左足の小指側をつかみます。頭が両腕の間にはいっています。
普通呼吸で保持しながら、両腕を上手に使って、上体を伸ばしつつ左脚に左わきを密着させるようにします。胸が正面に向きます。
かたちが整ったら、息を出しながら、さらに上体をねじっていきます。左肩の後ろがわは左脚にのり、右の肋骨がよく伸ばされます。後頭部も左脚につきます。

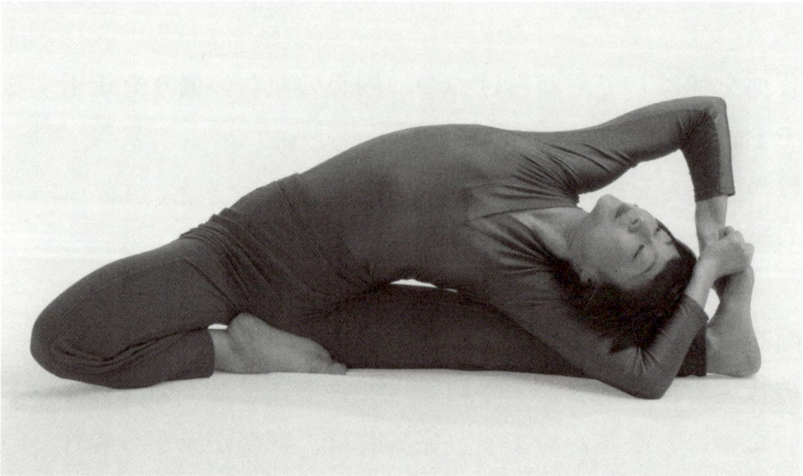

④普通呼吸ですこし保持します。
⑤もどすときは、両手を放し、ゆっくり上体を起こしてください。脚をらくにして休んだら、反対側も同じように行ないます。

＊効果

①背骨の血行を良くし、脚、腰、背中の歪みと硬化を除くことに役立ちます。
②腹部を伸ばすことで、すべての内臓器官を刺激し、活力をつけます。消化不良、慢性便秘などにも効果的です。
③肋骨をととのえ、腰背部の無理がただされます。

＊留意点および要点

前項の体位では腹部内臓の圧迫収縮が、この体位では腹部内臓の伸張がはいります。

ひとくちメモ④

動作の基本型

屈（前後）　傾（左右）　捻（左右）　伸びと縮み
開閉（骨盤、肋骨）　上下（重心の上下）
加えて、全心身的緊張とくつろぎ（これはヨーガの特色）

脊柱正保持の主役は

腰部筋肉……腹筋と腰筋が拮抗している。
仙　骨　……仙骨と腸骨を結びつけている靭帯を強化する。
臀部筋肉……脚の裏筋肉とアキレス腱を伸ばし、臀部肛門を締める。

両脚を前後に開いて行なう体位

前後開脚を基本にした姿勢には、美しい体位が多いようです。

猿王の体位　ハヌマーナ・アーサナ

両脚を前後に開いて行ないます。両脚を前後に大きく開いて腰を落とす、バレエのスプリットに似た美しい体位です。

別名を「ハヌマーンの体位」と言いますが、ハヌマーンは、インドの有名な叙事詩「ラーマーヤナ」のなかで、ラーマ王を助けて活躍する猿族の王の名前です。

＊行ない方

①膝立ちになります。両手を体の横の床に置いて体を支えてください。
それから、左脚を前に伸ばし、右脚を後ろに引いて、両脚を前後に大きく開きます。そのまま尻を床に下ろしきってください。
前に伸ばした左脚は脚の裏側が床につき、後ろに引いた右脚は腿《もも》の前面と膝、足の甲が床につきます。両脚は床の上で一直線になっています。

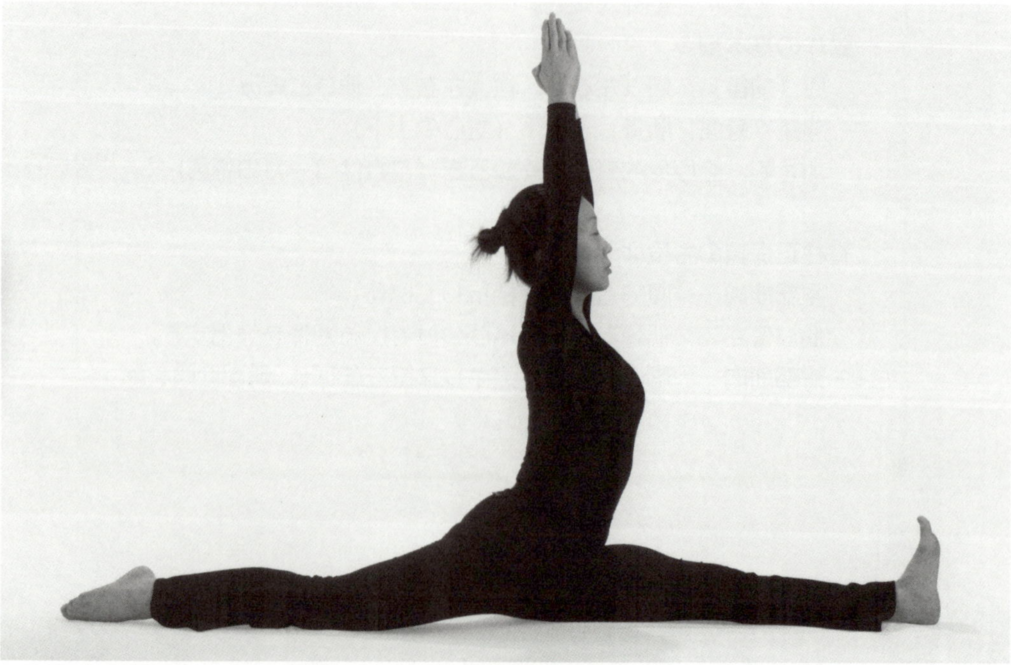

しだいに腰を床の方へ下げていきます。両手はまだ左右の床につけたままです。

②腰が十分下り尻が床についたら、背骨を真っすぐに起こし、胸の前で合掌します。

③さらに、合掌したまま両腕を上に伸ばします。耳をはさむようにして、しっかり肘《ひじ》を伸ばしてください。

④リズミカルな呼吸ですこし保持します。

⑤体位を解くときは、両手を床につき、尻を持ちあげるようにして脚を引き寄せます。

金剛坐で十分休んでから、脚を替えて同じように行ないます。

＊効果

①脚の外転筋を弛緩させ強くします。

②腿の内側の筋肉を強化しリラックスさせます。

③反る体位と同等の効果がはいります。

＊留意点および要点

この体位はなかなか難しいので、けっして無理をせず、力まないでください。

うまくできない人は、前屈系の体位と後ろへ反る体位で腰や脚の前後の伸びを促すことから始めます。また、脚を左右に開く体位をくりかえし実習することも必要です。

猿王の体位から脚に額をつける

「猿王の体位」の変形です。

＊行ない方

①「猿王の体位」を完成させます。

両手は左右の床に置いてください。

②息を出しながら、上体を前に倒していきます。

手のひらは、床の上を滑らせるようにして前に伸ばします。肘がついたら、両手で足をつかみ、上体を引きつけるようにしながらいっそう深く倒していきます。脛に顔がついたら胸をつけ、さらに腹部をつけるようにこころがけます。
③静かな呼吸ですこし保持します。
④ゆっくり上体を起こし、さらに順序どおりに金剛坐にもどってから休みます。
⑤脚を代えて同様に行なってください。

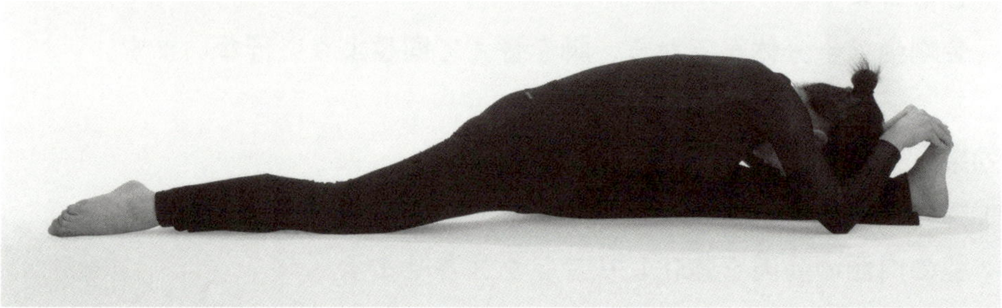

＊留意点および要点

上体を前傾させるとき、左右の肩が同じように下りていくことが肝要です。

ひばりの体位

飛翔する鳥のように、両手を大きくひろげるおおらかな体位です。

＊行ない方

①金剛坐をとります。
右脚を後ろに伸ばして、左踵《かかと》を会陰に当てるようにすこし形を変えます。両手を左膝に置いて、背骨を起こしてください。
②息を入れながら、両手を上方に向かって大きくひらきます。視線も上方に上げ、胸もふくらませるようにして上に向けます。自然に背骨の反りがはいってきます。
③自然呼吸で、すこし保持します。

④逆の過程をたどって、
金剛坐にもどります。
反対側も行ないます。

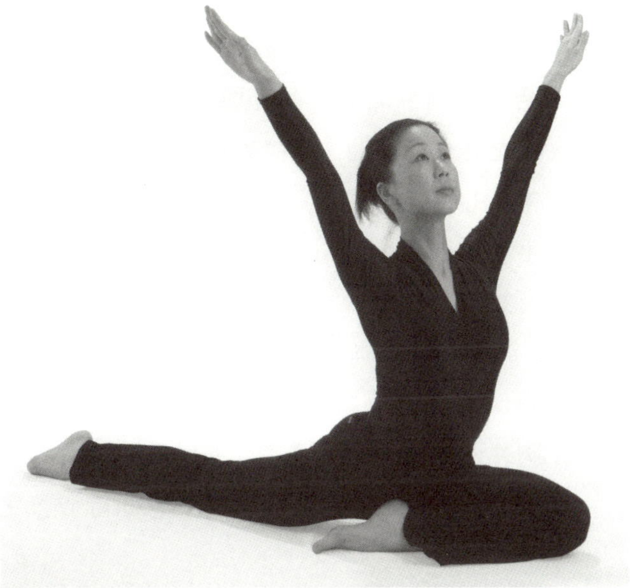

＊効果

「コブラの体位」や「チャクラの体位」に近い効果を得られます。

鳩の体位

カポータ・アーサナ

鳩のように、胸を十分前に突き出した体位です。

＊行ない方

①両脚を伸ばして腰を下ろしてください。

②左膝を折って、踵を腿《もも》の付け根に引きつけます。
右脚は、股関節の可動性を活かしながら腿の前面を床につけ、膝を折って脛《すね》を床と垂直に立てます。すこし腰をひねった感じになります。
右足首を、右肘のなかに入れてください。

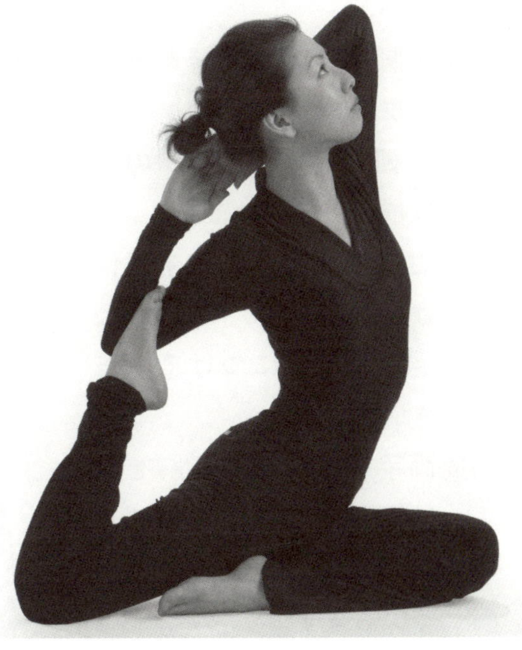

③準備ができたら、まず背骨を起こします。

ついで、右腕で右脛を引き起こすようにしながら、頭の後ろへ回してきた左手と結びます。

結んだ両手に押されて頭が前に倒れがちです。胸を張って頚《くび》を起こしてください。胸は左横方向へ向かって張られ、腰もしっかり起きています。

④すこし保持です。

⑤手をほどき、脚も伸ばして長坐にもどります。

反対側も行ないます。

＊効果

①胸郭が十分ひろげられ、胸が発達します。腕と肩の柔軟性も促されます。

②「コブラの体位」に近い効果を期待できます。

片脚の鳩の王様の体位

エーカポーダ・ラージャカポータ・アーサナ

前項の体位をより充実させたものです。

＊行ない方

①両脚を伸ばして腰を下ろします。

②左脚を曲げ、踵を腿の付け根に引きつけます。

③右脚は後方へまっすぐ伸ばします。膝、向こう脛、足の甲を床につけてください。

④両手を腰にあてて胸を前に押し出し、頚を伸ばして頭を後ろへ反らせるようにします。

⑤右膝を折り、右足先を上

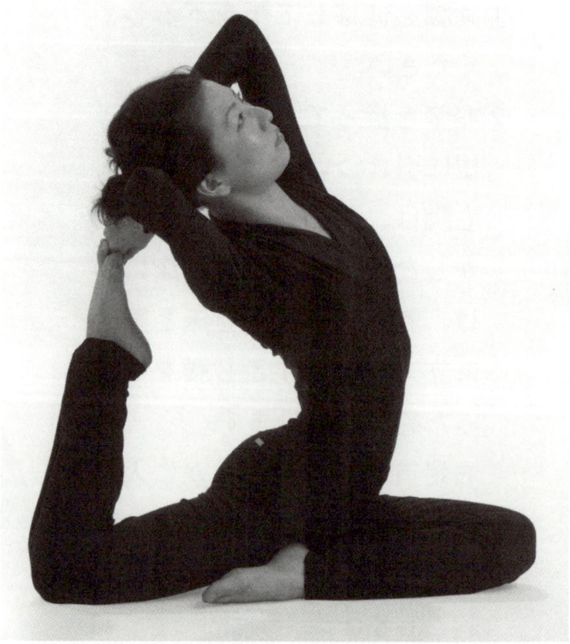

げてできるだけ後頭部に近づけていきます。右の脛は床と垂直になります。

⑥両手を伸ばして、頭越しに右足先をつかみます。
それから、右の足裏を後頭部に近づけていきます。

⑦呼吸が速くなりがちですが、できるかぎり静かな呼吸ですこし保持します。

⑧体位を解くときは、つかんだ右足先を放してから両脚を前に伸ばします。
すこし休んでから反対側も同じ要領で行ないます。

＊効果

①腰椎、胸椎の周辺を若返らせ、頚と肩の筋肉が十分な刺激を受けます。
②脚が、さまざまな動きにより柔軟性を増し強められます。
③体全体の血行をよくし、機能を促進し、生命力を高めます。

ひとくちメモ⑤

体力には3要素がある。

①**防衛要素**：ストレスに対してどのくらいバランス感覚が保てるかということ。
例）病気にかかりにくい。ストレスに対して平静でいられる。
・自律神経の調整にかかってくる。

②**行動要素**：体を動かす機能がうまく働くかどうかということ。
例）筋力、持続力、瞬発力、柔軟性。
・運動神経や循環器系の訓練に代表される。いわゆる体力テストの項目にあげられるものである。

③**精神的な要素**：気力
・どこまでやれるかは、ここで決まる。そして3つの要素はたがいに補完しあいながら協力していることを忘れてはならない。

仰臥して行なう体位

仰臥で行なう体位で重要なポイントは、脚を上下させるときです。片脚ずつ上げるときは息を入れながら、両脚を上げるときは息を出しながら上げます。

いずれの場合も、踵《かかと》を押し出して、膝と腿《もも》に力をこめて、臍《へそ》を引きつけながら、腰の反りがはいらないように気をつけて行ないます。さらに両脚を上げきったときは、骨盤が床から浮き上がらないように注意します。上げた足先の指は一本ずつ意識して、五本または十本の指を一直線に並べるように、つまり親指と小指が同じ高さになるようにします。さらに、すべての指が同じ方向を向くようにしてみてください。はじめは額または鼻の方へ、次は臍へ向けるつもりで。踵を突き上げていると、ふくらはぎと腿《もも》の前面は自然に緊張しています。ふくらはぎのポンプ作用をつよく促し、ふくらはぎや腿が強化されていきます。このことは、そのまま、生活の基本的な部分にかかわる重要な点の強化になります。

卍の体位

完成したかたちが、卍の字に似ているところからついた名前です。

＊行ない方

①上向きに寝て、両脚をそろえ踵を押し出します。
　両腕は肩から真横に伸ばし、手のひらを上に向けます。
②息を入れながら右脚を床と垂直まで上げ、出す息で左へ倒します。
　左手で、その足先をつかみます。
③残った左脚を後ろへ曲げて、その足先を右手でつかみます。
　右肩を床に圧しつけながら、右肩越しにふり返ります。
　上げてきた右脚の膝、アキレス腱をしっかり伸ばしてください。
　さらに、折った左脚の膝を後ろへ引くようにします。右踵と左膝の距離がひらくようにします。
④すこし保持です。
⑤解くときは、足先をつかんだ両手を放し、床上をすべらせるようにして

楽に手脚をもとに戻します。
⑥反対側も同じように行なってください。

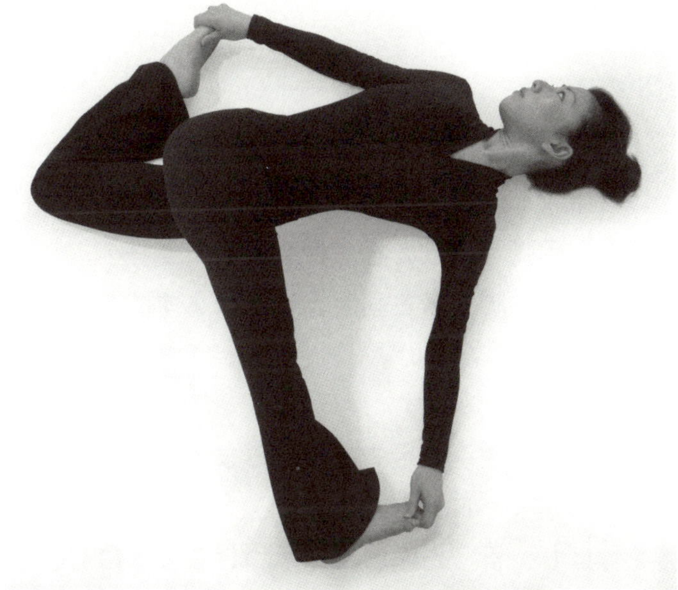

＊効果

①意識の鎮静化、心的安定がはかられます。
②腹部内臓の働きが整ってきます。ことに胃、腸の働きをたかめ、消化力がつきます。古くから、胃潰瘍をなおす体位といわれてきました。
③腰部のうっ血を散らし、血液の循環を促進します。
④股関節の柔軟性をよみがえらせ、骨盤の開閉鍛錬にもなります。
大腿骨頭の動きを左右する、大腿前面と大腿裏筋の伸びも、同時に入ります。

＊留意点および要点

保持の間は、上腹部のひねりと伸びの感触を感じとりながら、健康な胃嚢をイメージしています。

伸ばしている脚の裏側が伸びていることと、振り返った肩が床についていることが肝要です。背側を伸ばす点では前屈系の体位に近い刺激がはいり、さらにねじり系の感触と、「魚の体位」に近い要素も備えていることに気づきます。たくさんの利点をもつ欲張った体位です。

脚を上げていくとき、腰が床から離れないことも肝要です。うまくできない人は、腰を十分引きつけられず、骨盤が後ろへ倒れている人です。「前屈の体位」に習熟してください。

卍の体位　変型

＊行ない方

①上向きで寝て、両脚をそろえ踵を押し出します。

②息を入れながら、右脚を床と垂直まで上げます。

出す息で右へ倒してください。

その足先を右手でつかみます。

③左脚は後ろへ折って左手で足先をつかみます。

視線は左肩から遠くへ向けます。

右脚の膝を伸ばし、折った左膝は床へつけるようにします。

④すこし保持します。

⑤両手を放し、脚は床上をすべらせて全体をもどします。

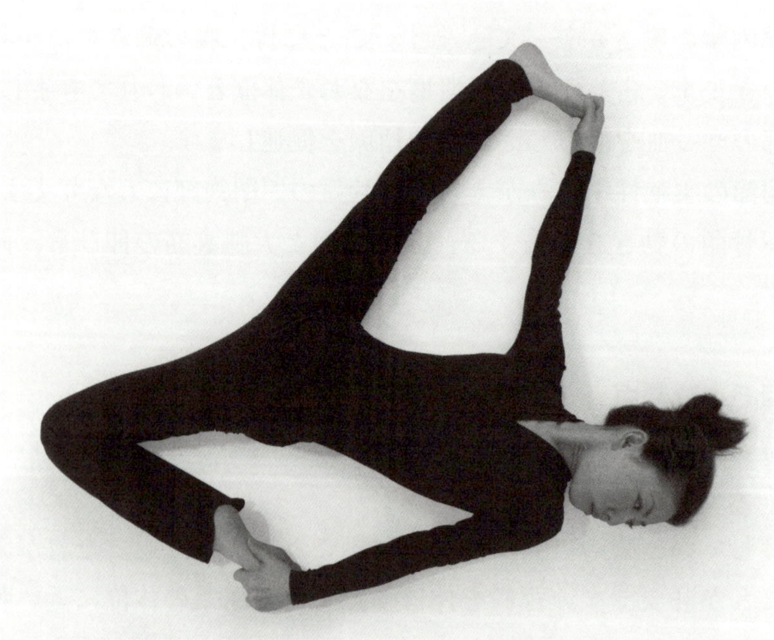

＊効果

①股関節の柔軟性、可動性を確かにします。

②相拮抗する筋肉を伸ばし、脚の裏側、および腹部、腿の前面に心地いい緊張と弛緩をもたらします。

脚を左右に倒す体位　スプタ・パーダーングシュタ・アーサナ

両踵を押し出したまま、脚を左右に倒します。

＊行ない方

①上向きで寝て、両手を肩から真横に伸ばし、手のひらを上に向けます。両脚はそろえ、踵を押し出します。

②息を入れながら、右脚を垂直まで上げます。
出す息で、右脚を左横の床へ下ろします。両踵を押し出したままです。視線は右手の方へ向けます。

③入れる息で倒した右脚を垂直までもどし、こんどは、出す息で右脚を右側の床へ下ろします。視線は左側へ向けます。

④息を入れながら右脚を垂直までもどし、出す息で床に下ろします。

⑤反対側も同じように行ないます。

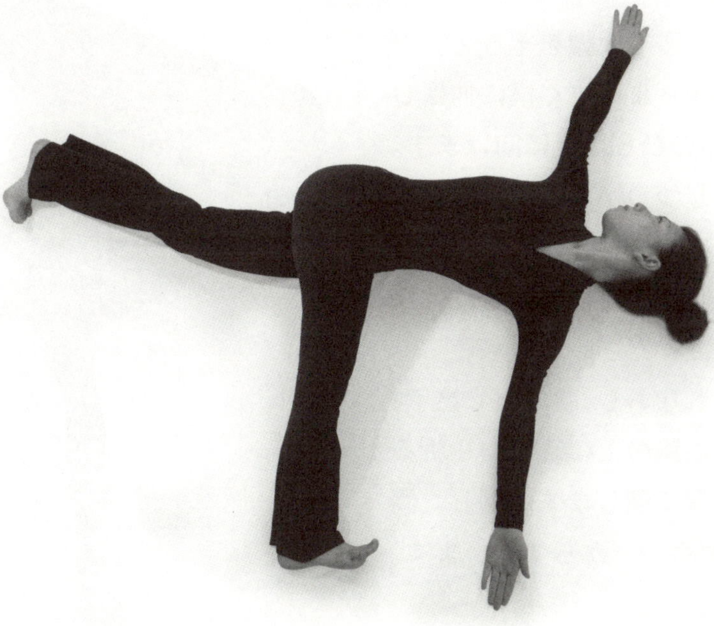

②

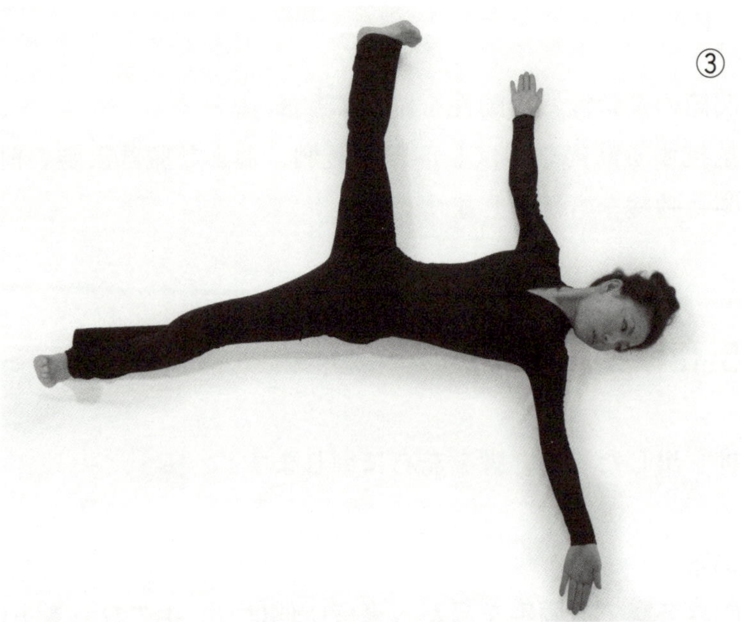

＊効果

①内臓の位置異常をただし、腹部の捻転力をたかめます。

②股関節や脚筋肉の柔軟性を目ざめさせます。

腹部を圧する体位　ジャタラ・パリブルタナ・アーサナ

仰向けに寝て、両脚をそろえ左右に倒す体位です。

＊行ない方

①仰向けに寝て両脚をそろえ、両腕は肩からまっすぐ横に伸ばします。手のひらは上に向けます。

②息を出しつつ、両脚を床と垂直まで上げます。このとき、踵を押し出し、膝裏をしっかり伸ばしていてください。

③息を入れなおし、次の出す息で、両脚を右腕の上に、腰から折るように深く倒します。倒した両脚を、右手で下からすくいます。

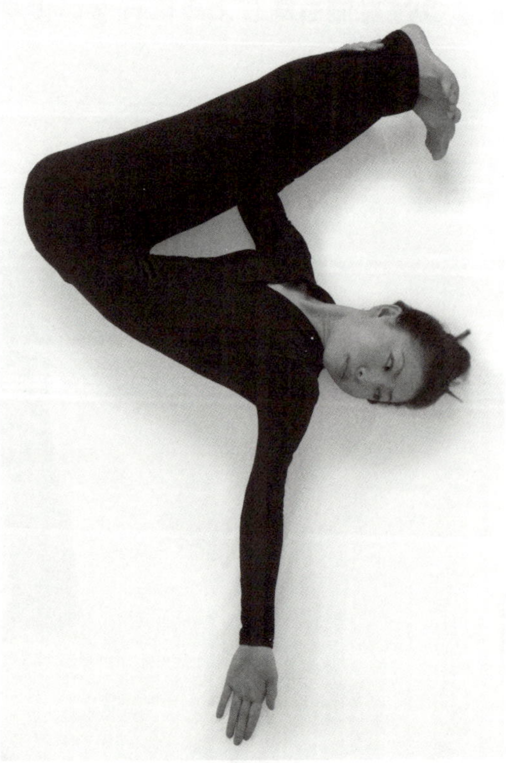

指先が左踵へかかるくらいにします。脛の下に腕がくるようにすると、脚が不格好に上がらないですみます。
そして、つかんだ脚を体の方へ引きつけます。
視線はふりかえって左手の先へ向けて。
さらに左の肩を床に押しつけながら、上になっている左踵を押し出すようにします。腹部がぐんぐんねじれていくのを実感してください。
④すこし保持します。
⑤息を入れながら両脚を垂直まで起こします。脚がばらばらにならないように、膝が折れないように注意しながら、腹筋をつかって行ないます。
⑥息を出しつつ、両脚をゆっくり床に下ろしてください。顎と臍を引きつけ、踵を遠くへ下ろすようにします。
⑦反対側も同じようにします。

＊効果

①不要な脂肪をとり除くのに効果的です。
②腹部内臓の働きが整ってきます。肝臓、膵臓、脾臓によい刺激を与え、同時に胃、腸の働きを高めます。腸の蠕動を促し、便秘解消に有効です。
③腰部のうっ血を散らし、血液の循環を促します。
④側筋と脚の筋肉を刺激し強化します。
⑤骨盤の歪み矯正に効果的です。

＊留意点および要点

保持の間、背骨の下の方、仙骨のあたりがよく伸びていると実感できるように行ないます。
倒した脚を垂直までもどすとき、両脚が離れないように気をつけます。

脚を曲げ腰部をねじる体位

＊行ない方

①上向きで寝て、両手を肩から真横に伸ばし手のひらを下へ向けて伏せます。膝を折り、アキレス腱を伸ばし、腿を腹部に引きつけます。

②息を出しながら脚を右へ倒します。同時に左手を振り返ってください。
膝をきつく閉じます。
③すこし保持します。
④入れる息で脚をもどし、こんどは、出す息で左へ倒します。

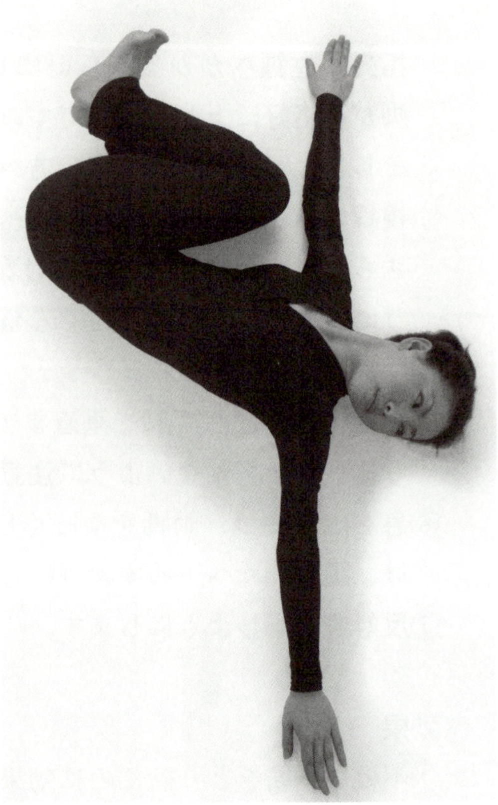

＊効果

脚を折り曲げ腰部をねじることで、内臓の位置異常を正します。

＊留意点および要点

膝を閉じること、腿を引きつけること、アキレス腱を緩めないことは、この体位実習上の、重要な留意点3点セットです。

十字の体位　ジャタラ・パリブルタナ・アーサナ

あたかも漢数字の十の字のように見えるところから、一般に「十字の体位」と呼ばれています。前々項の「卍の体位」より容易にひねりを入れることができます。

＊行ない方

①両脚をそろえて上向きで寝ます。
両手は肩から真横に伸ばし、手のひらを上にむけます。
②息を入れながら、右脚を床と垂直まで上げます。膝裏を伸ばし、踵を押し出しながら上げてください。
③出す息で、上げた右脚を左へ倒します。
床まで下ろしたら、左手で右爪先を持ちます。
視線を右手の先へ向け、右肩を床に押しつけるようにしながら、さらに右足の踵を押し出し、膝裏を伸ばします。

④すこし保持します。

⑤息を入れながら、倒した右脚を垂直まで起こします。

⑥その息を出しながら、右脚を床まで下ろしてください。

上げるときも下ろすときも、動かしている脚は、膝が曲がらないように注意します。

⑦体が曲がっていたら真っすぐに直し、反対側も同じように行ないます。

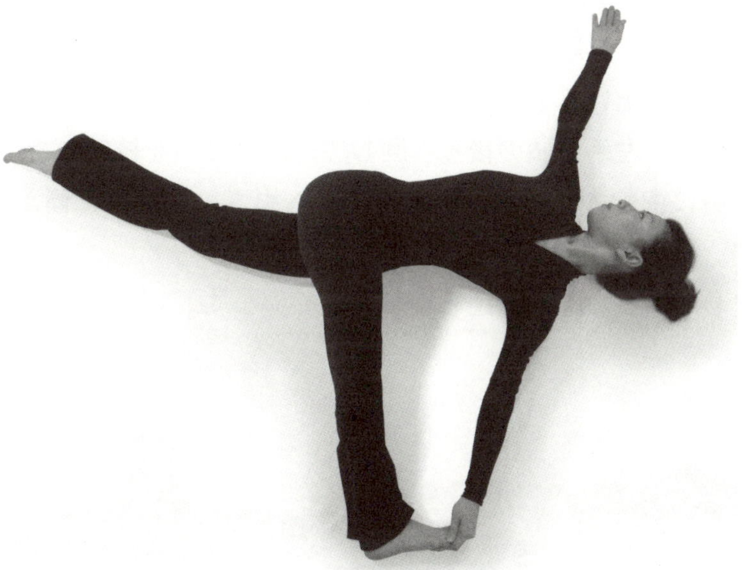

＊効果

①不要な脂肪をとりのぞくのに効果的です。

②腹部内臓の働きが整ってきます。

肝臓、膵臓、脾臓によい刺激を与え、機能を高めるとともに、胃、腸の働きも高まります。

③腰部のうっ血を散らし、血液の循環を促します。

④骨盤の歪みを正すうえで効果的です。

⑤脚部の強化、伸展に有効です。

＊留意点および要点

うまくできない人は、背骨の柔軟性が不足しているせいです。ねじりの体位や前屈系の体位を実習するにつれ、しだいに解決されていきます。

脚を左右に倒しにくい人は、脚を引きつける力が弱いことと、股関節の硬化が大きな理由になります。意識的に、関連する他の動作を行なっていきましょう。

寝た四つ角の体位　A

＊行ない方

①脚をそろえて上向きで寝ます。

②左膝を折って、脛《すね》を肋骨《ろっこつ》の上に乗せるように引き上げてきます。

胸まで引き上げてきた左脚の足首を、右肘のなかに入れてください。

それから、左手を頭の後ろへ回して、両手の指を結びます。

脛を胸に密着させて右肩右腕を後ろへ引き、頭が前に傾かないようにします。

伸ばしている右脚は、踵を押しだしています。

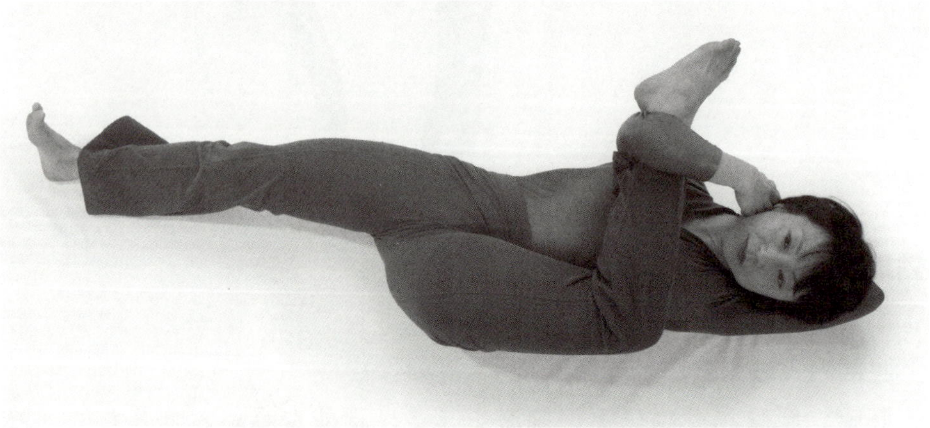

③すこし保持します。

④体位を解いたら、反対側も行ないます。

＊効果

股関節、脚部の柔軟性を呼び起こし、確認することができます。

＊留意点および要点

できるかぎり、足首を肘のなかに入れるようにします。脛の方へ肘がかかると、背中が浮いて体が転がってしまいます。

寝た四つ角の体位　B

＊行ない方

①脚をそろえて、上向きで寝ます。

②左脚を持ち上げて、左腕の外側に左膝をもってきます。

　左脛を、左の肘の中に入れてください。

　右手を頭の後ろへ回して、両手指を結びます。

　右脚は踵を押しだし、背中を左右均等に床に下ろすようにします。

③すこし保持します。

④体位を解いたら、反対側も行ないます。

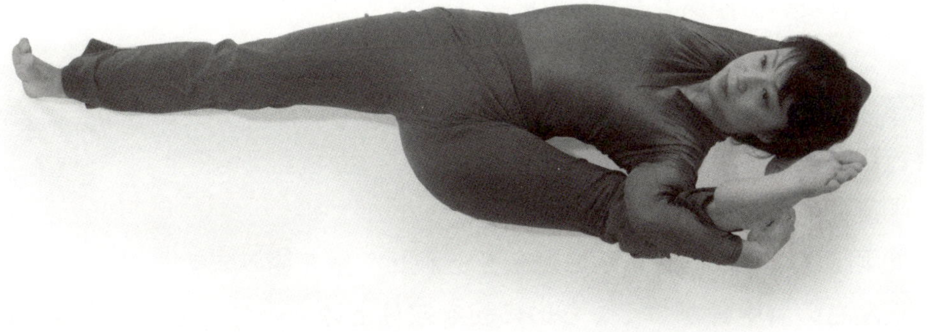

＊効果

①前項の「寝た四つ角の体位Ａ」と同じ効果を得られます。

②前項にくらべて、股関節がより大きく動きます。

坐位で頭を落とし脊椎をまるくする体位

ヨーガの体位法の中には頭を下げる形が多く、それは体への影響だけではなく、生命の尊重や謙譲の念をあらわすことにおいて大きな意味があります。

この姿勢では、ヨーガの象徴的体位（ヨーガムドラー）が代表格です。ムドラーは印の意味です。

蓮華坐で行なうヨーガムドラー

坐位で上体を前傾させ、頭を低く落とします。脚をしっかり組み、腕を背中で結ぶことからこの名がついたようです。体全体できつく印を結び、祈るが如き体位です。

数種の行ない方があります。

蓮華坐で行なうヨーガムドラー　A　　　ヨーガ・ムッドゥラー・アーサナ

＊行ない方

①蓮華坐を組みます。

②両腕を後ろに回し、手のひらをあわせて指を組みます。

左右の肩甲骨《けんこうこつ》がつくくらいに腕を絞り上げ、両肘《ひじ》を近づけ手首を締めてください。

③まず反ります。

息を入れながら背中を反らせ、次の出す息で手を上げていきます。胸をできるだけ前に突き出し、頭を後ろに倒すようにして、全体のバランスをとりながら行ないます。

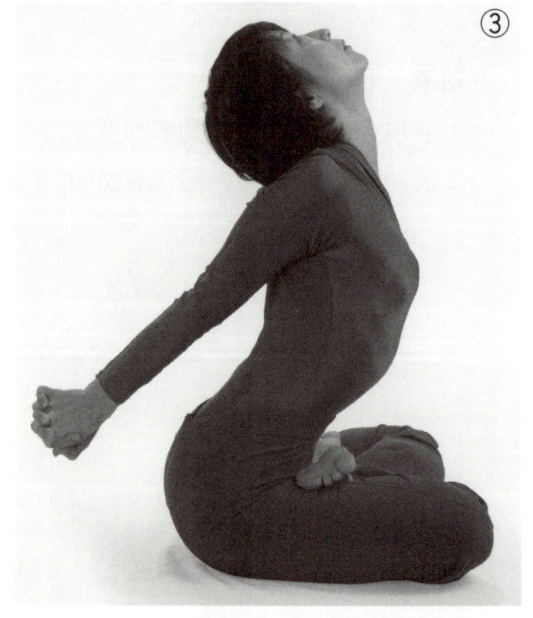

③

④入れる息で、背中の反りをもどし、出す息で緊張を解きます。

⑤こんどは前屈をします。

息を入れながらあらためて背骨

⑤

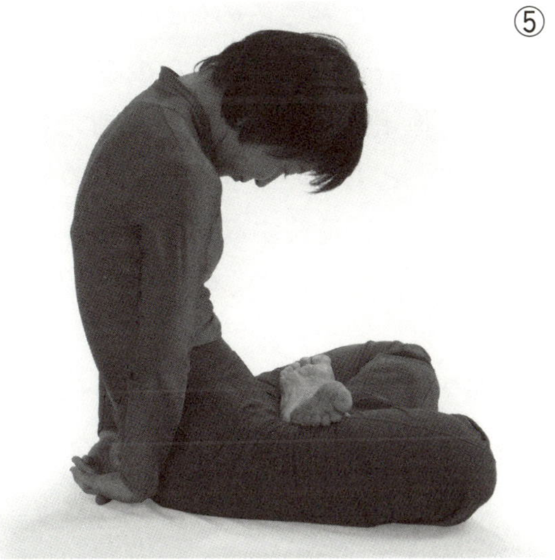

を起こし、出す息で体を円くしていきます。骨盤を後ろに落とすように、つまり腰背部を円く曲げて、下腹部を内側へ引き込むようにします。保持するうちに、骨盤はさらに後ろに落ち、腹部が腰骨に押しつけられる感じがより強くなります。腹部につよい圧縮がはいります。

このとき、両腕はリラックスさせておきます。

⑥入れる息で静かに上体を起こし、息を出し手をほどいて休みます。

＊効果

①肩、胸、背中、腰の周辺すべてを弛緩させるとともに発達させるので、体の不均衡を是正します。

②椎骨と神経組織に刺激をあたえながら、脊椎全体を弛緩させよみがえらせます。

③腹腔内の内臓全般に、つよいマッサージ効果をもたらします。

④脊椎を前後にきつく曲げることで関係する筋肉をつよめ、内臓の位置をゆっくりと矯正します。

⑤静脈中の血行をよくします。ことに骨盤周辺に停滞する血液の流れを促します。

⑥鼓張防止の効果もあります。蠕動《ぜんどう》運動を活発にし、結腸にたまっている老廃物をとり除き、便秘治療に効果的です。

＊留意点および要点

③の段階では、手首が外側へひらかないように内へ締めて、手と指をいっしょに引き上げます。同時に、意識的に顎《あご》を上げ頭を後ろへ反らせます。

⑤においては、上体を低くするようにして背中を丸め、頭を下げ巻きこんで小さくなります。体を前に倒してしまうと、骨盤や下背部が起きてし

まい肝心なところの伸びがはいりません。胸部、腹部の圧迫感をとらえ、後ろ側の脊椎の下部から後ろ頚にかけてよく伸びているのを実感します。

２種類の動作はたがいに補完し合うかたちで、すぐれた効果をもたらします。どちらの動きも、重心の位置が正しければ、期待する刺激を得ることができ、連続する動作の快適さに浸ることができます。

蓮華坐を組みにくい人は、金剛坐で行ないます。

蓮華坐で行なうヨーガムドラー　B

顔を床に伏せて、より深い心的な安静を得ます。

＊行ない方

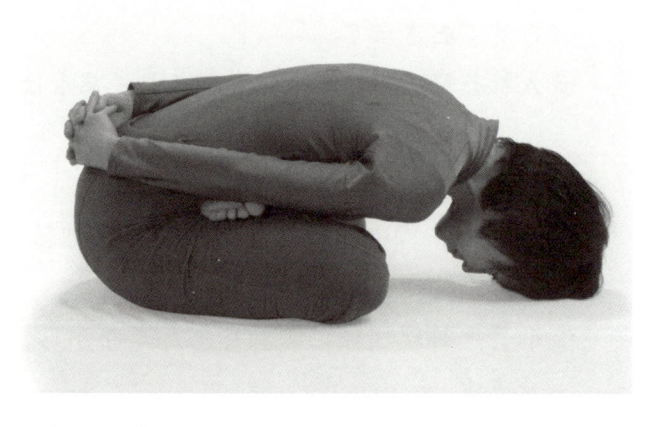

①蓮華坐ですわり、後ろで両手指を組みます。全身をリラックスさせて深く数呼吸。

②息を入れながら下背部から反ります。肘《ひじ》を締め、喉《のど》を伸ばして顎を上げ、頚《くび》の後ろ側につよい圧迫を感じながら頭を後ろへ落とします。重心が正しい位置に安定するように、美しく反ります。

③出す息で反りをもどします。

④息を入れなおしてから、次の出す息で前屈をします。背骨をゆるやかに倒してください。床に額《ひたい》を落とすようにして、全身の緊張を解き、すこしの間静止します。長い息を出し静止するうちに、背骨はいっそう伸ばされ、額はさらに遠くへ進みます。
ここで、額を左右の膝に落とすやり方もあります。仙骨部分への関わりは一段とつよくなります。それぞれすこしずつ保持をいれて、行なってみましょう。

⑤入れる息で静かに上体を起こします。
腕をほどきリラックスしてください。

＊効果

①脊椎全体をしなやかに伸ばし、椎間孔から出る神経によい刺激をもたらし、中枢神経のバランスをとります。

②腹部の臓器をマッサージして、便秘、消化不良など、それらの機能の異常を除きます。

＊留意点および要点

習熟した人は、両腕を後ろへ回して後ろ合掌をして行なうと、体の緊縛、印の意味を、より深く体得できます。

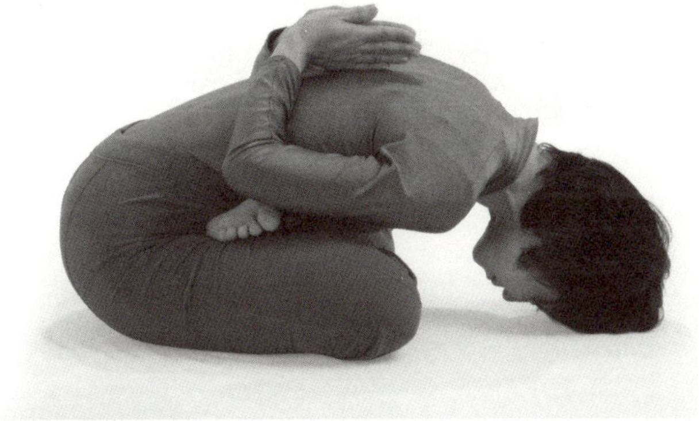

金剛坐で行なうヨーガムドラー

金剛坐で前屈をして、頭頂を床に押しつける体位です。

＊行ない方

①金剛坐ですわり、両腕を後ろに回して指を組みます。

②息を入れながら、軽く背骨を起こします。

③出す息で、下腹部から下ろすようにしながら上体を前に倒します。息を出しきったとき、額が床に下ります。

④そのままで息を入れたら、次の出す息で臀部を上げ頭頂を床につけます。

⑤もういちどそのままで息を入れて、次の出す息で組んでいる腕を上げていきます。できれば、親指で背中をこすり下ろすようにして手のひらをひっくりかえしてください。

重心を背中の方へ移動させながら、後ろ頸《くび》を伸ばし、喉を圧迫していきます。

膝裏の角度が大きくなればなるほど、腰部の弛緩を感じとることができます。
⑥すこし保持します。
⑦もどすときは、まず息を入れながら臀部を踵に下ろし、同時に腕も下ろします。
上体がもどったら大きく息を出して、肩、頚の緊張をとります。肘、肩と、関節の力を抜くと、頚、背中、腰と緊張が抜けます。
次の入れる息で上体を起こします。肩、頚の力を抜いたまま、背骨の下の方から、椎骨をひとつずつ積み重ねるようにして起きます。最後に頭が起きることになります。
深い呼吸をくりかえしながら、体の中で起こっている変化を観察します。

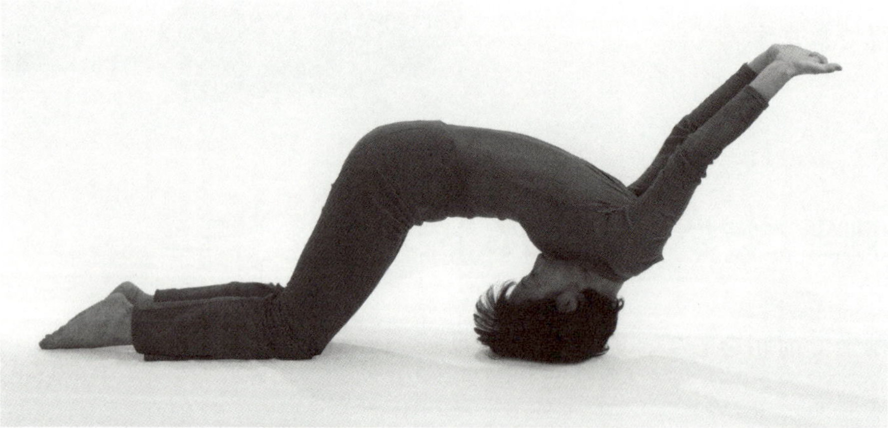

＊効果

①肩の可動性が増し、肩や頚の凝りに効果的です。
②脊椎の柔軟性をとりもどします。
③鼻腔周辺、咽喉、眼にもよい刺激がはいります。
④心身の弛緩が得られます。

＊留意点および要点

いずれの形も、ムドラーと名がついていますが、体位法のひとつです。しかしその名のとおり、体に緊縛を加えながら、心身のリラックス感を得ようとする特異な体位です。

うさぎの体位

前項の「ヨーガムドラー」よりいっそう頚椎《けいつい》につよい刺激を入れながら、脊椎をまるくします。

＊行ない方

①金剛坐ですわり、両手で踵《かかと》をつかみます。
膝は閉じています。

②まず息を出しながら、骨盤を後方へ倒します。臍《へそ》を引くようにして腹部を覗いてください。

③次の入れる息で軽く背骨を起こします。
ここまでは、助走のつもりでテンポよく動きます。

④いよいよ出す息で上体を前に倒します。
骨盤を後ろへ倒しながら、同時に頭頂を床に下ろしていきます。窮屈に上体をまるめて、膝を前へすすめるようにしながら膝がしらに額をつけるつもりで行ないます。

⑤出す息を主にして、浅いが静かな呼吸をしながら保持します。
保持の間に、重心を背中の方へ移動させながら、もっと後ろ頚を伸ばし喉を圧迫していきます。両手で踵をつかんでいることで、背中側へ転倒することはありません。

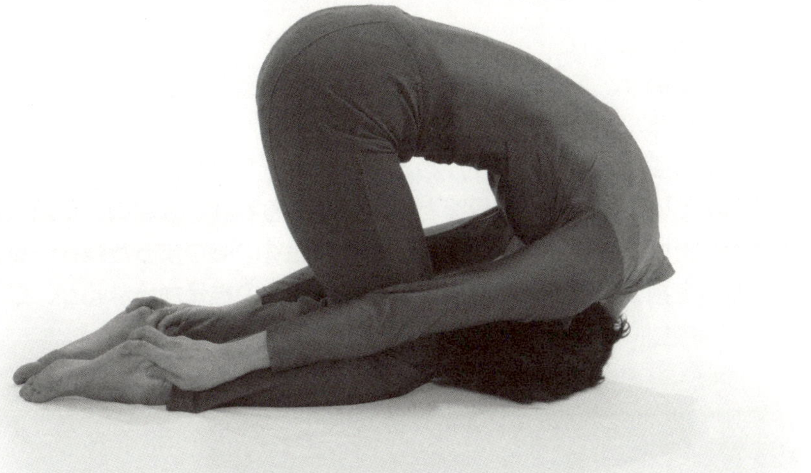

脊椎を十分まるめることができたら、両手は踵から放し、手のひらを上に向け脛《すね》の横に置いて脱力します。額と膝をつけ、極端に脊椎全体を円くしています。

⑥姿勢を解くときは、まず入れる息で臀《でん》部を踵に下ろします。

次の出す息で頚すじをのばして額を床に置き、脊椎全体をリラックスさせます。

両手でつくった拳を二個重ねて額の下に置き、そのままずこしの間静止します。そのあと、額を数回拳にうちつけてから、静かに上体を起こします。

＊効果

①脊椎全体、頚椎、喉、鼻腔周辺、眼にもよい刺激が入ります。

②脊椎下部の静脈血のうっ血、停滞を解消します。

＊留意点および要点

頚椎に負担がかかるので、頚の運動を十分行なってから体位にはいり、体位を解くときは、⑥で述べた順序を追って解いてください。

ひとくちメモ⑥

「骨盤」について

股関節は、多方面に動く多軸関節であるところから、球関節とも呼ばれる。

その股関節の運動にかかわる筋群は、その大多数が骨盤に起点をおいている。しかし、骨盤という骨があるわけではない。骨盤（寛骨）とは、腸骨、坐骨、恥骨、および仙骨のあつまった輪状の骨集合体を指して言う。ちなみに、仙骨は５つの椎骨からなるが、成人では楔型に結合していて、その先端に尾骨がある。

立って行なう体位

立って行なう体位は、脚の幅や爪先の向きが、背骨への刺激や筋肉靭帯の伸びおよび鍛錬に大きな意味をもってきます。

各体位における細かいアドバイスは、そのためです。

また、頭を下げたり上体を深く倒したりすることで、血圧が、微妙にまたは激しく変化して、血管への関わりは強大なものです。人は動脈から老いていきます。わずかな時間と侮らないで、きちんと動きましょう。

山の体位　ターダ・アーサナ

山のように、しっかりと立つ体位です。

＊行ない方

①20㎝ほど足をひらいて立ちます。自分の足の一足分くらいが目安です。足は平行に置きます。

②頭の上で両手の指を組み、手のひらを上にします。

③入れる息で両腕を上に向かって伸ばしながら、爪先立ちをします。
視線は斜め上方へ向け、息を吸いきったら息を止めます。

④息を止めたまま、すこし保持です。

⑤息を出しながら、踵《かかと》と両腕を下ろします。

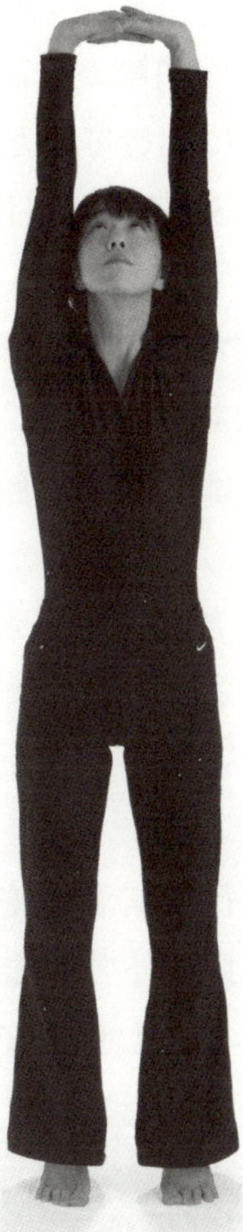

＊効果

①腹直筋を発達させます。

②大小腸を引き伸ばします。

③椎間孔付近の充血を散らし、椎骨のずれを矯正します。

④慢性の便秘に有効です。

＊留意点および要点

直立するときは、片方だけに体重をかけないようにします。両足は、踵と親指を結ぶ二本の線が平行になるようにすると、臀部が締まり、腹部が引っ込み、胸を張ることができます。

合掌樹木の体位　　ブルックシャ・アーサナ

形が、まっすぐ立っている立ち木に似ているところからついた名前です。

＊行ない方

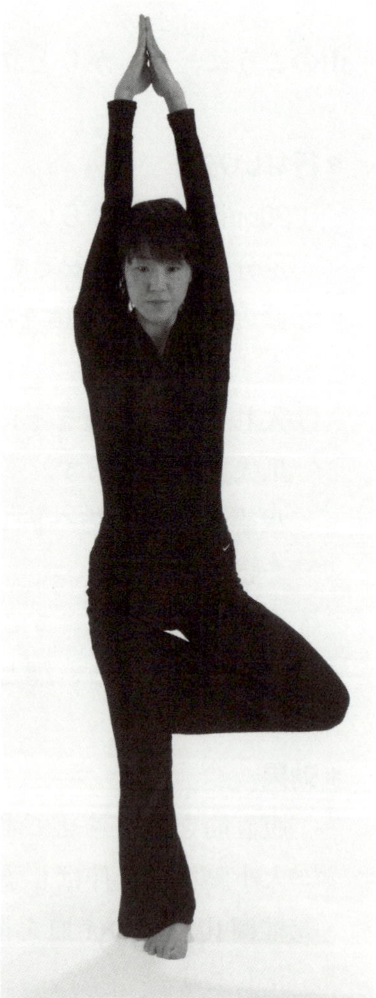

①爪先と踵をつけて立ちます。
②左脚を折り曲げて、左足裏を右腿の内側にぴったりつけます。踵は右脚の付け根につき、左足の爪先は下に向きます。
股関節から開くようにして、左膝は真横に向けてください。
ふらつく人は右足の親指に力を入れます。
③両手は合掌します。
④すこし保持です。
⑤あらためて、息を吸いつつ両手を上へ伸ばします。腕で両耳をはさんで肘を伸ばしきってください。
右膝をしっかり伸ばし、胸郭をひきあげるようにします。
顎《あご》は、しっかりとひいておきます。
⑥ここでもすこし保持をします。
⑦両手の合掌をほどいてから、折っていた脚を下ろします。
⑧すこし休んでから、反対側の脚も同じように行ないます。

＊効果

①平衡感覚をよみがえらせます。

②脚の血液循環をよくし、脚の筋肉を強化します。

③うまく行なえた時は、脚から手の先までエネルギーが強く流れる感覚をつかむことができます。

合掌樹木の体位　変型

脚と手の形を変えて立ちます。

＊行ない方

①脚をそろえて立ちます。

②左脚を折って、蓮華坐を組む時のように、右腿の付け根に左足の甲をつけます。股関節から開くようにするのは、前項と同じです。

③両手指は、親指と人指し指で輪をつくって印を結んでください。左手は手のひらを上向きにして腹部に、右手はまっすぐ頭の上に伸ばします。両手で大きな円を体の前でかかえているような感じです。

④顎をひいて背すじを起こし、すこし保持します。

⑤手脚を替えて同じように行ないます。

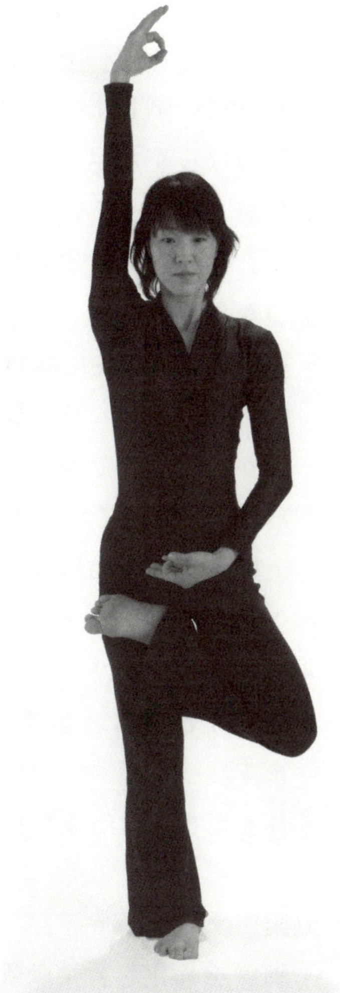

＊効果

前項の体位と同じ効果が得られます。

三角の体位　ウッティタ・トゥリコーナ・アーサナ

脚と腕と上体をつかって三角形をつくることからついた名前です。

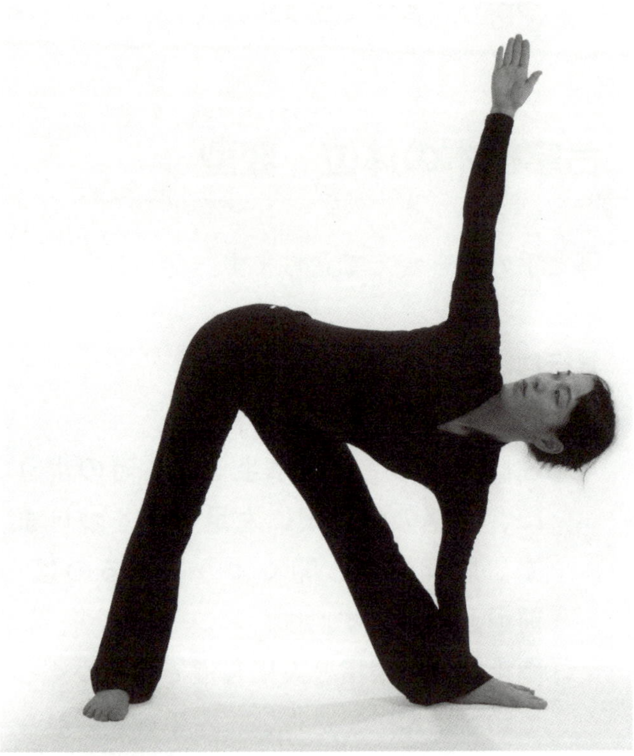

＊行ない方

①両脚を80㎝ほど開いて立ちます。右足の爪先は正面へ、左足の爪先は左真横へ向けます。

②息を入れながら、両腕を肩から水平まで上げます。手のひらは下へ向けています。

③次の出す息で、上体を左真横へ倒します。左手のひらを左足の小指わきに置いてください。きつい人は足首をつかみます。

視線を右手の先に向け、両腕を肩から上下一直線に伸ばします。

両脚もしっかり膝を伸ばし、頭が落ちないように気をつけながら、尾底骨から頭頂までが一直線になって、床と平行になるようにします。むしろ、下になっている左の側筋を伸ばす感触です。

上に伸ばした右腕は、手のひらを正面へ向けるようにします。胸も正面へ向きます。

④右手先を見上げながら、自然呼吸ですこし保持します。

⑤もどすときは、まず入れる息で上体を起こし、出す息で両腕を下ろします。

⑥休んだら、反対側も行ないます。

＊効果

①脚腰を強化し、柔軟性を増します。太腿と足首を引き締め、脚を均等に

発達させます。

②背骨下部の血流を促進し関連する部分の機能をたかめるので、腸の蠕動をうながし、便秘に効果的です。

③胸郭をひろげることにも有効です。

④上体が左右へ倒れるたびに、脊椎を支えているすべての筋肉が働き、両側筋と背骨に生気を呼びます。同時に骨盤の偏りを整え、脇腹の贅肉をとります。

⑤体内の毒素を分解し、排出するといわれます。

＊留意点および要点

保持の間、腕と肩をつかいながら胸を開くようにしてみてください。膝を伸ばして脚を踏ん張ると、背骨の緊張感がはっきり意識にのぼってきて、充実感が得られます。保持の間は、下になっている側筋を伸ばす気分で行ないます。

腕を頭の先へ伸ばした三角の体位

「三角の体位」から変化します。

＊行ない方

①「三角の体位」を完成させます。

②上に伸ばしている右腕の手のひらの向きを、頭の方へ向け変えます。

③息を出しながら、右腕を右耳の横へ倒していきます。

腕は肩の付け根からしっかり伸ばします。右腰から右手指先まで一直線にして、その線は、ほぼ床と平行になります。胸が下へ向かないように、胸を正面に向かって開きます。視線は正面へ向けています。

④静かな呼吸で、すこし保持します。

⑤体位を解いたら、反対側も同様に行ないます。

＊効果

「三角の体位」と同じ効果に、肩腕の緊張と刺激が加わります。

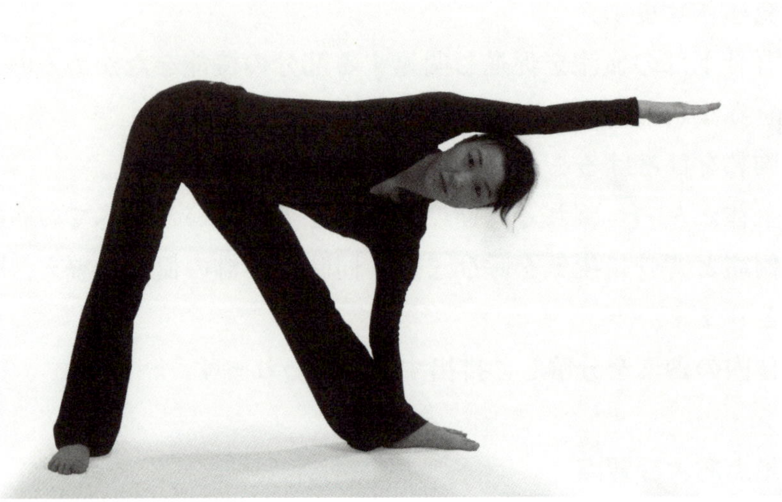

回転した三角の体位　パリブルッタ・トゥリコーナ・アーサナ

腰から上体をひねって、体全体で三角をいくつも作ります。

＊行ない方

①脚を80cmほど開いて立ち、右足の爪先は正面へ、左足の爪先は左真横へ向けます。

②まず息を入れながら両手を水平まで上げます。

③出す息で、上体をねじりつつ左脚の方へ倒していきます。右手のひらを左足の親指の横に並べるようにして置いてください。

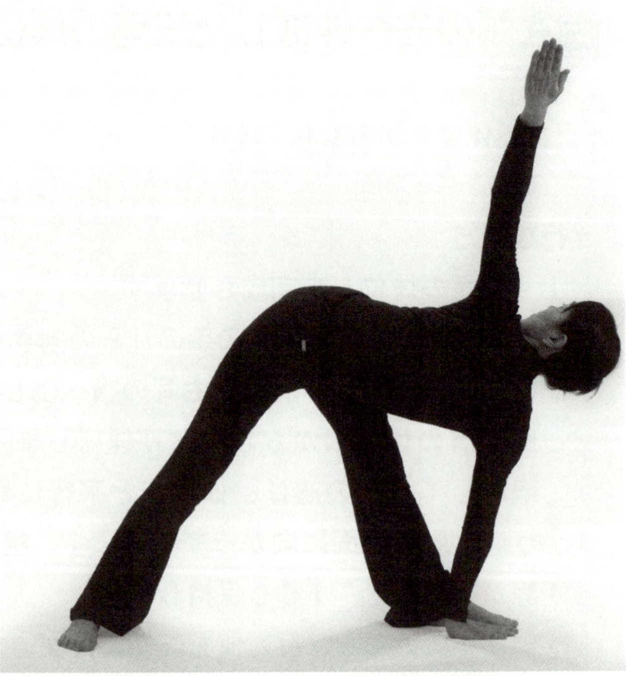

両手が上下一直線になるように十分伸ばし、左手の先を見上げます。上げている左手のひらと胸は、裏正面に向けています。

両膝裏をゆるめないように、両方の足の裏が床から離れないように注意しながら、腰からのひねりを意識しつつ普通呼吸で少し保持します。

④息を入れながら上体を起こし、両腕が水平までもどったら、出す息で両腕を体の横におろします。

⑤すこし休んでから反対側も同じように行ないます。

＊効果

①背骨下部の血液循環をよくし、そのあたりに位置する内臓の機能を高めます。

腸の蠕動《ぜんどう》を促し便秘を治します。

②全身を引き締め、脚腰を強化し、硬さをとり除きます。

③脊柱脊髄をマッサージして、全神経系をおだやかにします。

④「三角の体位」で得られる効果に、前屈とねじりの体位からくる効果が相乗的にはいります。

＊留意点および要点

完成体位では、できるだけ腰をひきつけて、背骨を伸ばすようにしながら、腰からのひねりを入れます。そのためには、上体を倒していくときに腰から倒すように努めます。ひねりが深まるにつれ、右肩は前へ押し出され、左肩は後ろへ引かれて、イメージのなかでは胸が上に向いて開いていく感触です。最終的には意識を背骨におきますが、ねじりがはいった分、意識は背骨の下の方へ下がります。熟練したら、手のひらを足の小指横に置くと、いっそう強くひねることができます。

体側を強く伸ばす体位　パールシュヴォッターナ・アーサナ

実際には「前に出した脚に上体を載せるようにして前屈をする体位」と言った方が妥当だと言えます。

＊行ない方

①立ち上がり、両足を60㎝ほど開きます。右踵は軽く押し出し、左爪先を

左真横へ向けます。

同時に上体を左真横へ向け、右手で左手首をつかみます。手のひらを合わせ両手指を組んでもいいでしょう。左爪先と視線の方向が一致しています。

両膝の裏をしっかりと伸ばしてください。

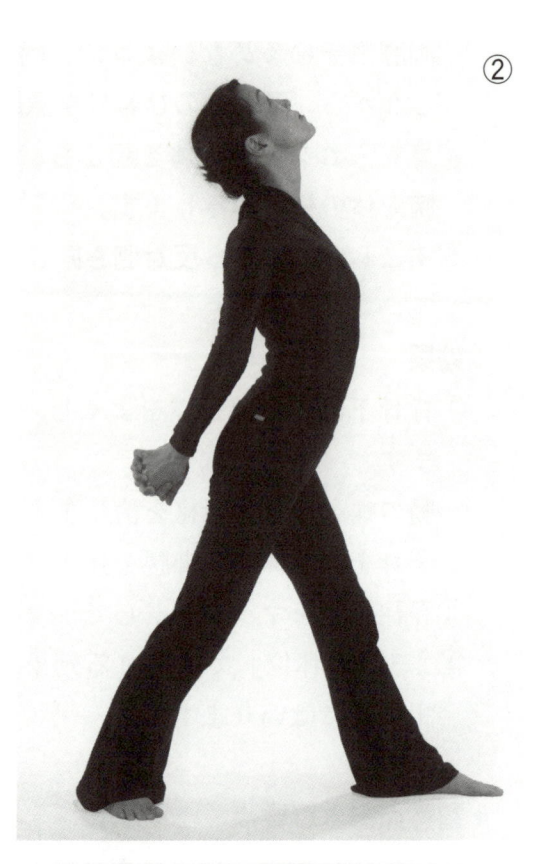

②

②息を入れながら力強く背骨を起こし、肘《ひじ》を締め、喉《のど》を伸ばして天井を見ます。

③息を出しながら上体を前に倒していきます。

背中も肘もゆるめて柔らかく倒します。腰から倒して、左腿に腹部を載せきるようにしてください。

そこで軽く息を入れて、出す息で両手を上げていきます。ここで、もっと胸が脚に近づいていくでしょう。

膝をゆるめないようにしながら、余裕があったら、さらに顎を脛の上に立てるようにして背中を伸ばします。

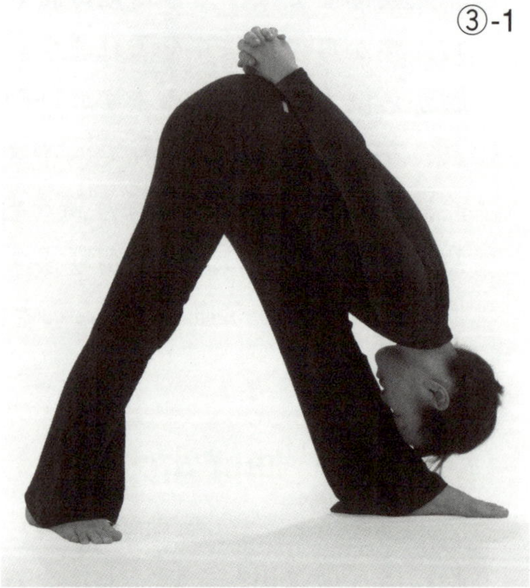

③-1

④浅い呼吸ですこし保持します。

⑤解くときは、息を入れながら上体を起こし、入れきったときには、もう一度背骨をしっかり起こし、肘を締め、喉も伸ばします。両脚を踏ん張っていてください。

出す息で全部ゆるめます。手をほどいて休みます。

⑥持つ手首を替えて、反対側も同じように行なってください。

＊効果

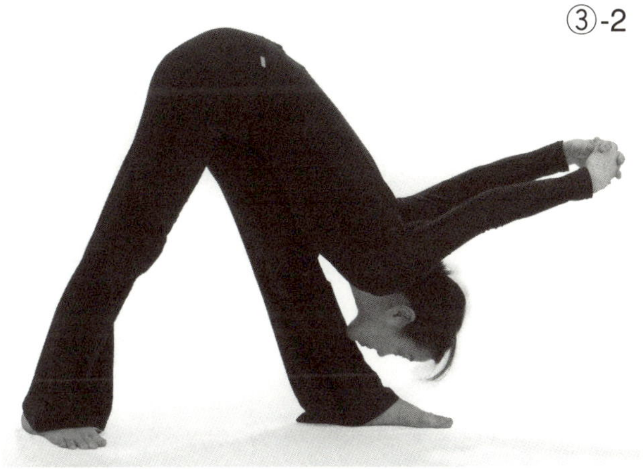
③-2

①すべての腹部器官を刺激し、機能を高めます。
②膝関節、股関節が十分伸ばされ、強い刺激を受けて強化されます。
③脚、腰、背中の歪みやしこりを軽くし、猫背の矯正などに効果があります。
④肩関節の可動性を増します。

＊留意点および要点

保持の間は、内腿《もも》を引き上げ、膝がしらも締めながら引き上げています。
熟練してくると肩を十分後ろへ引くことが可能になり、深い呼吸をすることが容易になります。

合掌して行なう体側を強く伸ばす体位

重心の安定を得やすく、前項の本体位よりやりやすくなります。

＊行ない方

①両足を60㎝ほど開いて立ちます。
右足の踵《かかと》を軽く押し出し、左爪先を左真横へ向けて、上体を左真横へ向けます。
両手は合掌し、親指を交差させて手のひらを安定させてください。
②息を入れながら合掌した手を頭の上に伸ばします。
③出す息で上体を前に倒していきます。
膝を緩めないで、腿に腹部を載せきるようにします。
腕も脱力して、上体が腕ともども左脚にかぶさるような恰好です。

④膝をゆるめないで、すこし保持します。
⑤入れる息で上体を起こします。両手小指で脛《すね》をこするようにして起きると、重心が安定します。
⑥両手をほどいたら、足の向きを替えて、反対側も行ないます。

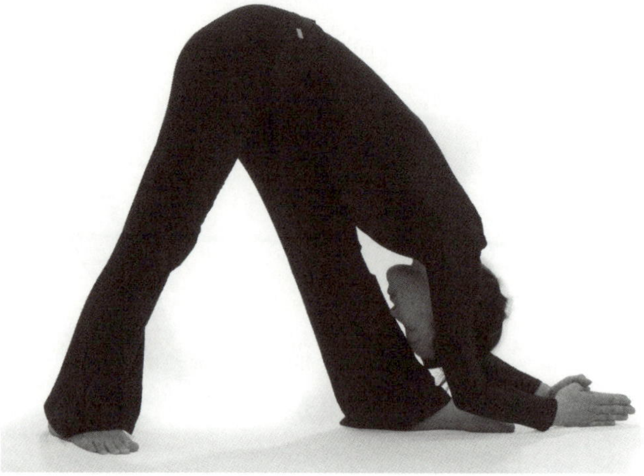

＊効果

前項の体位とほぼ同等の刺激がはいります。

＊留意点および要点

②の段階で合掌した両手を上げるときは、肋骨《ろっこつ》を引き上げるイメージで力をいれて引き上げます。呼吸力がつきます。

後ろ合掌で行なう体側を強く伸ばす体位

両手後ろ合掌で行ないます。もっとも締めつけがきつくなり、重心の安定も得にくくなります。

＊行ない方

①60㎝ほどの脚幅で立ちます。右足の踵を軽く押しだし、左爪先を真左へ向けて、上体も真左へ向けます。

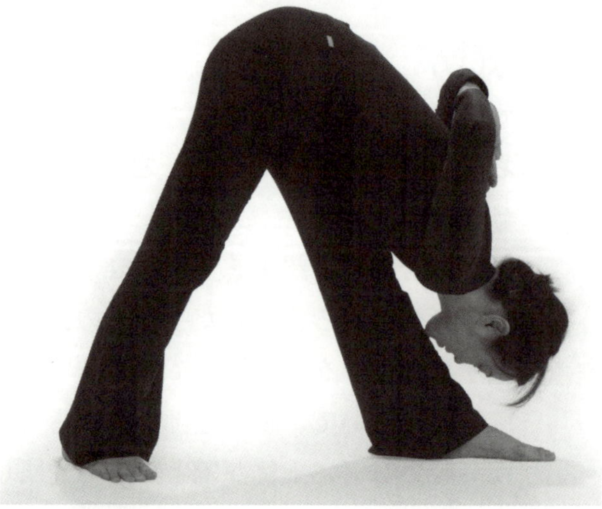

両手は後ろ合掌をします。

②息を入れながら、背骨を起こし、喉も伸ばして、軽く天井を見るようにします。膝も伸ばしています。

③出す息で上体を前に倒します。左腿に腹部を載せる感じは、これまでと同じです。

④軽く保持のあと、体勢をもどします。

⑤反対側も行なってください。

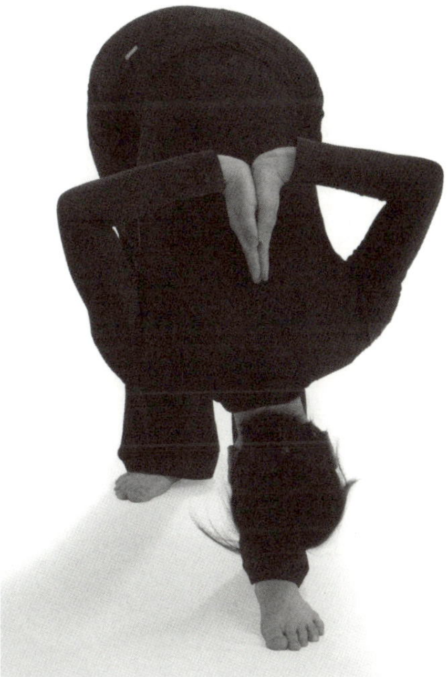

＊効果

①背中で合掌し胸を上げることによって、手、腕、胸筋の萎縮がとれます。

②バランス感覚を養います。

横角度に伸ばす体位　ウッティタ・パールシュワ・コーナ・アサーナ

片方の膝を直角に折り曲げた状態で体側を伸ばす体位です。三角定規のような形をつくります。

＊行ない方

①両脚を100㎝から120㎝くらい開いて立ちます。片膝を直角に折ることができる幅を選びます。

右爪先をすこし内側へ向けて、軽く踵を押し出します。左爪先は左真横に向けてください。

両手は体側、上体は正面を向いています。

②息を入れながら両手を水平まで上げ、出す息で左膝を直角まで折ります。左腿は床と平行に、膝より下は床と垂直になります。

③左手のひらを、左足外側の床につけてください。

同時に、右腕は肩から頭の上へ伸ばします。体側と右脚、右腕が一直線になります。

脚の裏側の筋肉を伸ばし、背骨に意識をおきながら、胸郭を正面に向けてひろげます。

すこし保持してください。

④息を入れながら、上体を起こして両腕を水平までもどし、同時に折り曲げた膝も伸ばします。

出す息で両腕を体側にもどしてください。

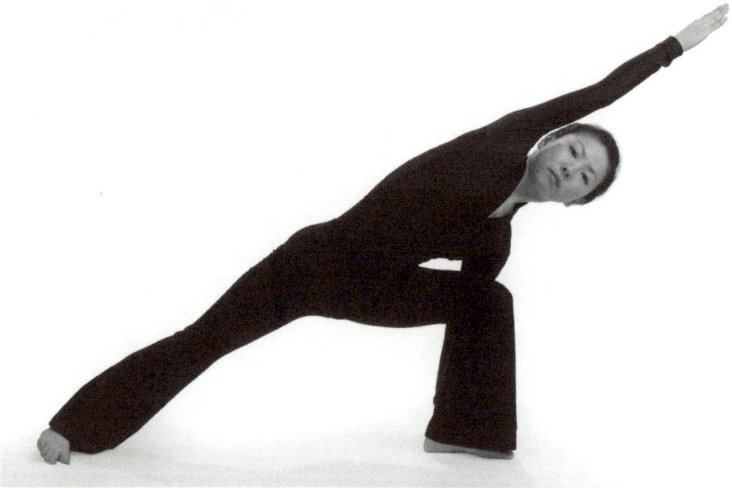

＊効果

①脚の筋肉、関節を強くし、足首、膝、腿の歪みにも効果的です。
②坐骨神経痛や関節炎の痛みをやわらげます。
③胸を発達させ、腰のまわりの脂肪を落とすことに有効です。
④消化器官の働きを促し、排泄を助けます。

＊留意点および要点

完成体位にはいったときは、最終的には伸びた背骨を意識した方がいいでしょう。左肩前面と左膝外側をつけるように努めると、胸が正面へ向いてきます。

尻を突きださないように、二枚の板に体の前後を挟まれているつもりで、それも、できるかぎり二枚の板の間隔をせばめるつもりで行ないます。これは、後に述べる「回転した横角度に伸ばす体位」も同様です。

回転した横角度に伸ばす体位

パリブルッタ・パールシュワ・コーナ・アーサナ

回転して横角度をつくり、ねじりを加えつつ体側を伸ばす体位です。

＊行ない方

①脚をたくさん開いて立ちます。片膝を直角に折ることができる幅です。
右足の踵を軽く押し出し、左足の爪先を左真横へ向けます。

②息を入れながら両腕を水平まで上げ、出す息で左膝を直角に曲げます。

③ついで、右肩が左膝をおおうようにしながら上体を左にねじります。
右のわきの下を左膝の外側につけ、右の手のひらを左足の小指側の床にぴったりつけてください。
難しい人は右手のひらを左足の親指の横に置きます。
右腕の肘が曲がらないように気をつけて。

④背骨を強くねじって、左腕を左耳にかぶせるようにして斜め上方に伸ばします。
出来る限り胸を起こすようにすると、両肩を結ぶ線が床とほぼ垂直になります。
胸は裏正面に向き合うような形になります。
右膝をよく伸ばし、左手の指先から右踵まで、これもほぼ直線です。

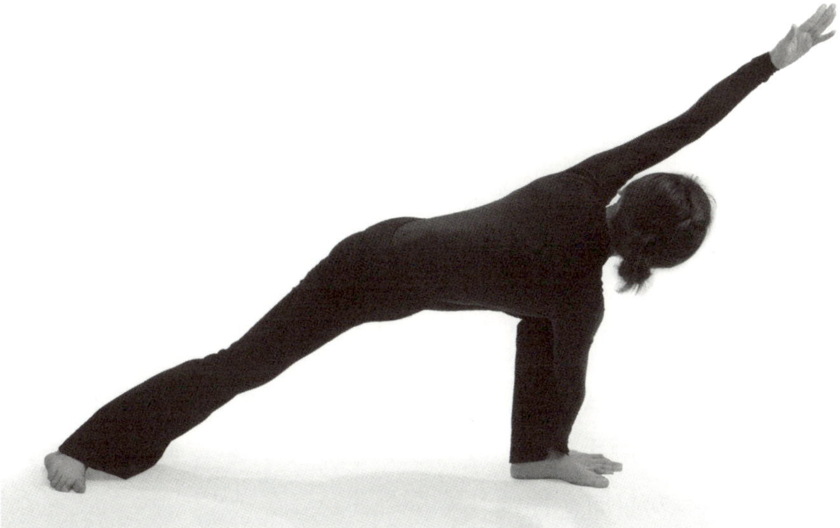

⑤整った呼吸ですこし保持します。
⑥息を入れながら、強くねじった上体だけ起こしてください。
左膝は折ったまま、両手は水平です。
ついで、出す息で左膝と両手をもとに戻します。
⑦数呼吸おいて休んでから、反対側も同じように行ないます。

＊効果

①脚の筋肉や関節を強くします。
②背骨によい刺激がはいり、若がえらせます。
③胃腸の機能を促進します。

＊留意点および要点

折り曲げた膝が直角を保つように気をつけます。

右手のひらは、初めのうちは左足の親指側に置いて無理をしないように。

熟練してきたら、右わきの下をしっかり左膝の外側につけるようにします。そうすることでいっそう「横角度に伸ばす体位」に付加された、ねじりの効果が強まります。

英雄の体位　ウィーラ・バッドゥラ・アーサナ

シヴァ神がもつれた自らの髪から創造したと伝えられる、戦いの神の名がついた体位です。全身にとても強い刺激がはいるので、長い保持は避けてください。

＊行ない方

①正面を向いて立ち、脚をたくさん開きます。身長にもよりますが、100cm～120cmは開いた方がいいでしょう。
右足の踵を押し出し、左足の爪先を左真横へ向けながら、体を左へ向けてしまいます。
両手は胸のまえで合掌し、親指を交差させて手のひらを安定させます。
②息を入れながら、両手をまっすぐ上に上げていきます。両耳をはさむようにして、しっかり肘を伸ばしてください。

③出す息で、左脚の膝を直角まで曲げます。
腿が床と水平に、脛は床に対して垂直です。曲げ方がゆるすぎてもきつすぎても、膝に負担がかかります。
④息を入れなおして、次の出す息で上に伸ばしている手を見上げます。
両腕は、さらに、ぐいぐい上に向かって伸ばしてください。肋骨を引き上げるようにします。
⑤動悸がしやすいので、保持は短くします。

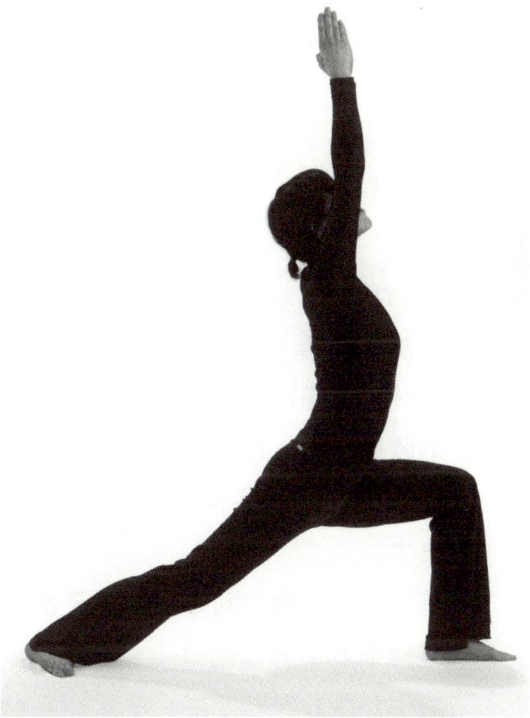

⑥息を入れながら、腕も脚ももどしてください。足幅をせばめて休み、呼吸が調ったら反対側も同じように行ないます。

＊効果
①胸が十分にひろがり、呼吸が深くなります。
②肩と頚、背中の凝りをとり、姿勢をただします。
③脚の筋力をつよめ、足首と膝の調子をととのえます。
④背中と腹部の筋肉の柔軟性や強さが増し、内臓の調子が整います。
⑤臀部の贅肉をとります。

＊留意点および要点
完成体位にはいったとき、重心は、どちらの脚にもかからないようにして真下に落とします。このとき、曲げた膝の角度と、後ろへ伸ばした脚の裏側の伸びが重要になります。
右踵をきつく押し出し、その踵と左爪先は一線上にくるのがベストです。上体は腰から起こし、背骨は上に向かって引き伸ばされ、肋骨もつよく引き上げられています。

この体位は特に刺激がつよいので、保持を短くします。動悸がつよまったり呼吸が速くなったりするので、心臓に懸念のある人は避けてください。

英雄の体位　変型A

＊行ない方

①両脚を大きく開き、右踵を軽く押し出し、左足先は左真横へ向けます。
上体は正面に向いています。
右膝裏はしっかり伸ばしてください。

②息を入れつつ両手を水平まで上げ、息を出しながら左膝を直角まで折ります。
腿は床と平行、向こう脛は床と垂直になります。

③視線を左手先に向けてください。この時両手が下がらないように、殊に右手が落ちがちです。注意してください。
右足の裏側の筋肉は十分伸ばし、尻を突き出さないように、両脚、背中、尻は一平面上にあるようにイメージします。

④静かな呼吸ですこし保持します。

⑤息を入れながら膝を伸ばして、次の出す息で腕を下ろします。

⑥脚をせばめて休んだら、反対側も同じように繰り返します。

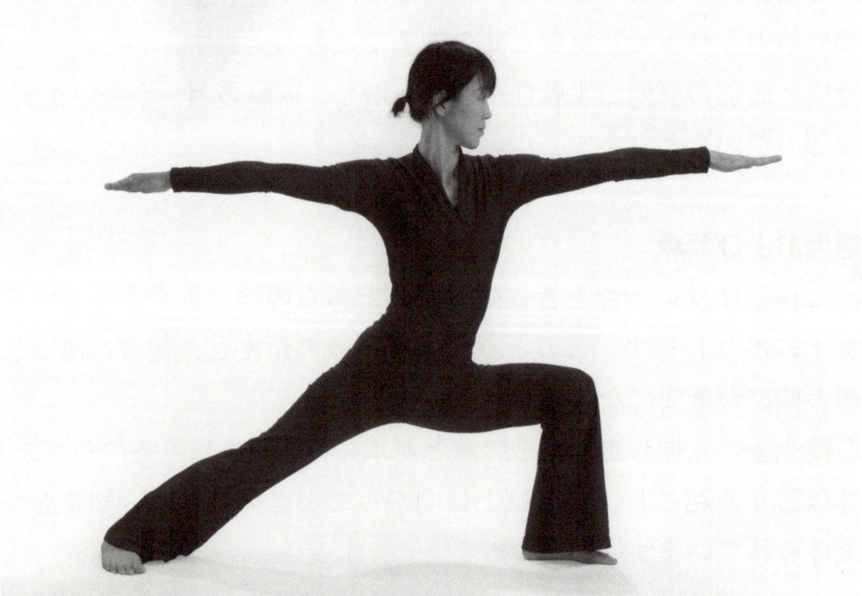

＊効果

①足の筋力を強く、柔らかくし、足首、ひざの関節、股関節などの調子を整えます。

②脚、背中の柔軟性を増し、内臓にも良い影響をもたらし、腹部器官の生理的な働きを整えます。

③反りとねじりの生理的効果が相乗的に働き、背骨の神経組織に好影響をもたらします。

英雄の体位　変型Ｂ、Ｃ

「英雄の体位」をさらに強化したものです。

＊行ない方

①まず「英雄の体位」を完成させます。

②息を出しながら上体を前屈し、胸を左腿につけます。このとき、左腿に体重をかけきらないようにします。
右踵を押し出し、両腕はまっすぐ前に伸ばしています。
「変型Ｂ」です。

③さらに、上体を前方へ移すようにしながら、右脚を上げていきます。同時に、左脚はまっすぐに伸ばします。
体の前面が床に向き水平になって、床と平行になるようにします。
「変型Ｃ」です。

④手脚をもどしたら、反対側も行ないます。

②

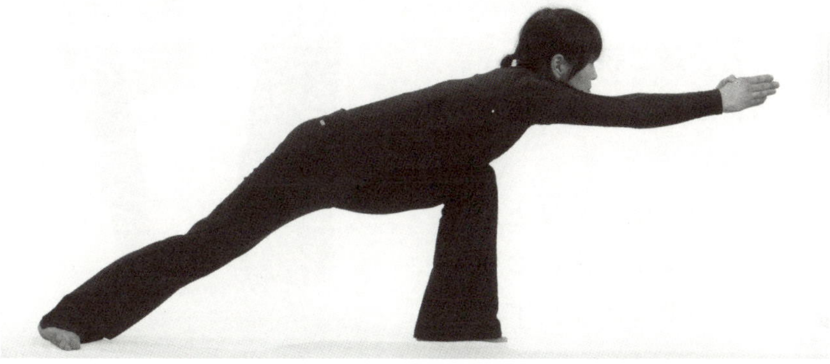

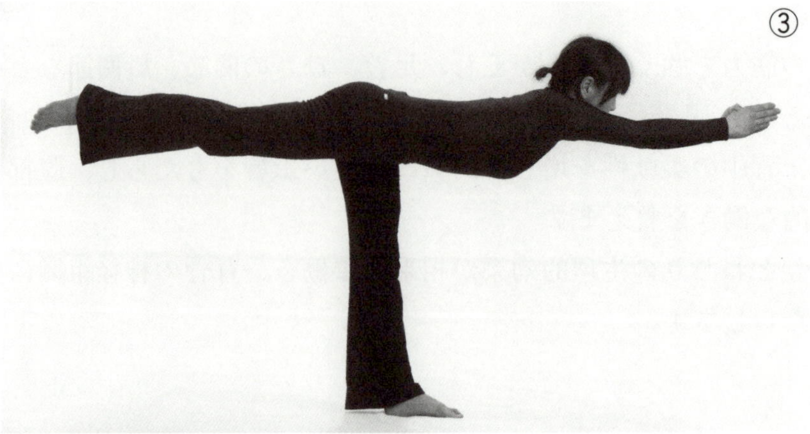
③

＊効果

①内臓の収縮調整に役立ちます。

②脚の筋力を強め、脚の筋肉のかたちを整えます。

③足の裏全体で立つことを教えてくれるので、気力と敏捷性をたかめ、日常の姿勢や動作を改善します。

足と手を結ぶ体位　パーダ・ハスタ・アーサナ

立って前屈し、両足の下に両手を入れる体位です。

＊行ない方

①立って、両脚を20㎝ほど開きます。20㎝とは、その人の足一足分ということです。
脚の裏側を十分伸ばしたいので、足は平行に並べます。厳密にいうと、踵と親指を結ぶ線が平行になるということです。

②息を出しながらゆっくり上体を前に倒し、両手が床についたら、その両手を両足の下に

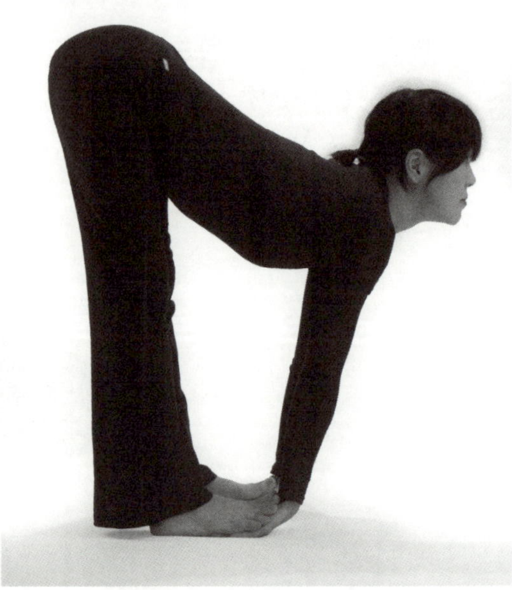
③

いれます。できれば手のひら全体が足の裏につくように、手首まで踏みます。

③膝を曲げないように気をつけながら、息を入れつつ頭を上げ、背中をくぼませて正面または天井を睨みます。このとき、腕も脚もしっかり伸ばしています。

④息を出しながら、いったんらくなところまで頭を戻し、息を入れなおしてから、次の出す息で前屈をします。肘《ひじ》を曲げ、さらに前屈を深めながら、顔を両脚の脛《すね》に近づけます。

このとき膝を曲げないように、骨盤から倒すように注意してください。

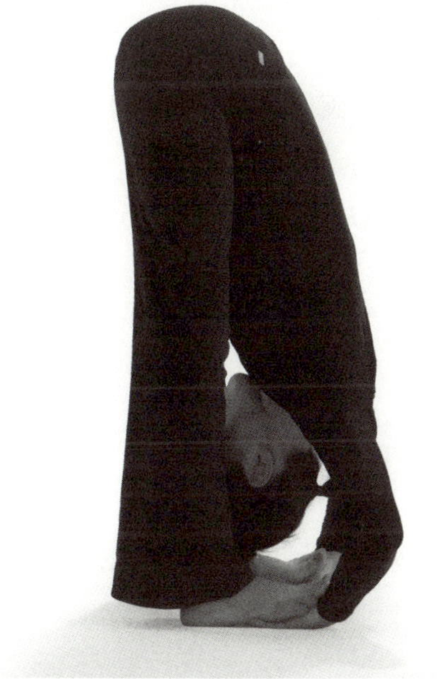

④

⑤息を入れながら頭と上体をらくなところまでもどし、出す息で肩腕の力を抜きます。

それから、両手を足の下から抜いてください。

⑥入れる息で上体を起こします。急に頭を上げないように、首筋、肩、腕の力を抜いて静かに起こします。

＊効果

①頭脳に血液が十分に供給されるので、その疲労を除き、脳下垂体のホルモン分泌をさかんにします。

②腹部の内臓器官すべてを刺激して、その調子をととのえ、機能をたかめます。

③消化液の分泌を促して、消化不良の解消や、腹部膨満、慢性便秘などに効果的です。

④脚、腰、背中の歪みやしこりを軽くします。

⑤腹部、腰、脚を強くします。

⑥前屈系の体位で得られる効果に、立った体位の効果が相乗的に加わります。

⑦血圧の変化をもたらすので、血管の元気を呼びもどします。

＊**留意点および要点**

②の段階では、腿の前面に置いた両手を見ながら頭を下げていきます。しだいに両手は腿から離れて、ちょうど膝のあたりまで両手が下りたころ、背中のあたりにもっともつよい伸びが感じられます。その伸びは、両手が床に近づくにつれて腰の方へ下りていきます。頭を上げるときは、この逆をたどって、静かに動きます。

足の親指をつかむ体位　パダーングシュタ・アーサナ

立ち姿勢で、足の親指をつかむ体位です。前項の体位とは、指をつかむ点だけが違います。

＊**行ない方**

①20㎝ほど足をひらいて立ちます。

②息を出しながら上体を前に倒し、指先が床についたら、手の親指、人差し指、中指で、足の親指をつかみます。手のひらを内側へ向かい合わせています。

③息を入れながら、上体を起こして天井を睨みます。背中をくぼませ喉を伸ばして、横隔膜を胸の方へ引き上げるようにします。

④出す息で前屈をします。顔を脛の間に入れていきます。腰から倒し、膝を伸ばして行ないます。

⑤次の入れる息で頭と上体をら

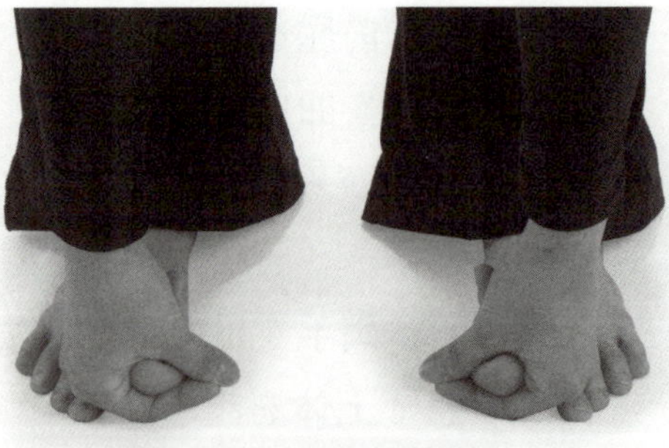
②

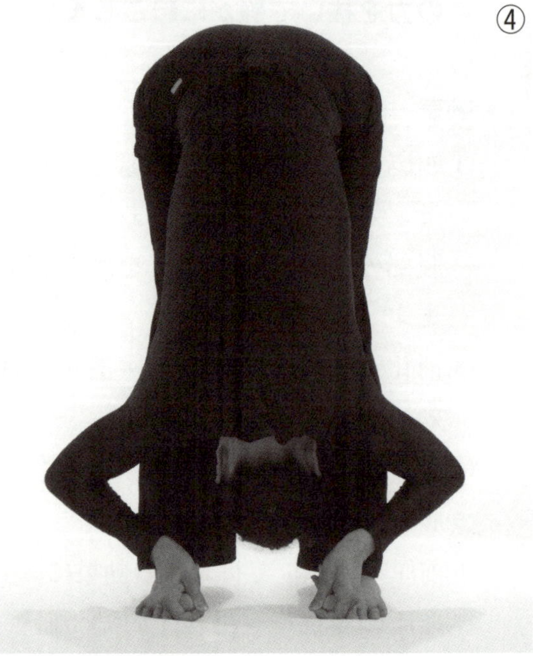
④

くなところまでもどし、出す息で両手をほどきます。
⑥入れる息で上体を起こします。

＊効果

前項の「足と手を結ぶ体位」よりすこし容易にできますが、効果は似ています。

両脚を開いて頭を落とす体位

プラサーリタ・パードゥッターナ・アーサナ

開脚をしたうえで上体を前傾させ、頭を床につける体位です。その形から、「ピラミッドの体位」とも呼ばれます。

＊行ない方

①立って、両脚を120～130㎝くらい開きます。
②息を出しながら上体を前に倒し、両手のひらを床に置きます。両手の幅は肩幅くらいに、両足の間に両手が入ってくるようにします。
③息を入れながら頭を上げ、できるだけ視線を上げて背中を窪ませ反らせます。
④次の出す息で、肘を曲げながら頭頂を床につけます。

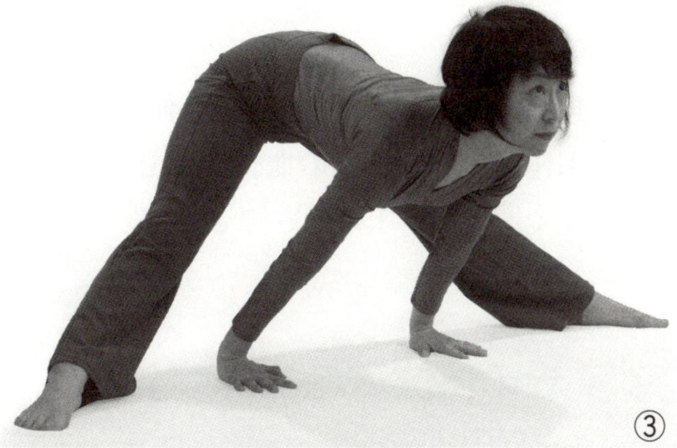
③

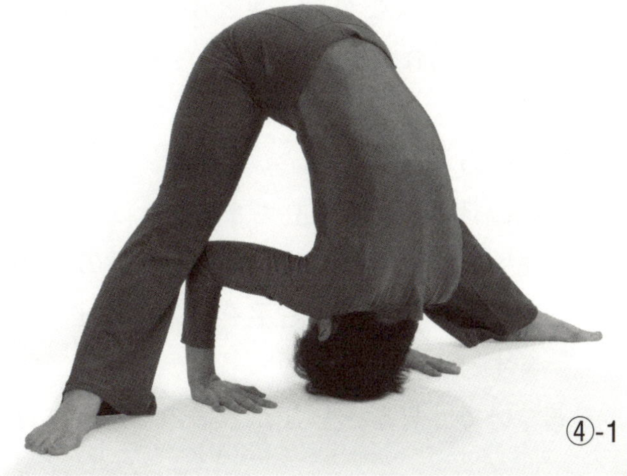
④-1

両足、両手、頭頂が、すべて一直線上にきたら申し分ありません。
体重は両脚にかかっています。頭は、軽く床についているだけです。
熟練したら、ここで背中合掌をします。

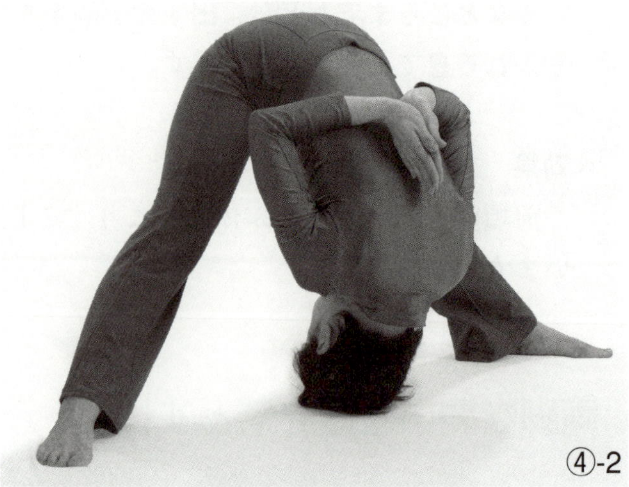
④-2

いっそう脚でしっかり立つ必要が生じます。

⑤保持は短くします。

⑥急に頭を上げないように、注意深く上体を起こします。両手を床に置き足をせばめてから、ゆっくり頭を上げます。

＊効果

①脚の裏側と外側の筋肉が十分伸びます。

②上体および頭部への血行を促して、「頭立ちの体位」に近い効果が入ります。両手を床に置き脚をせばめてから、ゆっくり頭を上げます。

すすきの体位

軽い反りを入れながら「足と手を結ぶ体位」をすこしゆるやかにした形で、すすきが風に揺れるように連続して動きます。

＊行ない方

①20㎝ほどの足幅で立ちます。
左手を左腿の後ろに、右手を右腿の前面に当てます。

②息を入れながら、右手を真っすぐ上まであげます。右手の指先を見ています。

③ついで、息を出しながら後ろへ反ります。できるかぎり膝を曲げないよ

うにします。

④入れる息で、上体の反りをもどします。右手も腿までもどしてください。

⑤次の出す息で上体を右脚の方へ倒し、両手で右足首をつかみます。両膝裏を伸ばして、右脚に上体を添わせていきます。

⑥すこし保持をしてから、入れる息で上体を起こします。

⑦反対側も同じように行ないます。

③

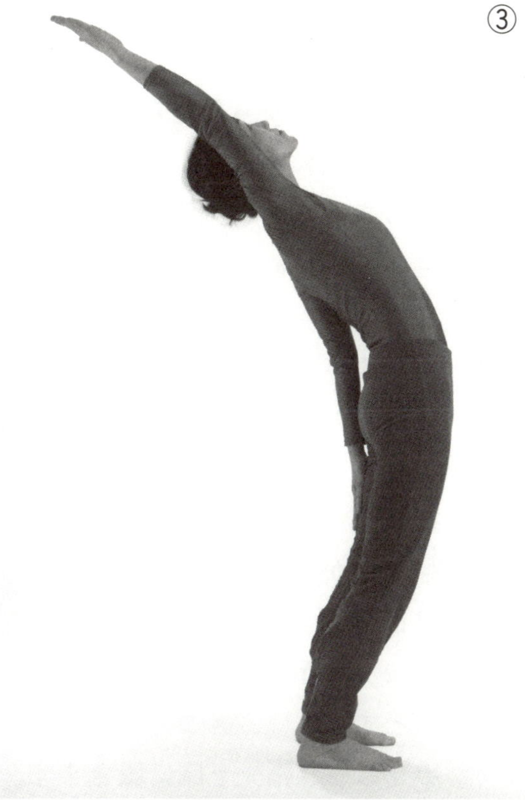

⑤

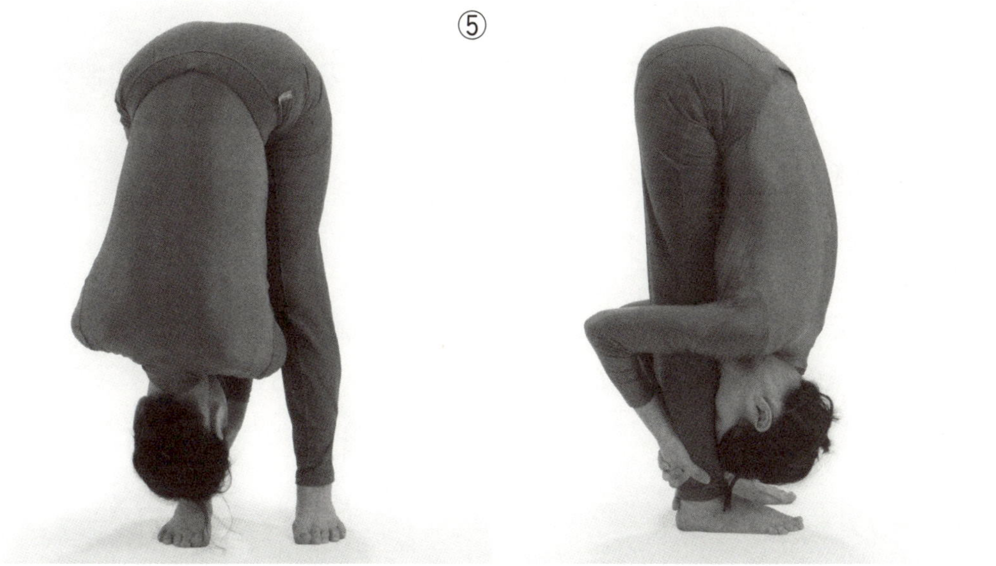

強く伸ばす体位　ウッターナ・アーサナ

立って体を真二つに折る体位です。別名を「ヘアピンの体位」といいます。

＊行ない方

①足をそろえて立ちます。

②息を出しながら体を前に倒します。
倒しきったら、両手で足首をつかみます。できればアキレス腱をつかむようにして、脚の後ろ側からつかみます。

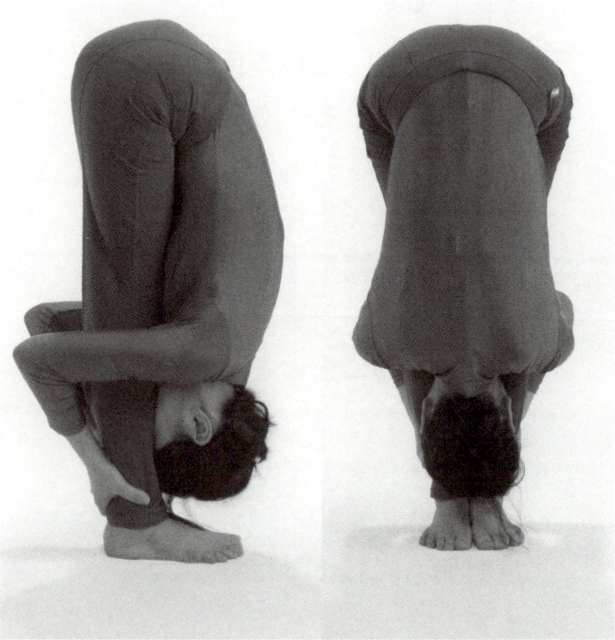

③出す息で、体を二つに折ります。腿《もも》と腹部、脛《すね》と顔がつきます。ヘアピンのように、体を真二つに折っています。

④もどすときは、きつく倒した頭と体をらくにしてから、足首をつかんだ手をほどき指先を床に置きます。それから静かに膝を折りながら腰を下ろします。
膝をかかえてすこしの間まるくなります。アキレス腱が強く伸び、背骨がゆるやかに円くなっています。
背骨をゆるめ脚を伸ばして休んでください。

＊効果

①脚がそろっていることで、刺激はいっそう強まります。

②前屈系の体位の効果と立つ体位の効果が、相乗的に入ります。

壮美の体位　ナタラージャ・アーサナ

もとの名をナタラージャアーサナといいます。ナタラージャは舞踏の神シヴァの異名です。踊るシヴァの壮美な姿を表しているといわれます。

＊行ない方

①脚をそろえて立ちます。

②左腕を上に伸ばします。同時に、右脚を臀部につけるように後ろへ折って、右手で足の甲をつかみます。

③上体を反らせると同時に、右脚を引き上げていきます。
最終的には、右脚、上体、左腕が、なめらかな曲線を描くようになります。

④リズミカルな呼吸で、すこしの間保持します。

⑤体位を解き休んだら、反対側の腕と脚についても同じことを行ないます。

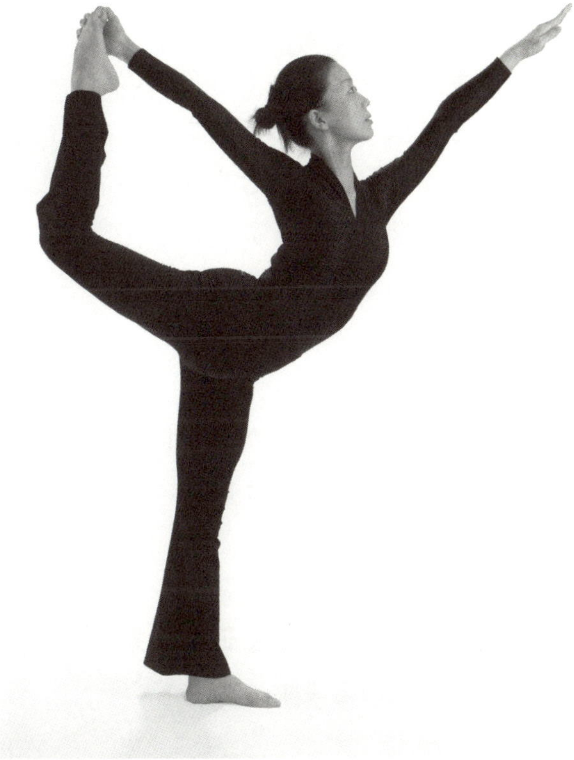

＊効果

①バランス感覚を養います。

②胸郭をひろげ、背中と太腿の凝りに有効です。

③反る体位の基本型と同じような効果を得られます。

＊留意点と要点

可能なかぎり、胸を正面にむけたまま動作をします。

獅子の体位

立ったままで反り、踵《かかと》をつかみにいきます。

＊行ない方

①腰幅よりすこし広めに脚をひらいて立ちます。

②両手の指先をそれぞれの腿の後ろに当て、その指先を滑らせながら反っていきます。最後は踵をつかみます。
頭を落として、視線は床に送っています。

③すこし保持です。

④重心を脚にかけながら上体を起こし、休んでください。

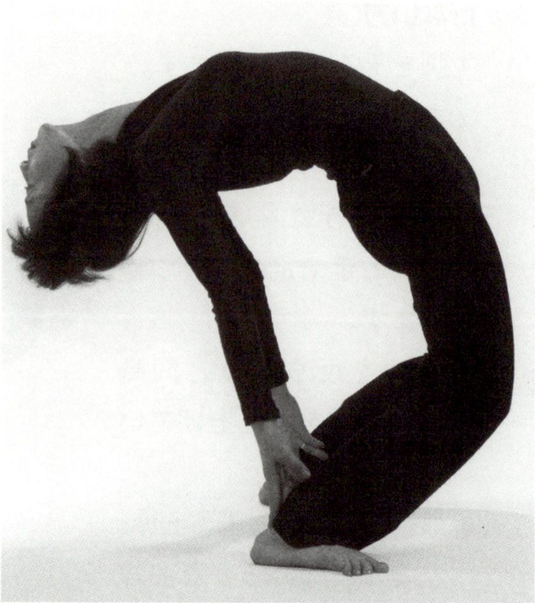

＊効果

反る体位の基本型と似た効果がはいります。全身が自由な分、のびやかな気分が味わえます。

＊留意点および要点

後ろへ倒れないよう、重心の位置に気をつけます。膝を上手に使うといいでしょう。

半月の体位　アルダ・チャンドゥラ・アーサナ

かたちが半月に似ているところからついた名前です。

＊行ない方

①脚幅を80㎝ほど開いて立ち、左爪先を左へ、右爪先を正面へ向けます。息を入れながら両腕を水平まで上げ、出す息で、左手を左足の小指側の床に置きます。つまり、「三角の体位」をつくります。

②ここで、左膝を曲げながら、左手のひらを、左爪先から40㎝ほど離れたところに置きにいきます。右手は右腰に添わせています。右脚は、自然

に左脚に近づいてきます。
ここで、二呼吸ほどおきます。
③ついで、右脚を上げます。このとき、右爪先は上方へ向いています。
同時に左肘と左膝をしっかり伸ばします。
右手のひらを右腿の横につけ、上体が前に倒れないように肩を張り、胸を正面に向けてバランスを保ちます。
上体と右脚が一直線になるように努めます。

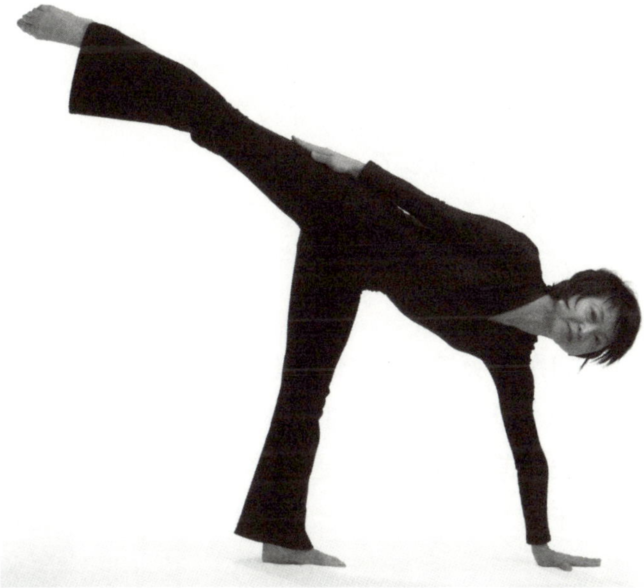

④深く調った呼吸で保持をします。
⑤体位を解くときは、右脚を下ろし左手を床から放して、注意深くもどします。
⑥反対側も同じように行ないます。

＊効果

①脊椎下部の神経の調子を整えます。
②膝と脚の筋肉を強めます。

釣り合いのとれない体位　ウットゥカータ・アーサナ

別名「力強い体位」です。完成体位は、ちょうど椅子にかけたような形になります。

＊行ない方

①足をそろえて立ち、合掌して親指を交差させます。

②息を入れながら、合掌した両手を頭の上に伸ばします。
出す息で、膝を曲げていきます。腿が床と平行になるまで、上体を下ろしてください。
胸をひろげるようにして、前かがみにならないように気をつけます。
③自然呼吸ですこし保持します。
④息を入れながら脚を伸ばし、出す息で合掌をほどいて腕を下ろし、直立にもどります。

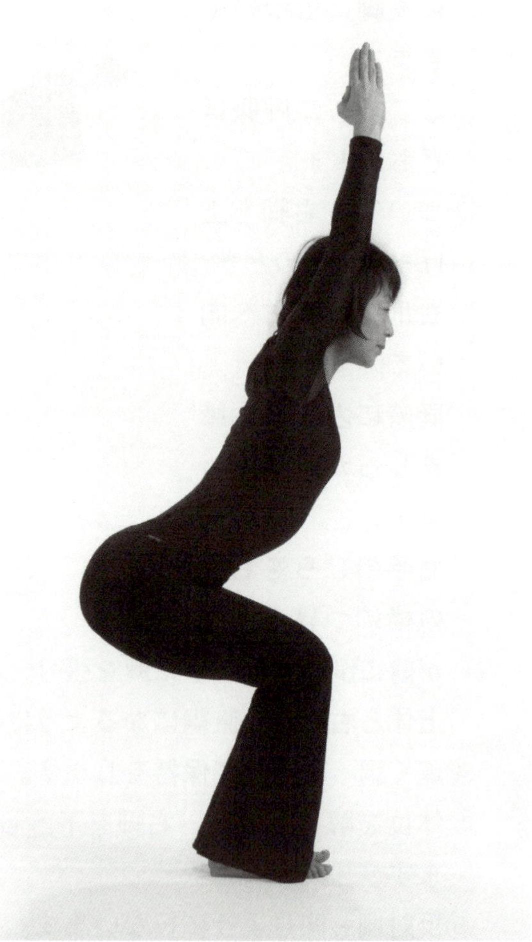

＊効果
①肩の凝りをとります。
②足首をつよくし、脚の筋肉を均等に発達させます。
③内臓器官および背部の機能も整い、胸筋も発達します。

太陽礼拝の体位　スーリヤ・ナマスカーラ・アーサナ

地上のあらゆる生類に光と熱とエネルギーを平等にもたらす太陽は、古代から畏敬すべき存在として人々の間に生きつづけてきました。
この畏敬する太陽に、自己の肉体の八つの部分「額、胸、両手、両膝、両爪先」を地につけて祈ります。生命をあたえてくれる太陽に、挨拶をし感謝するのです。
太陽は、黄道帯の十二宮にそれぞれ約三十日間とどまって旅をするのだと、原始天文学では考えられていました。その十二宮のひとつずつに体位と真言を対応させて、十二の動作を連続で行ないます。一息一動作で、ゆっくりと優雅に動いてください。

太陽崇拝を原始的なことだと決めつけてしまうのは、愚かで尊大なことのように思います。あらゆる生命について知るとき、人は人生を信じ、背後に存在する偉大な創造者の計画と智慧を知ることができます。それは、現象世界に何ひとつ無意味なものは存在せず、いかなる場合にも希望があるということを信じさせてくれます。

1．合掌の体位

＊行ない方

①両足をつけて立ちます。体重を足全体にかけるようにして、両肩のバランスや頭の位置を確かめます。

②合掌します。合掌は、統合をあらわすヨーガの象徴です。指先の位置は、眉間または喉もと、あるいは心臓のあたりです。いずれも、エネルギー中枢にきわめて近いところです。

深呼吸で意識集中し、太陽と宇宙から送られてくる無限のエネルギーが、自分の体内に入りこんでくることを想像します。

真言は「太陽の恩恵に感謝」

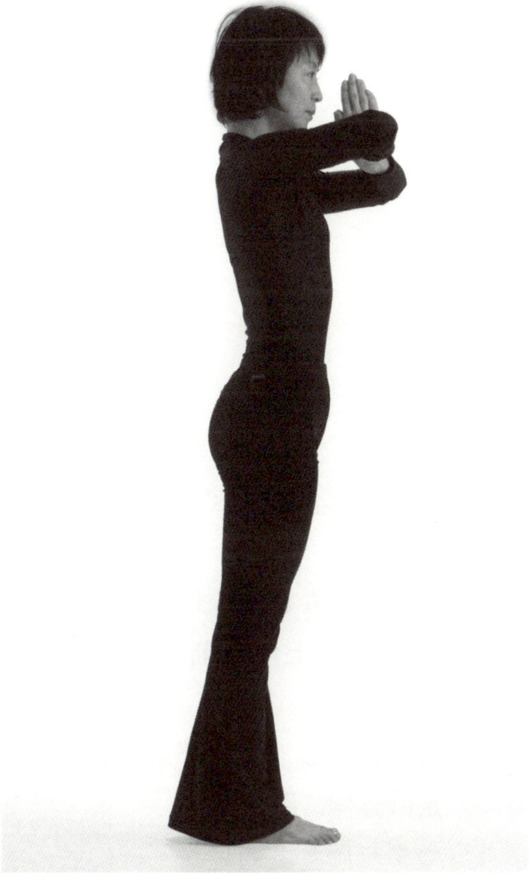

2. 半円形の体位

＊行ない方

①息を入れながら合掌した両手を上げ、腕が伸びきったら合掌を解き手のひらを正面に向けます。

そのまま反ってください。手のひらは、輝く光を受けています。手首を伸ばし、踵から手の指先まできれいな曲線を描くように反ります。
「照らすものに敬礼して」

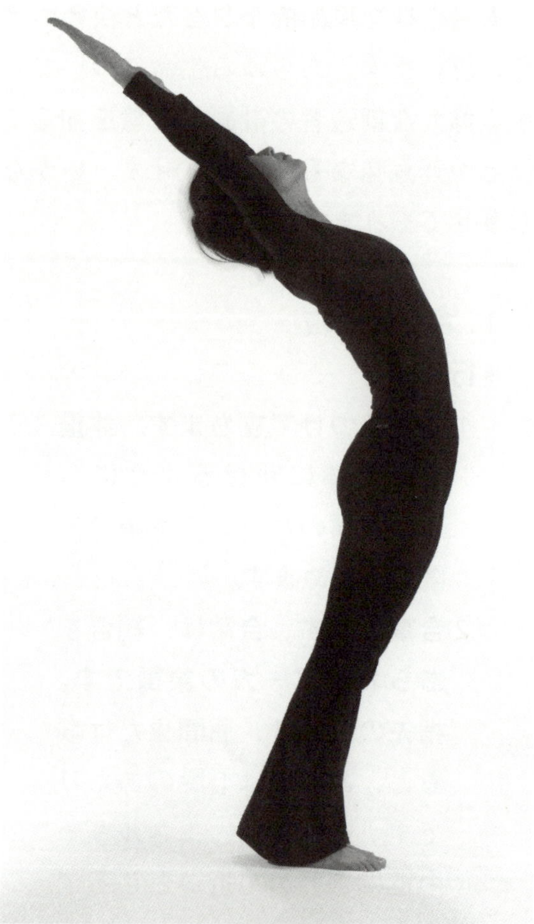

3. 足と手の体位

＊行ない方

①息を出しながら、伸ばした腕とともに上体を前に倒します。

②両手のひらをそれぞれ左右の足の外側に置きます。
つまり両手と両足が一線に並ぶようにして、さらに上体を脚に添わせていきます。膝をゆるめないように注意します。立って行なう体位法の「足と手を結ぶ体位」を参考にしてください。
「力ある太陽を崇拝して」

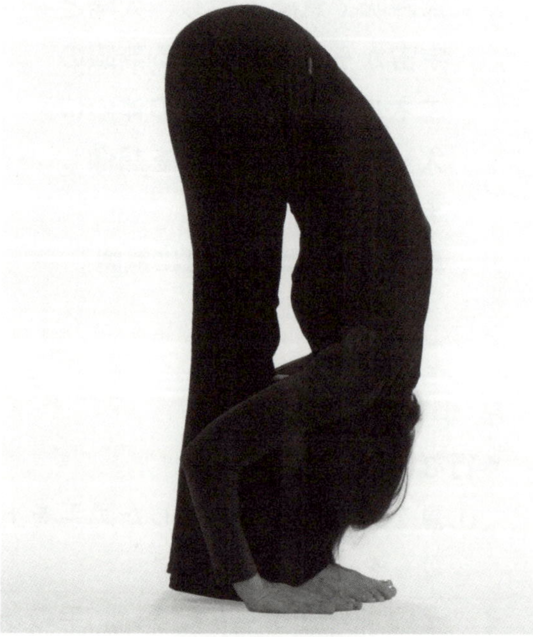

4. 猿の体位

＊行ない方

①両手の位置はそのままで軽く両膝を曲げ、息を入れながら右脚を大きく後ろへ引いて、喉を伸ばし顎を上げて天井を見ます。

②腹部と左腿をつけて、折った脚の方へ腰を押し下げるようにすると、下背部から自然な反りがはいります。

左足の踵は床につけるようにします。

引いた右脚の爪先は床に立て、膝は床に下ろさないようにします。

「無知をとり除いてくれる光明に礼拝」

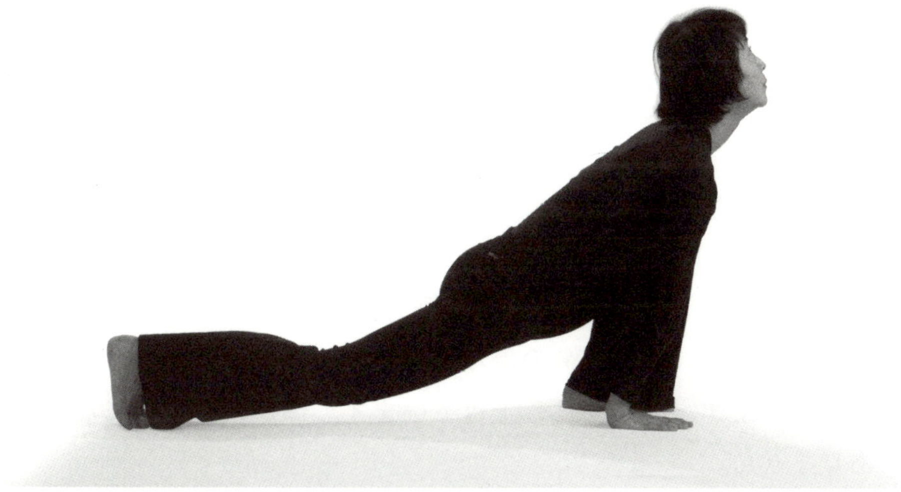

5. 下向きの犬の体位

＊行ない方

①息を出しながら、左脚を後ろへ引いて右脚をそろえ、体重を踵の方へかけていきます。

頭を下げ臀部を突き上げるようにして背中と脚で三角形の二辺をつくります。

視線は両手の親指の間に向けます

両手で床を圧しつけるようにして、背中の中央部を下げていきます。肩甲骨の中ほどを押してくれる力にまかせるような気持ちです。

踵を床につけ、ふくらはぎ、アキレス腱がよく伸びているのを実感します。反りの体位「下向きの犬の体位」を参考にします。

「空を翔るときの象徴を礼拝」

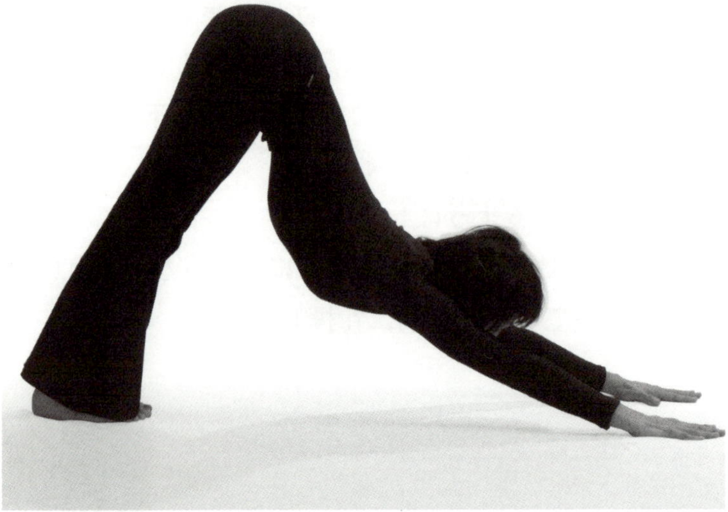

6. 八ポイントの体位

＊行ない方

①「5」から「7」に移る間に入る体位で、8つのポイントの平伏です。
両肘を折って、仙骨部分の反りを保ちつつ、上体を床すれすれまで下ろしていきます。尻をすこし上げています。体がまっすぐになるわけではありません。
体がまるで堅い杖になったような力強さを感じてください。体の各部分をコントロールしているという実感がつかめます。
「力の授与者に敬礼」

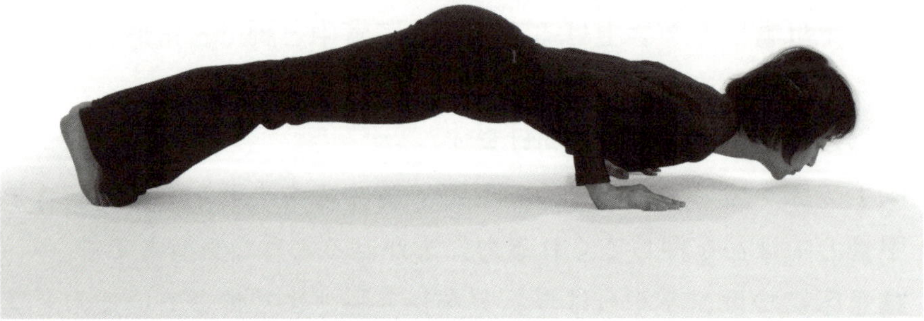

7. 上向きの犬の体位

＊行ない方

息を入れながら、腕立て伏せをするようにして前にせり出ていきます。頸、胸、腹と反ります。息を吸いきって、腕がまっすぐに伸びます。

喉を伸ばし腹部を下げるようにして、脊椎全体が美しい弧を描くようにして反ります。両膝、太腿、恥骨を床につけません。

反りの項の「上向きの犬の体位」を参考にしてください。

「創造力の伝達者に敬礼」

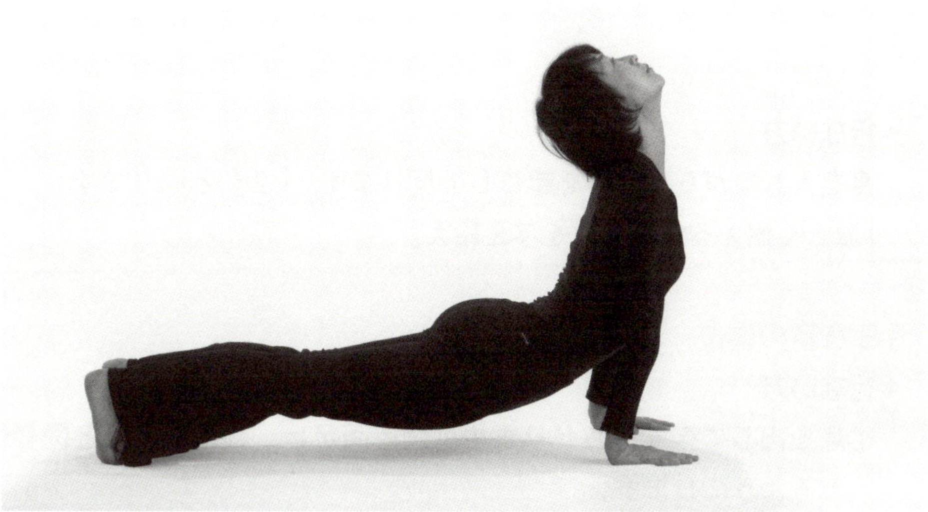

8. 下向きの犬の体位

＊行ない方

①息を出しながら、重心を腰の方へ移動させつつ臀部を天井に突きあげるようにします。体で三角形をつくる「５」の段階と同じです。

②ここから同じコースをもどります。

「暁の神に礼拝」

9. 猿の体位

＊行ない方

体全体の重心を前へ移動させながら、息を入れつつ右足を両手の間まで引きつけます。

左右の脚が入れ替わっているだけで、あとは「４」と同じです。

「偉大な根元力に敬礼」

10.足と手の体位

＊行ない方

出す息で左足を両手の間までもってきて右足に揃え、前屈です。「3」と同じです。

両手両足の位置が最初と変わらないように。

両膝がしっかり伸びるまで、尻をつき上げてください。

「慈悲深いものに礼拝」

11.半円形の体位

＊行ない方

息を入れながら、上体を起こして反ります。「2」と同じです。

「激しく燃える太陽よ力を与え給え」

12.合掌の体位

＊行ない方

①息を出して合掌にもどります。両手両足は、始めたときと同じ位置で終わるようにします。

②手を下ろしたら、心を積極的に働かせながら、体の中で起こっている変化を感じとります。

「悟りに導き給え」

＊「太陽礼拝の体位」の効果

①バランスのとれた美しい体をつくり、神経組織を調え、精神と体を活性化し強化します。

②三十一の椎骨全部をゆるやかにマッサージして、脊椎を中心として走る神経組織および神経叢によい刺激をもたらし、同時に胸部と腹腔部のすべての内臓の活性化につながります。

③胸部の伸びは肺の働きを活発にし、血液中の栄養分を豊かにして、体全体の細胞を生きかえらせます。新鮮な血液が流れこむことによって、脳

や頭部の諸器官にもよい影響をもたらします。
④脚や背筋、腹筋などが柔軟になり強化されて、スタミナがつきます。

＊留意点および要点

一連の動作が終わり一休みしたら、次は、「４」の段階で左足を後ろへ引いたかたちに替えてくりかえします。

体位が移り変わっていく過程と呼吸とがうまく合致するようにこころがけます。体と呼吸と動作がくりかえす緊張と弛緩のリズムに意識を集中し没頭してください。

十二の連続した動きは、反りと前屈が主になっています。ねじりや横曲げの要素をもった体位を加えれば、いっそう完璧になるでしょう。すべて終わったら、「完全弛緩の体位」でリラックスします。

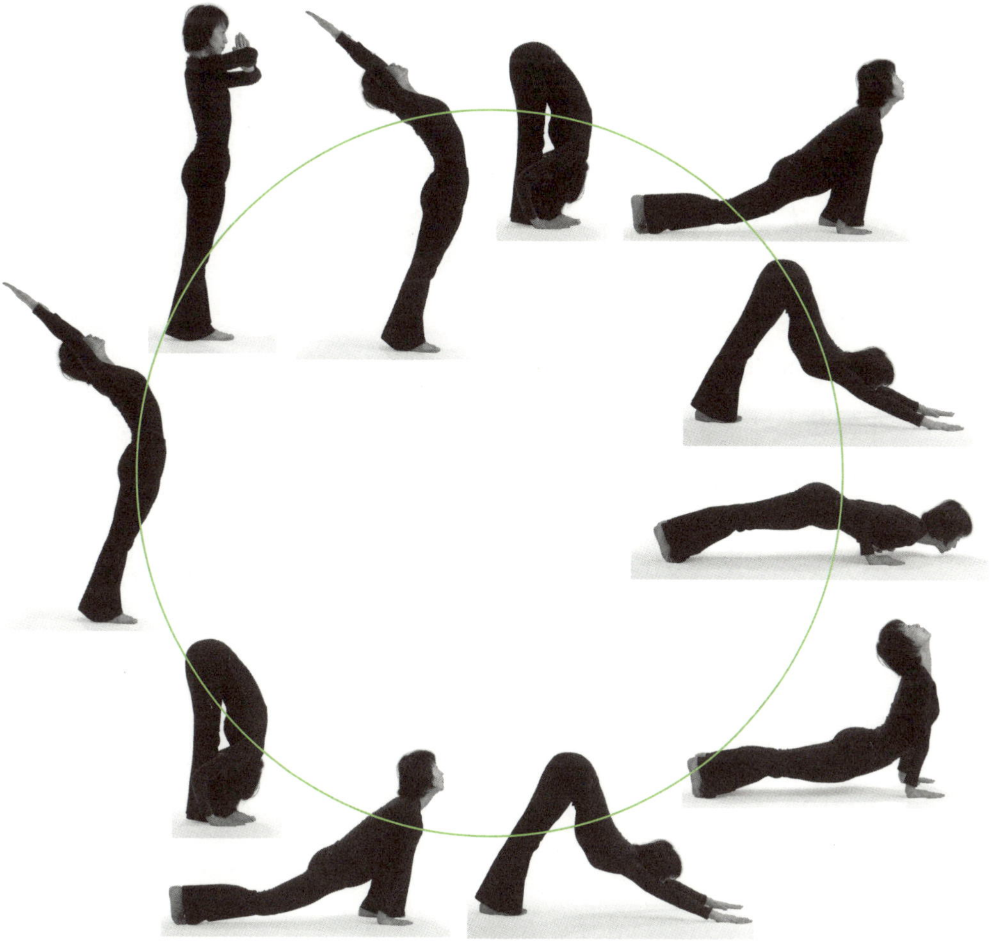

その他の体位

一括しきれない体位法を集めました。有効で面白い体位があります。活かし楽しんでください。

弓をひく体位　　アーカルナ・ダヌラ・アーサナ

弓の弦を引き絞る様子に姿勢が似ている、優雅な体位です。

＊行ない方

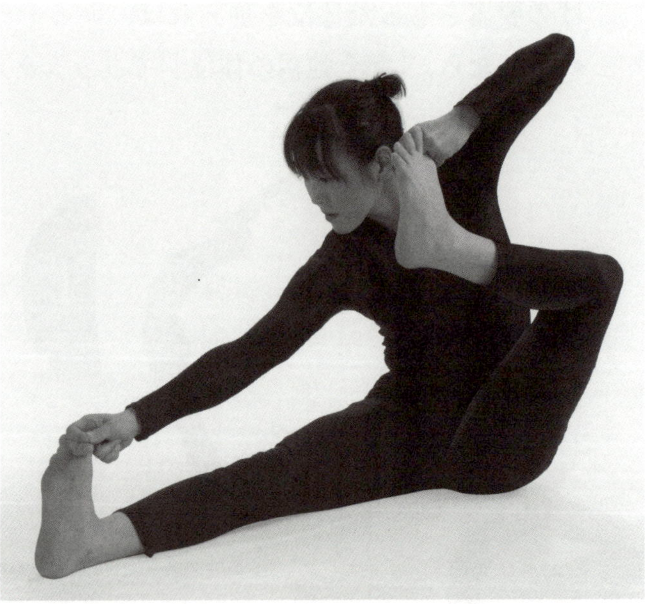

①腰を下ろして両脚を前に伸ばします。

②右手の親指、人指し指、中指で右足の親指をつかみます。
左側も同じようにつかんでください。

③左腕を曲げて、手前に引き寄せるようにして左膝を曲げながら左脚を上げます。
さらに左腕を肩後方へもっていくようにして、左足先を左耳に近づけます。
このとき、右手は右足の親指をしっかりつかんでいます。右脚の膝はしっかり伸ばして床に密着させます。

④その形を支えて保持です。

⑤姿勢を解いて休んでから、反対側も同じ要領で行ないます。

＊効果

①腹部筋肉が収縮するので、腹部の臓器によい刺激をもたらします。

②股関節の歪みをただします。

③腰椎によい刺激をあたえ、その部分の神経によい刺激をもたらします。
④脚の筋肉を柔軟にします。
⑤腕の筋肉が発達します。

脚を伸ばした弓をひく体位

「弓をひく体位」の変型です。

＊行ない方

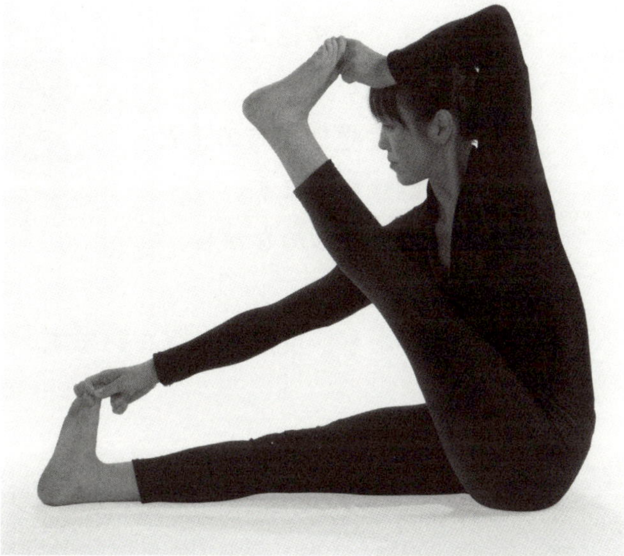

①床に腰を下ろし、左右それぞれの足の親指をつかみます。
②左膝を伸ばしたまま、左脚を引き上げていきます。脛が左耳につくように引きつけます。
完成体位では、両脚の膝を伸ばしています。
③右足の親指を見つめながら、すこし保持します。
④かたちを解いたら、反対側も行ないます。

＊効果

「弓をひく体位」とほぼ同等の効果がはいります。

腕を交差させた弓をひく体位

「弓をひく体位」の変型です。

＊行ない方

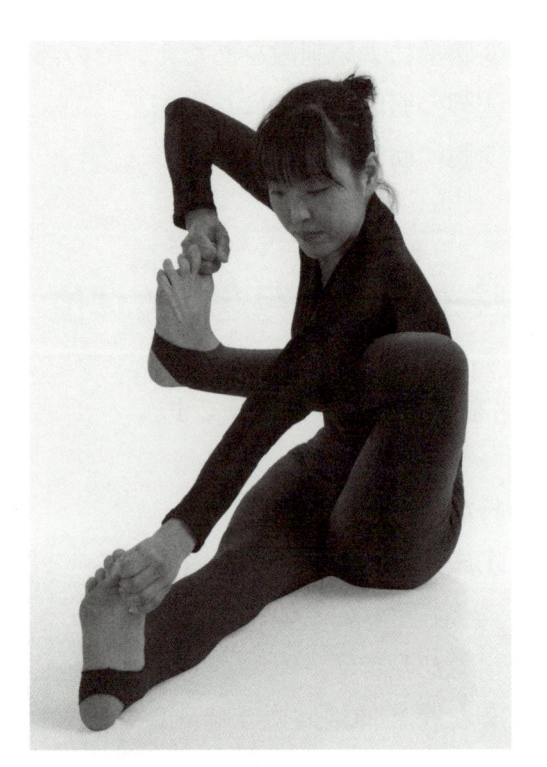

①床に腰を下ろし、両脚を伸ばします。

②右足首の上に左脚をのせ交差させます。

③右手で左足の親指をつかみ、左手で右足の親指をつかみます。

④左膝を折って、右手でその左足を右耳に向かって引き寄せていきます。最後は耳につけるようにします。

このとき、左脛は左腋の下と胸に引き寄せられます。

⑤右足の親指を見つめながら、すこし保持します。

⑥体位を解いたら、反対側も行ないます。

＊効果

「弓をひく体位」に近い効果を得られます。

マリーチの体位　2種　マリィッチャ・アーサナ

マリーチとは、宇宙の創造主ブラフマーの息子、賢者マリーチを指します。この体位は、彼に捧げられたものです。またマリーチは、太陽神スーリヤの祖父です。

前屈とひねりを併せた、少々複雑な姿勢をとります。

片脚を伸ばしたマリーチの体位

＊行ない方

①両脚を前に伸ばしてすわります。

②左膝を折って立て、左踵を左太腿へひきつけます。できるかぎりしっかりと膝を折ってください。
立てた左脚の脛は床に垂直になり、ふくらはぎは腿に密着します。
左足の足裏全体を床につけ、左足の親指側は右腿の内側につくよう努めます。

③上体を少し前傾させて左腕を前へ伸ばし、左脚全体をかかえこむようにして腕を回し、回した手は腰のあたりまでもっていきます。
右腕も後ろへ回して左手首をつかみます。つかみにくければ指を結んでください。

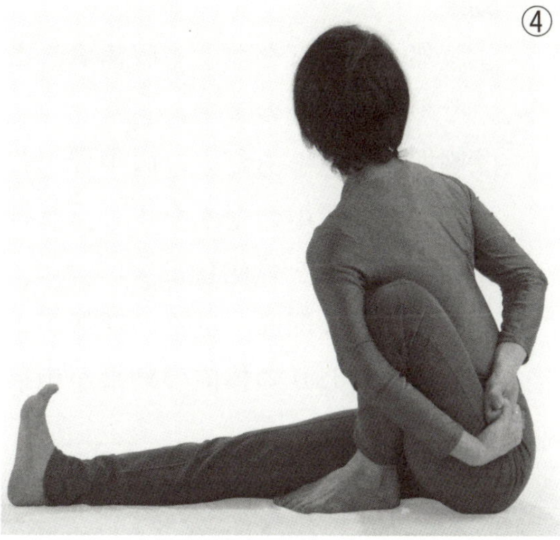

④

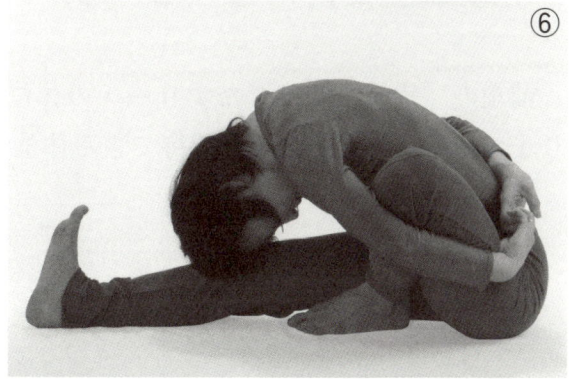

⑥

④息を入れながら上体を起こして、出す息で右から後ろを振り返ります。

⑤数秒静止します。

⑥息を入れながら上体を正面にもどしたら、ついで前屈です。体を前に倒すときは、息を出しながらです。
顔を右膝に近づけ、余裕があればさらに胸、腹部と順に右脚に近づけていきます。
このとき、伸ばした右足の踵は押しだし、脚の裏全体を床につけておくように努めます。

⑥すこしの保持です。

⑦ゆっくり上体を起こし、両手脚をほどいて休みます。

⑧反対側も同じように行ないます。

＊効果

①腹部の全器官をつよく収縮することによって、血行がきわめて良くなり、その機能を高めます。

②胸椎に刺激をあたえ、肩甲骨、背中の柔軟性も増します。

③脚、腰、背中の歪みを正し、血行を促進します。

④腹部、腰部を強化します。

⑤膝関節、股関節、足首の靭帯が柔軟になり、強化されます。

⑥前屈とねじりの体位の効果が相乗的にはいります。

半蓮華坐で行なうマリーチの体位

前項の「片脚を伸ばしたマリーチの体位」をさらに強くしたもので難しくなりますが、効果もいっそう期待できる体位です。

＊行ない方

①両脚を前に伸ばしてすわります。

②左膝を折って足の甲を右足の付け根にのせます。左足裏は上を向き踵は下腹部について、ちょうど半蓮華坐を組んだ状態です。

③右足の膝を折って立てます。足の裏全体を床につけ、ふくらはぎと腿をくっつけるようにして右足をしっかり尻に引き寄せます。
左膝は、床から浮き上がらないようにします。上体も真っ

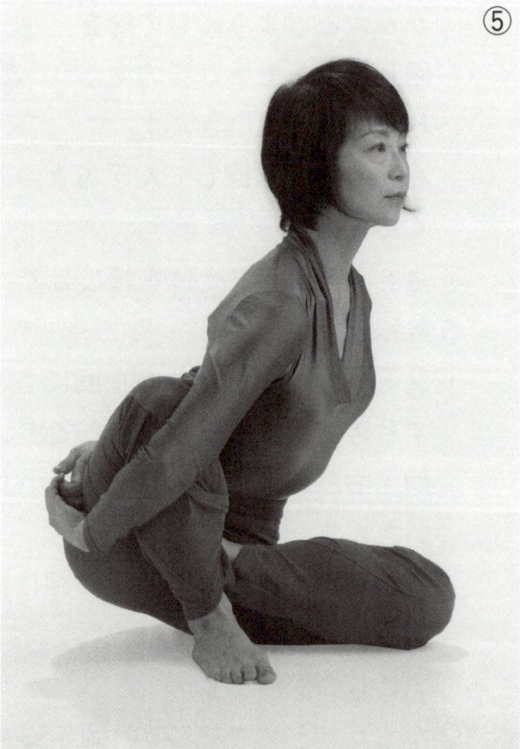

すぐに起きたら申し分ありません。

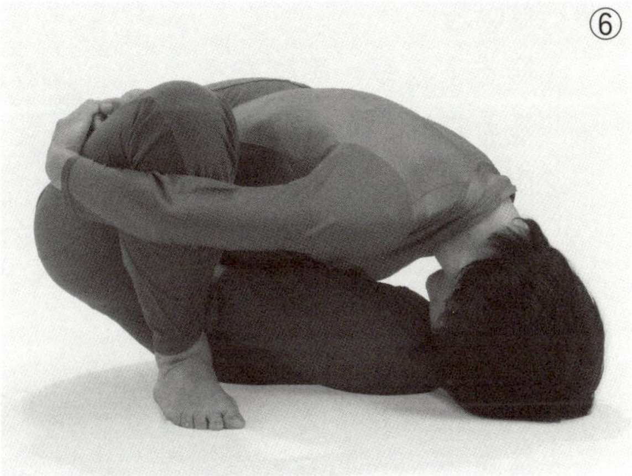

④上体をすこし前傾させ、右肩を前に出すようにして、立てた右脚を右腕でかかえこむようにして右腕を後ろに回します。左手も後ろに回して、両手を結んでください。
⑤息を入れながら背骨を起こし、数秒深い呼吸をします。
⑥出す息でゆっくり前屈します。
頭を左膝につけます。余裕があれば、さらに首を伸ばすようにして顎《あご》をつけにいきます。前屈が完璧になります。
⑦すこし保持します。
⑧静かに上体を起こし、手を放し脚を伸ばして休みます。
⑨反対側も同様に行ないます。

＊効果

①半蓮華坐を組んだ踵《かかと》で腹部をつよく圧迫するので、「片脚を伸ばしたマリーチの体位」よりいっそう臓器の働きを整え、強くする作用が増します。
②消化力が強まります。
③股関節、膝関節、足首の柔軟性を増し、強化します。

＊留意点および要点

「行ない方③」の段階で、左膝が浮き、上体が左に傾くようでしたら、股関節と背骨、そして足首の硬化があるはずです。

舟の体位　パリプールナ・ナーヴァ・アーサナ

形がオールでボートをこぐのに似ていることからきた名です。

＊行ない方

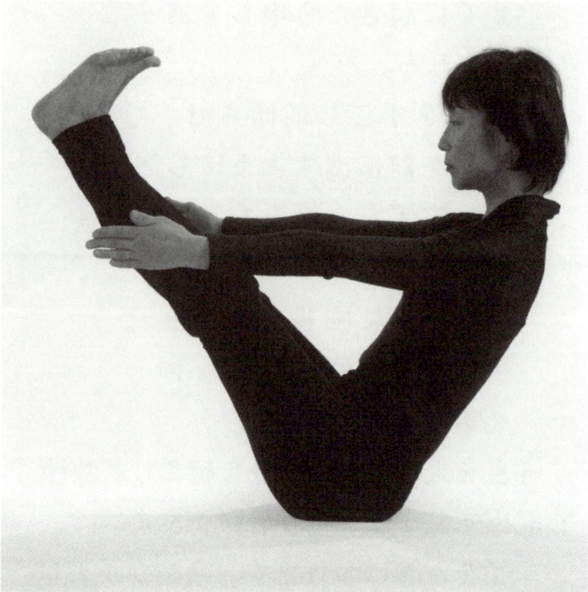

①腰を下ろし、両脚をそろえて前に伸ばします。

②両手のひらを尻の横の床におき、胸をひろげるようにして背骨を起こします。

③両手で上体を支えて、踵を押し出しながら、両脚を上げます。
大体60度ぐらいまで、足が頭より高くなるように上げます。
肘を折らないように気をつけながら、膝裏をゆるめず両脚は一本の棒のようにまっすぐ伸ばしてください。

④臀《でん》部だけで支えるようにして、床から離した両手を前方に伸ばし両脚の外側につけます。
このとき腕は床と平行、肩と同じ高さになります。両手のひらは向かい合わせるようにします。
背骨を起こしてください。

⑤バランスを保ちながらリズミカルな普通呼吸ですこし保持します。

⑥もどすときは、まず両手を下ろして体を支え、ついで伸ばしたままの両脚を静かに床まで下ろします。

＊効果

①背筋と腹筋を強くし、腰部の不要な脂肪を除きます。

②胃、肝臓、腎臓、胆のうなどの機能を高めます。

③背筋、腹筋を強化します。

＊留意点および要点

完成体位を保持するときは、普通呼吸で行ないます。息を止めません。
腎や腸への刺激がはいりますが、上げた脚の位置が重要です。

半分の舟の体位　　アルダ・ナーヴァ・アーサナ

＊行ない方

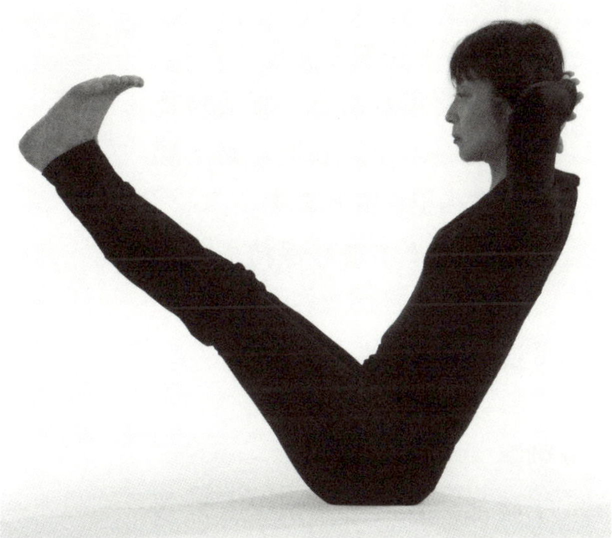

①腰を下ろし、両脚を前に伸ばします。
②両手を頭の後ろで組み、肋骨をひらくようにして背骨を起こします。
③出す息で両脚を上げます。
頭頂と足先が同じくらいの高さになります。
④自然呼吸ですこし保持します。
⑤脚を下ろしたら、体をまるめるようにして休みます。

＊効果

腹部、臀部の筋肉が収縮強化されます。

＊留意点および要点

腹筋を強めるためには、完成体位保持の間中、息を止めないことと、深呼吸をしようとしないことです。胃の周辺に刺激が移らないようにします。

前項の「舟の体位」とは、足の位置、つまり頭と足先の距離が違います。両者の違いのポイントです。

脚をそろえて行なうＶ字バランスの体位　　ウールド・ヴァ・ムクハ・パスチモッターナ・アーサナ

＊行ない方

①腰を下ろし、両脚をそろえて前に伸ばします。
②膝を曲げて、足の土踏まずのあたりを外側からつかみます。

③膝を曲げながら脚を上げていきます。
徐々に脚を伸ばして、脚と背中でV字型をつくります。
④形が安定したら、膝をゆるめないようにして、足を顔の方へ引き寄せます。
⑤そのまますこし保持をします。
⑥逆の順序でもどします。

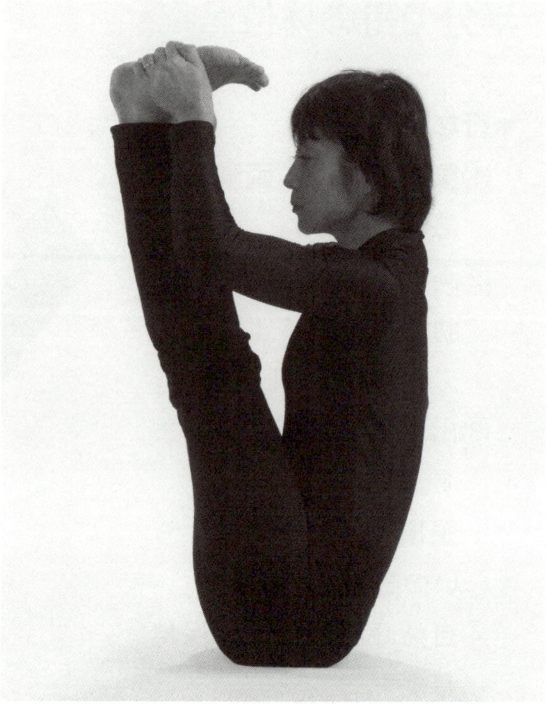

＊効果

①腰部に適度な緊張をもたらし腹圧もたかまるので、その部位の血行を促します。
②極度の集中力とバランス力を必要とするので、それらの涵養に有効です。
③太腿やウエストのかたちを整えます。

＊留意点および要点

完成体位では、顔を足につけるのではなく、横から見たとき、背骨と脚が同じ角度を保つようにします。したがって、極力背中をまるめないように気をつけます。

開脚をするV字バランスの体位

ウッティタ・パーダーングスタ・アーサナ

＊行ない方

①腰を下ろし、両脚を前に伸ばします。
②膝を曲げて、足の土踏まずを内側からもちます。腕をひねっていることになります。
③ゆっくり膝を伸ばし、脚を開いていきます。

臀部を床に安定させながら、背中の角度でバランスを保ちます。最終的には、肘が伸びきり、開いた両脚の間に上体が一列に入りこむようなかたちになります。

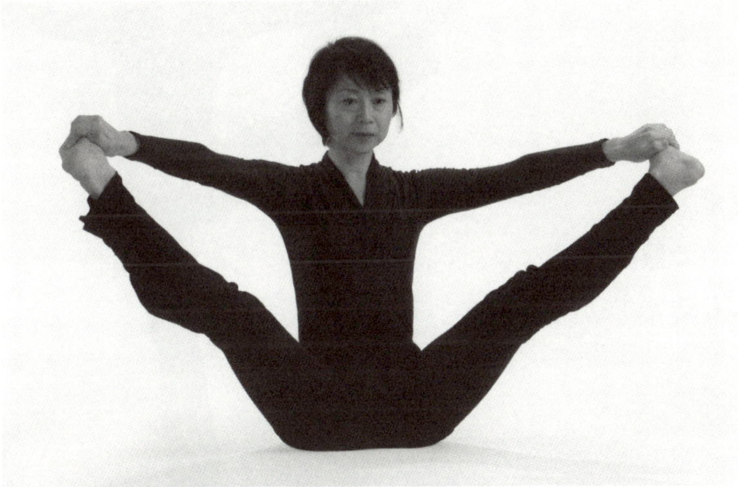

＊効果

前項と同じような刺激を得られます。

＊留意点および要点

前項同様、背中をまるめないように、意識的に背骨を腰から起こします。

T字でバランスをとる体位

立ってバランスをとります。

＊行ない方

①足をそろえて立ちます。

②右脚を折り、足をもちます。

③持った脚を徐々に伸ばしながら、開いていきます。

真横へ開いてください。尻をつきださないように、腰から上体を起こして、立っている左膝に力をいれます。

左手も、上げていきます。腕は、左右水平に伸びることになります。

④すこし保持をします。
⑤逆の順序でもどしたら、反対側の脚も行ないます。

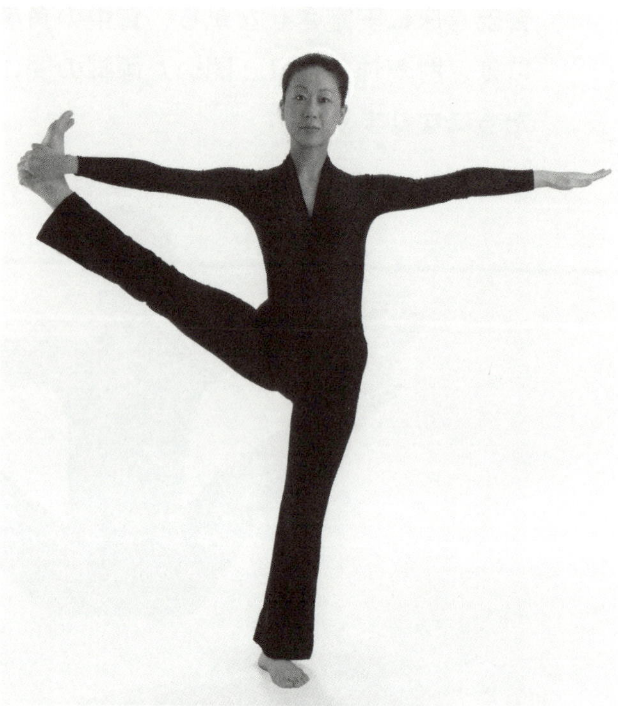

＊効果

①集中力、バランス力を養います。
②股関節、骨盤のひずみ矯正に有効です。

Y字でバランスをとる体位

前項の体位より、腕も脚も高く上げます。

＊効果

前項同様の効果に、爽快感が加わります。

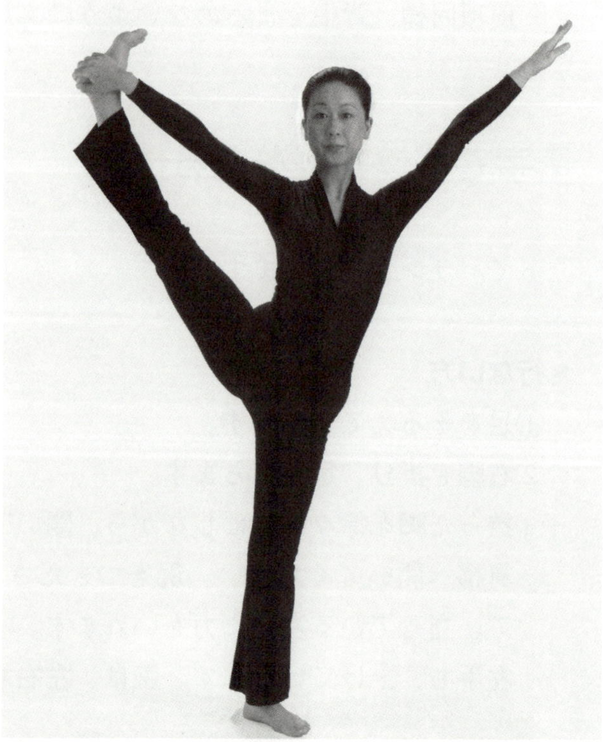

馬の顔の体位　　ワーターヤナ・アーサナ

様子が馬の顔に似ているところから、この名がついたと言われています。

＊行ない方

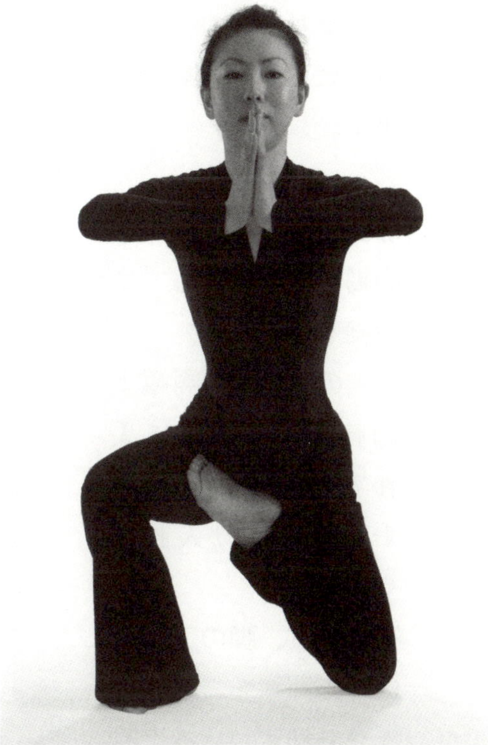

①膝立ちから、左足裏を正面に向けるようにして左膝を折り、右足の付け根に左足の甲を置きます。つまり半蓮華坐を組む要領です。

②両手で上体を支えながら右足を立て、右踵を左膝がしらの近くに置きます。
右腿が床とほぼ平行になります。

③左太腿を床と垂直にするようにしながら、上体を起こして腰を伸ばします。前かがみにならないように注意してください。

④両手は合掌、もしくは、もっと深く両手をからませてから手のひらを合わせます。
すこし保持を入れます。

⑤両手両足をほどいて床にすわり、足を伸ばして休みます。

⑥反対側も同じように行ないます。

＊効果

①股関節に刺激を与え、血行を促します。

②仙骨周辺および腰周辺から腿にかけて、柔軟性を増すのに効果的です。

＊留意点および要点

初めのうちは膝が痛く、やりにくいかもしれませんが、バランスを保つことに慣れれば、容易にできるようになります。慣れてきたら、右踵と左膝の距離を縮めるようにします。

亀の体位　三段階　　クールマ・アーサナ

ヴィシュヌ神の化身である亀に捧げられた体位だといわれます。神の化身の亀は、背中に宇宙の中軸マンダラ山をかつぎ、神々が宇宙を創造するときに立ち会います。

＊行ない方

①両脚を前に伸ばしてすわってください。

②両脚を開きます。
両膝の間隔は、肩幅よりやや広めにします。

③両腕を両膝の下に入れていきます。片方ずつゆっくり入れてください。
それから、脚の下にはいった両腕を、膝裏で上から抑えつけるようにします。
両肩を床に圧しつけ、両手のひらは下に向けています。
さらに踵を押し出し床に圧しつけ、膝裏もより伸ばしていきます。
慣れてきたら、いっそう上体を伸ばすようにして顎を床に立ててください。腹部も胸部も、より床に密着していき

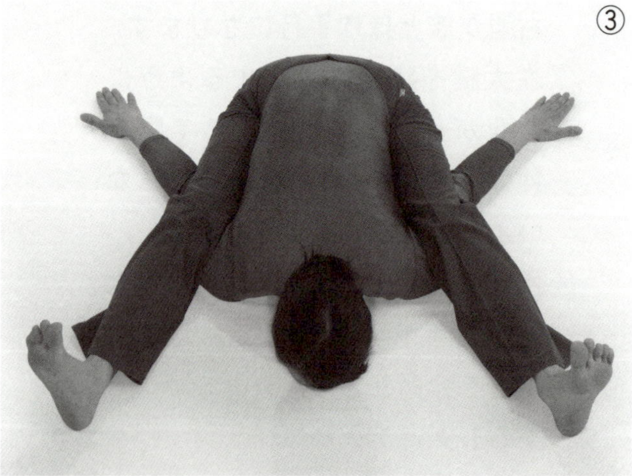
③

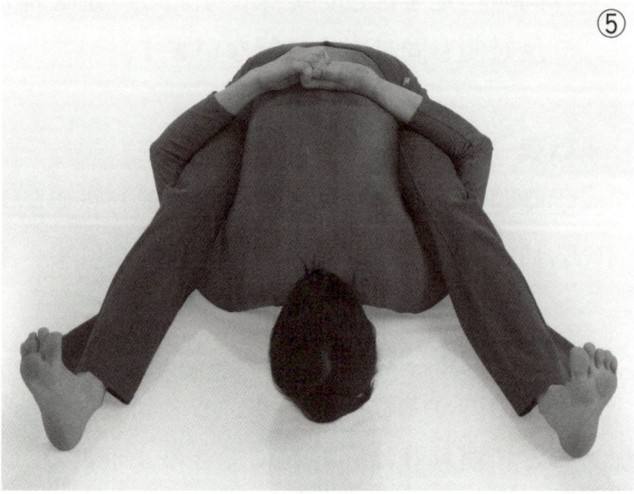
⑤

ます。第一段階です。

④らくな呼吸ですこし保持します。

⑤熟練者は、次の段階として、床に伸ばしている両腕をひねるようにして手のひらを上に向けながら後ろに回し、腰のあたりで両手の指を結びます。できるだけ膝と膝を近づけていきます。第二段階です。

⑦
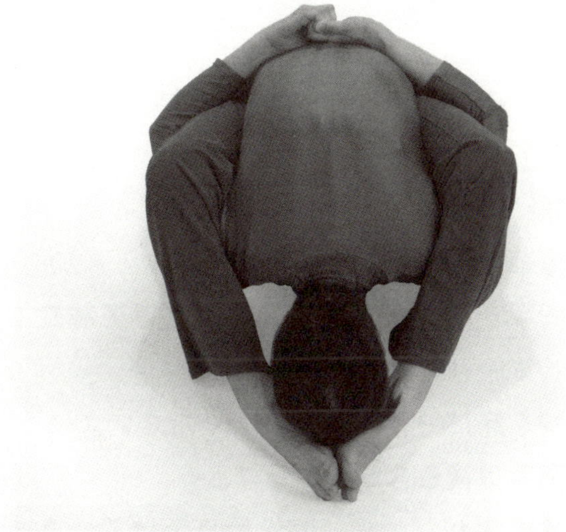

⑥ここでもすこし保持します。

⑦さらに、膝をゆるめて両足を頭に近づけ、顔の下で両足先をつけます。第三段階です。

⑧手足をほどき静かに上体を起こしてから、らくにして休みます。

＊効果

①心が平静になり、欲望、怒り、恐れなどが去ると伝えられてきました。

②脳神経を静めます。熟眠のあとの心地よい目覚めのような爽快感が生まれます。

③背骨の調子をととのえ、腹部内臓の働きを促します。

＊留意点および要点

〔亀が四肢をひっこめるように、心の安定している者は、欲望を対象物からひっこめる。そのとき、バランスのとれた理解が生まれる〕。これは、インドの古典、「バガヴァッド・ギーター」の一節です。

この体位は、ヨーガの八部門の第五、「制感」の準備段階に匹敵するともいわれています。

蜘蛛の体位

蓮華坐を組み、後ろ合掌して腹ばいになる体位です。

＊行ない方

①蓮華坐を組みます。

②両手を前の床に置き臀部を上げて膝立ちになり、さらに腹部を前に落として腹ばいになります。
胸を床につけ顎を上げてください。

③両手は後ろ合掌をします。

④息を入れながら、胸を反り上げていきます。腿、膝を床に圧しつけるようにして反ります。

⑤すこし保持をしてから上体を下ろし、手と脚をほどいて休みます。

⑥蓮華坐の脚を組み替えて、反対側も行なっておきます。

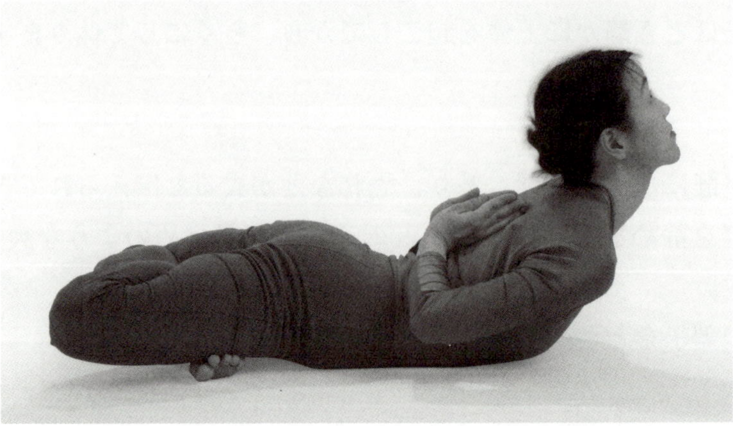

＊効果

股関節、肩関節、腰、背中と、心地いい刺激が入ります。

天秤の体位　トーラ・アーサナ

天秤式のはかりに形が似ていることからついた名前です。

＊行ない方

①蓮華坐ですわります。

②両手を腰の横に置いてください。

手のひらを床に、またはこぶしを握って、やりやすいように手を置きます。

③息を入れてから、その息を止め、一気に全身を持ちあげます。

両腕はまっすぐに伸ばしています。

下腹に力をこめ、その形を支えて、保息のまま保持です。

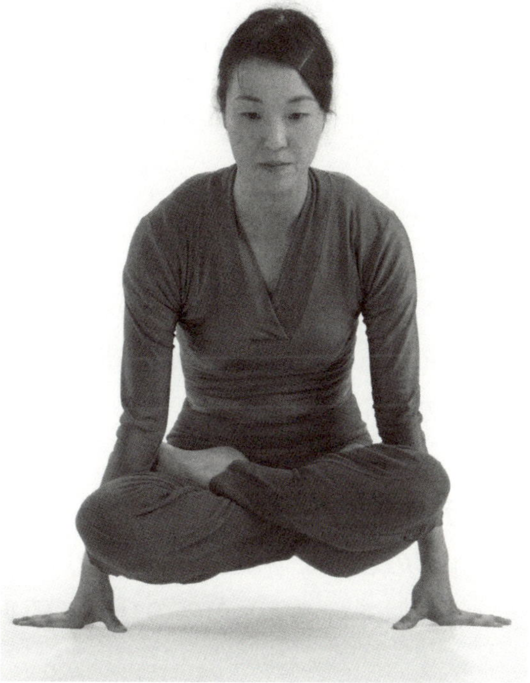

④息を出しながら尻を床に下ろし、脚をほどきます。

⑤脚の組み方を変えたら、もう一度同じように行なってください。

＊効果

①手首、腕、腹筋を強くします。

②肋骨下垂内臓下垂をただし、保息することによって腹圧が高まります。

③バランス感覚と集中力を養います。

＊留意点および要点

体は精神の良き協力者だと言われます。ヨーガは体を通して、感覚、知性、精神、魂を完全な域に到達させたいと考えます。

体位を行じることは、体の安定と健康を基に、精神的な安定へと新しい輪をひろげていくことです。体の弱点を克服することができれば、心から混乱や動揺が去り、内側が静かになっていきます。そのとき、私たちは自分の体の中に宇宙の鼓動と同じ響きを聞くことができるのだと思います。体と心、そして魂、どこからどこまでと区別などないのかも知れません。お互いにかかわりあって、どれもが宇宙の、神の、脈の一部のあらわれのような気がします。

偉大な意識が、自己のあらゆるところに沁みわたるように、体位法や呼吸法を行ないたいと願います。

アナンタの体位　アナンタ・アーサナ

アナンタは、ヴィシュヌ神の寝床となる蛇のことです。ヒンドゥー神話の中で、ヴィシュヌ神は暗黒の太古の海に浮かぶ千頭の蛇、シェーシャを寝床として眠るのです。

＊行ない方

①体の左側を下にして横になります。
②左肘《ひじ》を折って左の手のひらで頭を支え、体はできるだけ真っすぐにします。
③右膝を曲げて、右手で右足先を持ってください。
④息を出しながら右脚を伸ばし、その脚を床と垂直まで上げます。
⑤尻が後ろへ出ないように気をつけながら、普通呼吸で少し保持します。
⑥体位を解くときは、上へ向かって伸ばしている脚の膝を曲げてから手をほどき、②の状態にもどります。
⑦反対側も同様に行なってください。

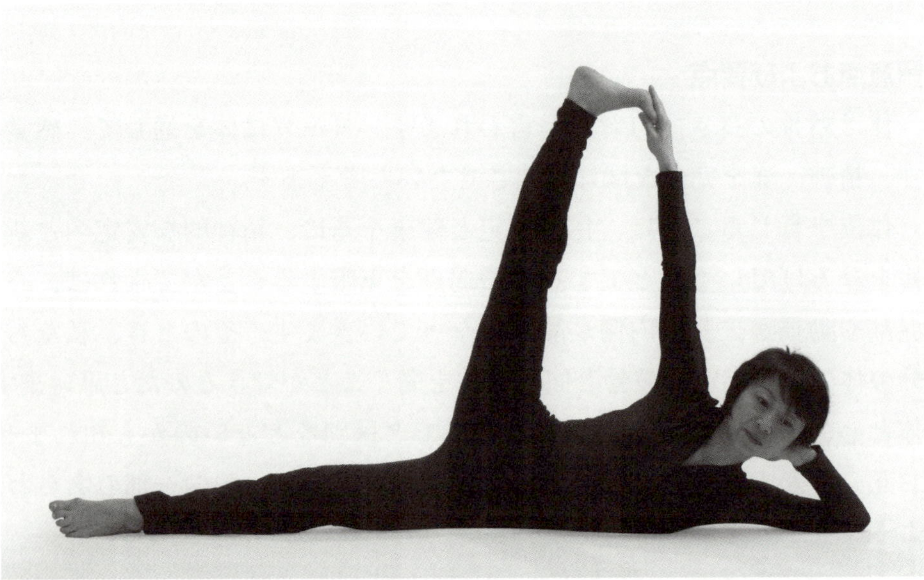

＊効果

①骨盤の周辺、股関節等によい刺激をもたらします。
②膝裏および腿、さらに背中の筋肉を整えます。
③腰椎へもよい刺激を与えることができます。

青鷺の体位　クラウンチャ・アーサナ

高く上げた脚が、青鷺の伸ばした頚と頭に似ていることからついた名前です。

＊行ない方

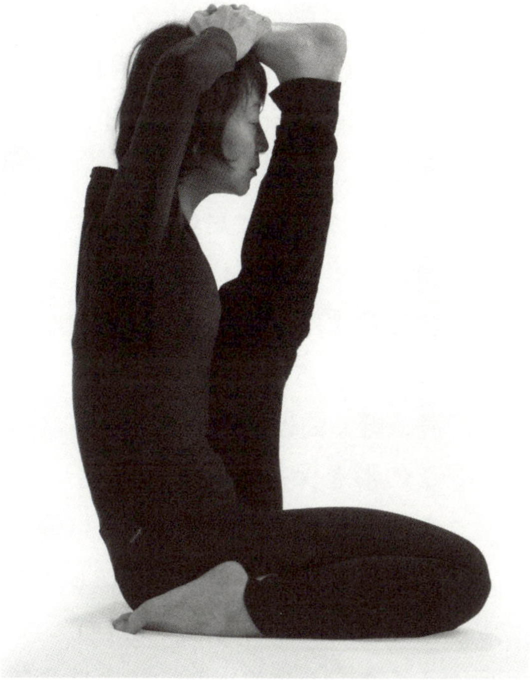

①腰を下ろし、両脚を前に伸ばします。
②右脚を折って、踵を尻の右側につけます。
折った脚は、足の甲を伸ばし、ふくらはぎが腿に触れています。膝をつけてください。
③左脚を曲げて、足を両手でもちます。
息を出しながら、左脚を上げていきます。
脚の裏側が十分伸びきるところまで上げます。踵を突き出し、アキレス腱も伸ばします。
④背骨を腰から起こして、上体と脚を近づけていきます。額というより、顎を脚につけるようにします。
⑤臀部を安定させて、すこし保持します。
⑥逆の順序で体位を解いたら、反対側の脚も同じように行ないます。

＊効果

①坐って行なう前屈の体位より難しいので、前屈系の体位と同じ効果が、

より大きくはいります。
②脚の筋肉を発達させます。

鷲の体位　　ガルーダ・アーサナ

鷲の名はガルダです。ヒンドゥー教パンテオンの主神のひとりヴィシュヌの乗り物で、鳥類の王です。白い顔、赤い翼、金色の体で描かれています。

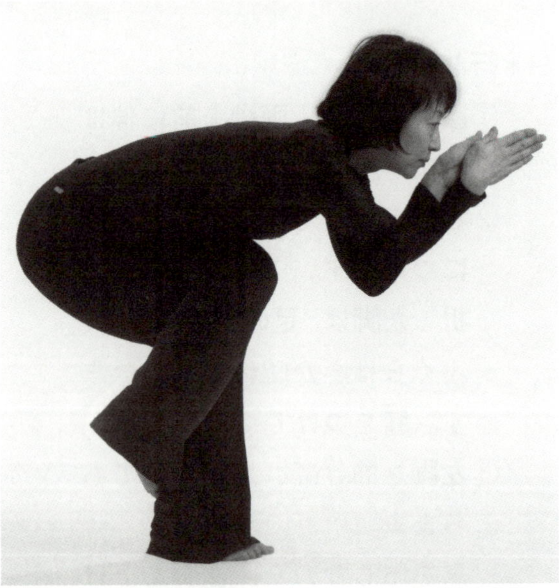

＊行ない方

①脚をそろえて立ちます。
②左脚を右脚の前にまわし、左の太腿《ふともも》を右の太腿に重ねるようにして交差させます。さらに、左脚を右脚にからませて、足首と足の甲も右脚のふくらはぎに深くからませるようにします。右の爪先は前方へ向き、右脚の膝は軽く曲げています。
③この形を保ったまま、両腕を胸のまえで交差させさらに深くからませて、両手のひらを合わせます。両手首を密着させるようにします。肘もつけています。
腕を交差させるとき、立っている脚と同じ側の腕を上にしてください。
④ここから、息を出しつつ上体を前にかがめていきます。
胸を、曲げた脚の上にのせてしまいます。
⑤すこし保持します。
⑥もどすときは、まず上体を起こしてから、腕をほどき脚をほどいて、直立にもどります。休んだら、反対側も行ないます。

＊効果

①体の柔軟性をつけ、バランス感覚を養います。

②脚、腰を強くします。
③腕の緊張がほぐれ、肩凝りにも効果的です。

＊留意点および要点
やりにくい人は、「開脚の前屈」に習熟するといいでしょう。

かんぬきの体位　パリグッハ・アーサナ

戸締まり用のかんぬきにその形が似ていることから、この名がつきました。

＊行ない方
①両脚をそろえ、足首を伸ばして膝立ちになります。
左脚を真横へ伸ばします。
②息を入れながら両手を水平まで上げてください。
③出す息で、ゆっくり上体を左へ倒していきます。
手のひらを合わせるように向きを変えつつ、右手を頭上に大きく円を描くようにまわして、左脚の方へ近づけます。両腕で両耳をはさむようにし、左手首は左足首につけていきます。
尻を突き出さないように、胸はできるだけ正面に向くように気をつけてください。
左右の腹部筋肉は、同じように伸びた感じが入るように留意します。
④普通呼吸で少し保持してください。

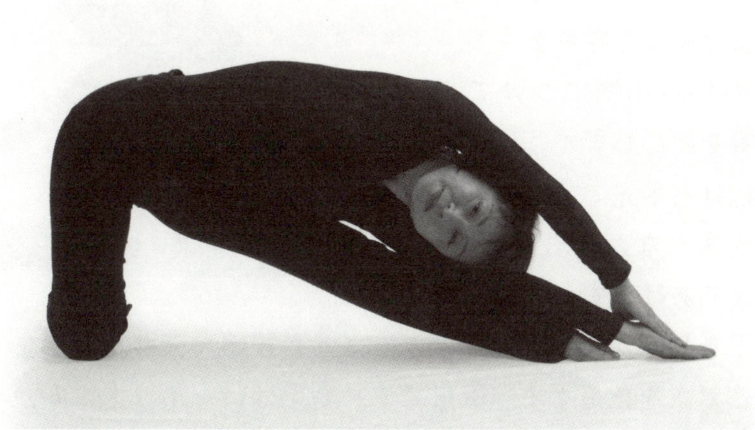

⑤息を入れながら、上体と両手を②の状態まで戻します。
⑥出す息で両手を下ろし、①まで戻してください。
⑦反対側も同様に行ないます。

＊効果

①骨盤とその周辺がよく伸ばされ、骨盤の開閉力を整えます。
②腹部筋肉、胸部筋肉の萎縮硬化を治し、内臓の位置異常、鬱血をとり除きます。
③背骨の柔軟性を増し、脚の筋肉を強め、さらに脚腰の硬さを除きます。
④腹部のたるみを防ぎます。

麦の穂の体位

麦の穂が波打つように、腕と上体をなめらかに動かし倒します。
途中で息の止めがはいるのが特徴です。

＊行ない方

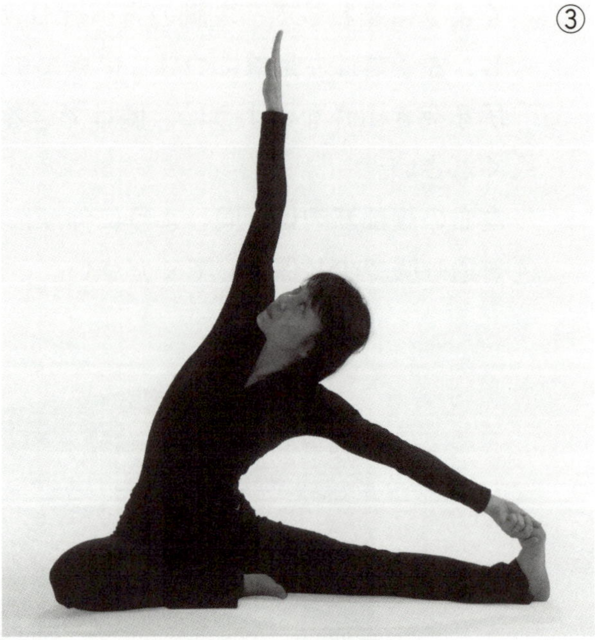

③

①腰を下ろして両脚を前に伸ばします。
ついで、左脚を大きく左へ開き、右脚は内側へ折って踵を恥骨につけます。
②左手親指で左足親指を掬《すく》うようにして持ちます。
右腕は右体側につけて、背骨を起こします。
視線は右手先です。
③息を入れながら右手を垂直まであげます。
右手を見ながら、手を上げきったとき視線も天井へ向きます。
そこで息を止めます。保息です。右手はいっそう上に向かって伸びていきます。背骨もいっしょに上へ向かって伸び、左脚の裏側ももっと伸ばされます。

④すこし保持です。

⑤出す息で、手のひらの向きを変えつつ右腕と上体を左へ倒していきます。
左の肘は、左の膝の内側につけます。
右体側を伸ばし、右腕は、肘はもちろん指先まで伸ばしています。
左脚の裏側も伸びています。

⑥入れる息で一度上体と腕を垂直まで起こし、次の出す息で右手を床まで下ろします。

⑦左手をほどき力を抜いて休んだら、反対側も行ないます。

⑤

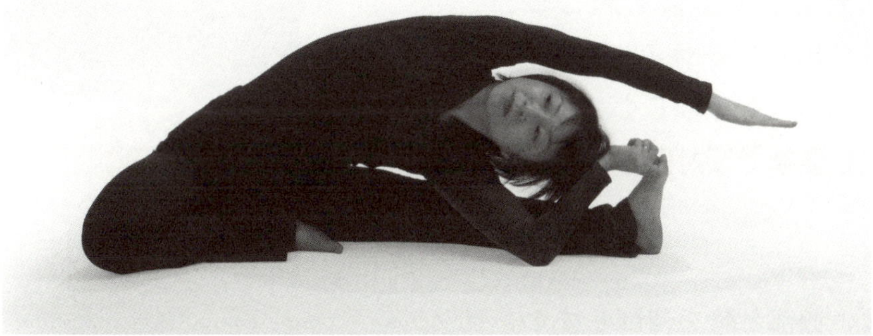

＊効果

①肩や頚すじ、背骨の血行を良くします。

②股関節の柔軟性、脚の裏側の伸びを呼びもどします。

③保息がはいるので、きもちが高揚します。

シャム猫の体位

体を横に倒す優美な体位です。

＊行ない方

①金剛坐をとり、両手を頭の後ろで組みます。

②息を入れながら背骨を起こし、出す息で臀部を左側の床に下ろします。
左踵が右尻の下にきています。

③息を入れながら、もういちど背骨を起こしなおし、出す息で上体を右へ倒します。体が前傾しないように気をつけます。
尻の下に踵があるので、腰は起きることを強いられながら横へ倒す力を受けます。優美な外見に似合わずなかなかきつい姿勢です。
④すこし保持です。
⑤入れる息で上体を起こし、息を出して一休みです。尻を真中へもどしてください。

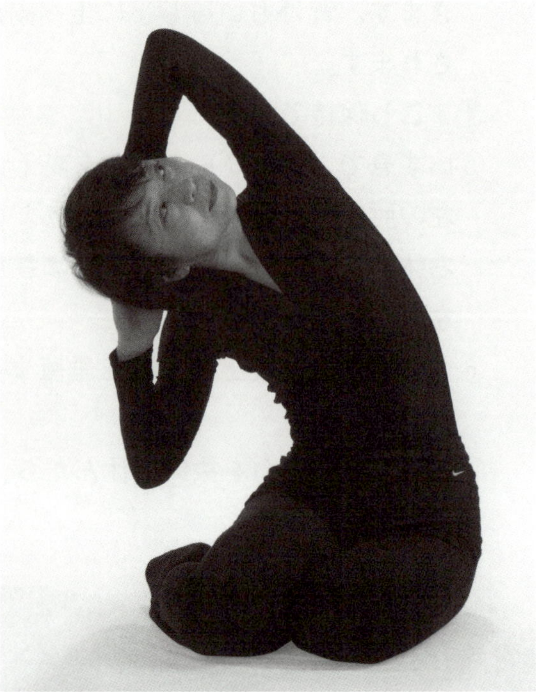

⑥同じ要領で反対側も行ないます。

＊効果
①腰の側部と腋を伸ばします。
②腰をほそくします。

牛面の体位　ゴームカ・アーサナ

後ろから見たときに、左右へ突き出した二本の足先がまるで牛の角のように見えることからついた名前だとも言われますが、由来はさだかではありません。

＊行ない方
①両脚を前に伸ばしてすわります。
②右膝を折って踵を左尻の横下あたりに置き、左膝も折ったら右腿の上に左腿を乗せます。
両足の裏は上を向き、両膝がしらは上下に重なるようにします。
③下になっている脚と同じ側の右手を頭上に上げ、肘を曲げて、手のひら

をうなじに当てます。
左手を下げたら、肘を曲げて後ろに回し、両手の指を肩甲骨のあたりで結びます。
④頭と首をまっすぐに起こし、鼻の頭を見つめるようにして静かな呼吸ですこし保持します。
⑤両手をほどき、両脚を伸ばして休みます。
⑥反対側も同様に行ないます。

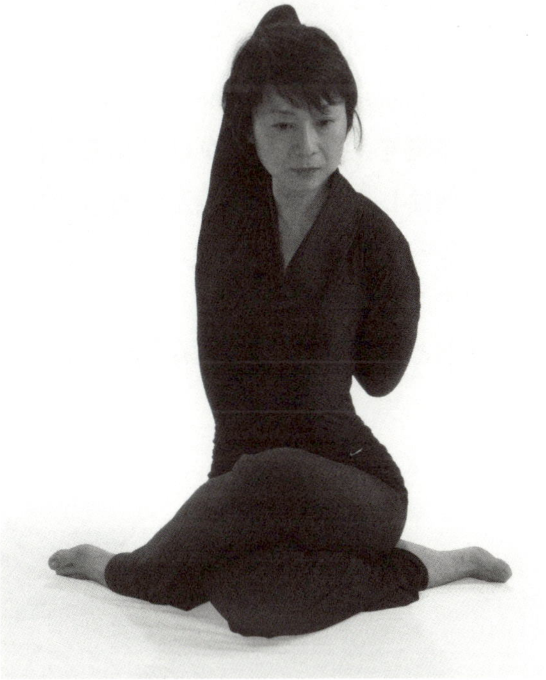

＊効果
①脚の筋肉の弾力性を増し、柔軟にします。
②胸がひろげられ、背骨がまっすぐにただされます。
③肩甲骨の可動性が増します。
④背中の筋肉が良い刺激を受けます。

＊留意点および要点
この体位は瞑想に準ずると言われています。視線を鼻の頭にあつめながら、しばらく静止します。

孔雀の体位　マユーラ・アーサナ

孔雀が蛇を殺すように、この体位は、体内に蓄積した毒素を殺してしまうと言われています。

＊行ない方
①両膝をすこし開いて四つんばいになります。
両手を前の床に置きますが、両方の小指側を並べつけるようにして、指

先は後方へ向けます。

②腕を内側へ絞るようにして折った肘をつけ、上腕部に胸を載せます。それから，脚を一本ずつ伸ばしてそろえ、体を真っ直ぐにします。

③体重を手首と手にかけながら、両脚を床から離します。同時に、上体を伸ばして、重心を前方へもっていくようにします。体は床とほぼ平行になっています。

④すこしの保持です。

⑤もどすときは、まず頭を床に下ろしてから、脚を下ろします。

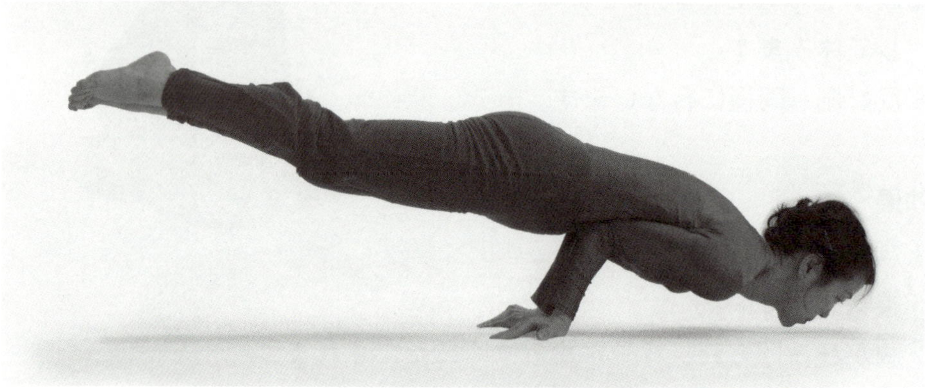

＊効果

①腹部機能の調整に目を見はる効果を発揮して、腹部内臓の血行をうながし消化能力を強めます。

②下腹部、肘、手首も強化します。

＊留意点および要点

横隔膜を圧迫しているので呼吸が苦しくなりがちです。あまり長い保持はしない方がいいでしょう。

蓮華坐で行なう孔雀の体位　パッドゥマ・マユーラ・アーサナ

前項の「孔雀の体位」が習得できたら、蓮華坐を組んで行なう姿勢に挑戦してみましょう。

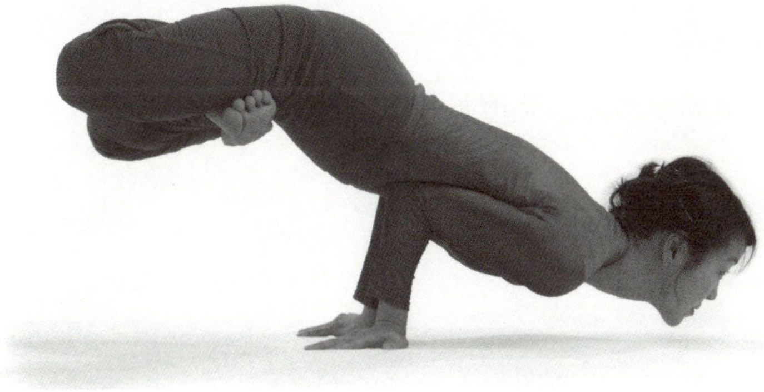

手足で支える杖の体位　チャトゥランガ・ダンダ・アーサナ

一本の杖のように硬くした全身を手と足で支えて、前方へ移動させます。

＊行ない方

①うつぶせになります。

②両脚を20cmほど開いて爪先を立てます。
両手は肘を折って胸の横で立ててください。

③腹部を床から離し、同時に腿も膝も床から浮かせます。6cmくらい上がるでしょう。そして、体全体を一本の棒のように硬くします。

④息を出しながら、全身をゆっくりと前方へ動かします。
足の甲が床につきます。

⑤全身を硬くしたまま、すこし保持をいれます。

⑥体をゆるめて床に下ろし、休みます。

③

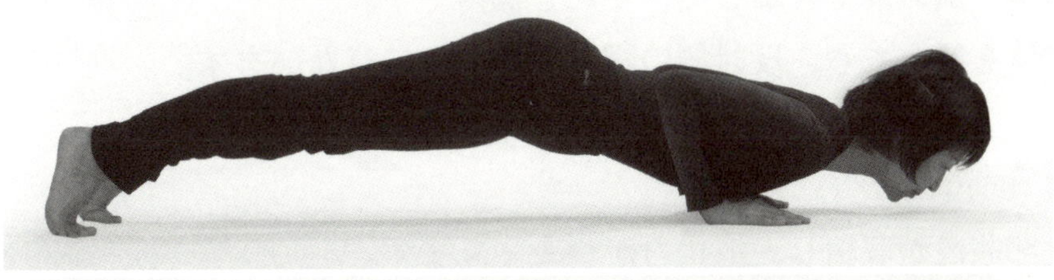

④

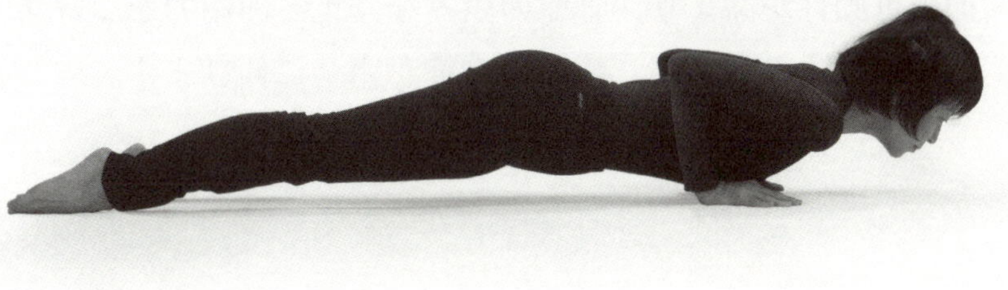

＊効果

①内臓を収縮させ、調子を整えます。

②腕と手首を強め、可動性を増します。

片脚をかつぐ体位　エーカ・パーダ・シールシャ・アーサナ

難しい体位です。習得には時間をかけてください。

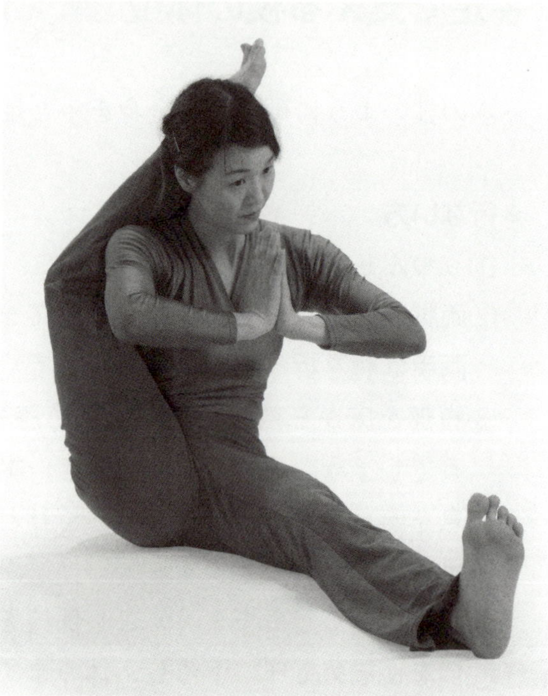

＊行ない方

①腰を下ろし、両脚を前に伸ばします。

②右脚を曲げて足首を持ち、上体に引き寄せてください。さらに右腿を高く後方へ持ち上げ、上体をすこし前かがみにしながら右足首を頚《くび》の後ろへつけます。頚と頭を起こすようにして背中をまっすぐにすると、右腿が右肩の後ろにきます。左脚は、裏側を伸ばして床に着けています。

③両手を胸の前で合掌して、すこし保持です。

④体位を解いたら、反対側の脚も同じように行ないます。

＊効果

①腹部筋肉が収縮し、消化力がつよまります。

②股関節の可動性が高まり、骨盤の歪みを修正し開閉力をつけます。

③頚、背中が強化され、腿、膝の筋や腱が完全に伸びます。

＊留意点および要点

頭の位置を安定させないと、足が頚から滑り落ちてしまいます。

ライオンの体位　　シムハ・アーサナ

ヴィシュヌの化身獅子人に捧げられた体位だといわれています。かたちも、ライオンが吼えている様子に似ています。鼻から息を入れ、口から息を出すことが特徴です。自己のうちにある傲岸《ごうがん》不《ふ》遜《そん》なものを、吐きつくすつもりで行ないます。

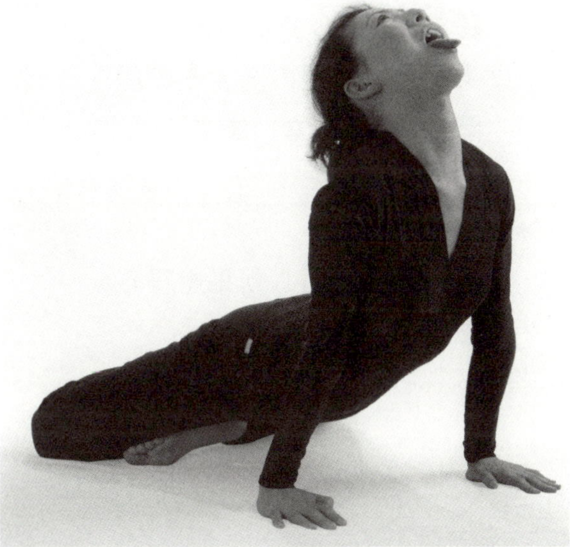

＊行ない方

①蓮華坐をつくります。

②両手を前の床に置き、いったん膝で立ちます。それから、骨盤を前下方へ下ろすようにして、体全体で反ります。

③口を大きく開き、あーと声をだすようにして喉を開きながら、舌を下方へ突き出します。このとき、眼は、かっと見開いてください。

④出した息を止めて、すこし保持します。

⑤息を入れながら舌をゆっくり引っ込め、顔の緊張をゆるめて蓮華坐にもどり、休んでください。

＊効果

①口臭を除き、発声が明瞭になるといわれます。

②顔の血色をよくし、喉の血液循環をよくします。

③うなじ、喉、顔の筋肉をゆるめます。

④眼、胸、背骨を強化し、脊椎下部の位置異常を正します。

ライオンの体位の変型

前項をもうすこし容易にしたものです。

＊行ない方

①金剛坐ですわります。

②両手を前の床に置きます。
10本の指先を床に立て、体重を指にかけるようにして尻を上げます。
踵をつきだしてください。

③あとは、前項の③④⑤の段階と同様に行ないます。

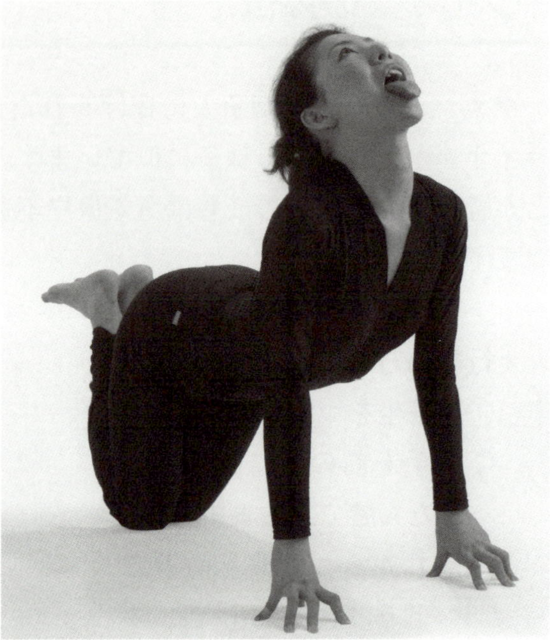

＊効果

前項とほぼ同じ効果を得られます。

蓮華坐で足先をつかむ体位　バッダ・パッドゥマ・アーサナ

本来は「捕われた体位」という意味をもっています。手を背後で交差させ、蓮華坐を組んだ足先をもつ姿勢が、足と手で体をつかむような恰好になるからでしょう。

＊行ない方

①蓮華坐ですわります。できるかぎり深く組むのが要点です。膝がしらを近づけ、足先が体の外側へつきでるくらいまで深く組んでください。

②両手を後ろに回して、足先をつかみます。より高くなっている足からつかむといいでしょう。

③頸を伸ばすようにして、頭はできるだけ後ろへ反らせるようにこころがけながら、すこし保持します。

④手をほどき、脚を解いてから休みます。
⑤脚の組み方を変えたら、もう一度同じように行なってください。

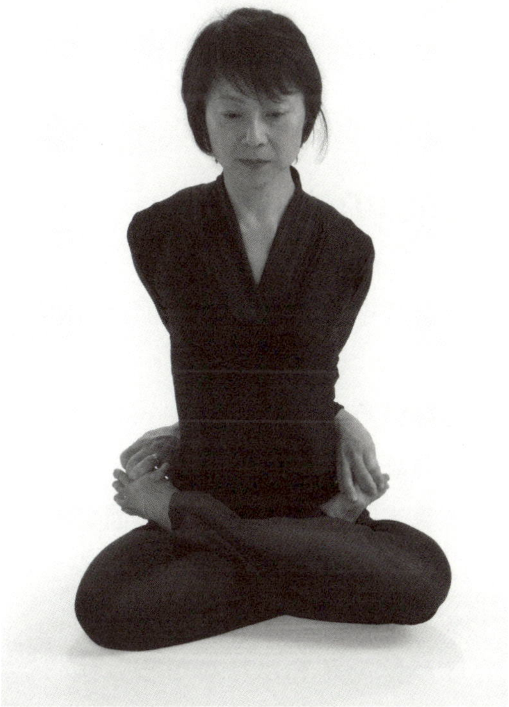

＊効果

胸郭をひろげ、肩の可動性を増します。また、それらの状態の確認にもなります。

雄鶏の体位

クックタ・アーサナ

蓮華坐に組んだ脚の間から見える両腕を、雄鶏の脚に見立てます。

＊行ない方

①蓮華坐を組みます。
②手を、腿とふくらはぎの間に差しこみます。徐々に肘まで入れてください。
③一気に体を持ち上げます。両手のひらで体を支えています。
④自然呼吸ですこし保持します。
⑤体を下ろし、手脚をほどいたら、脚を逆に組みかえてくりかえします。

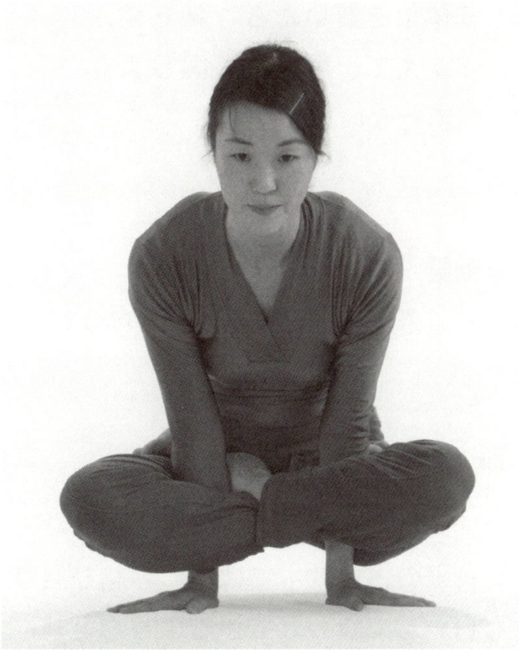

＊効果

手首と腹筋を強めます。

牛飼いの体位　ゴーラクシャ・アーサナ

バランスをとるのがむずかしい体位です。保持は１〜２秒です。

＊行ない方

①蓮華坐を組みます。
②まず、両手を前の床に置いて、尻を上げ膝で立ってください。
③バランスをとりながら、両手を床から離し、体を垂直に立て、腿を伸ばして膝がしらだけで立ちます。
④安定したら、胸元で合掌してできるだけ保持します。
⑤体位を解いたら、脚を組みかえて、反対側も同じように行ないます。

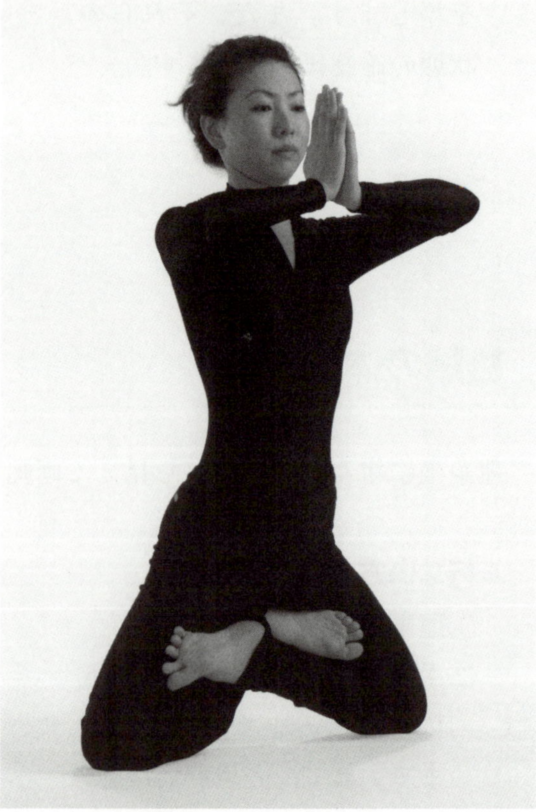

＊効果

蓮華坐で得られる効果のほかに、バランス感覚を発達させます。

結び目の体位　カンダ・アーサナ

ヨーガの古い教本では、この結び目は下腹部にあり、円くて、あたかも柔らかな白い布で覆われているようだと述べています。ここには、大きなエネルギーが眠っていると伝えられます。賢者には自由を、愚者には束縛をもたらすエネルギーです。
肢関節の柔軟性を必要とする、難しい体位です。

＊行ない方

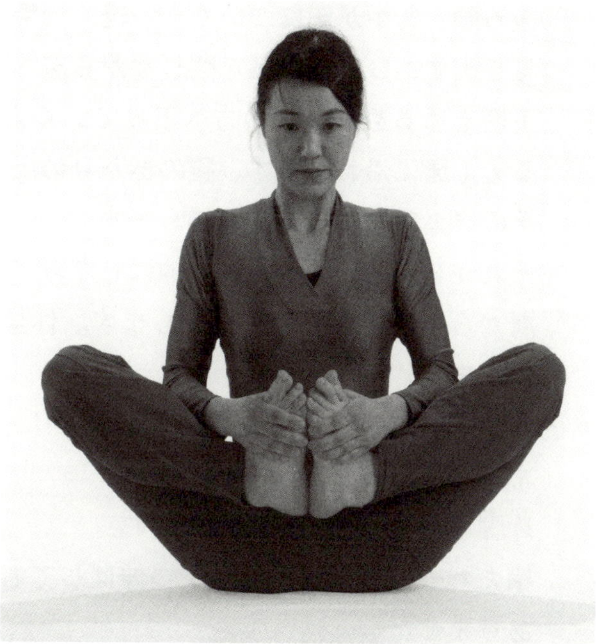

①両脚を前に伸ばして腰を下ろします。
膝を曲げ、両足裏をつけ、さらに、その踵を腿の付け根に引きつけます。
②まず、それぞれの手で、右足左足をつかみます。
持った足を手前に引きつけ、持ち上げて、足首をひねり足裏を上へ向けます。
③さらに、できるかぎりその踵と足裏を腹部へ引きつけながら、もっと上へと持ち上げます。
④肋骨を四方にひらくようにして、すこし保持をします。
⑤足を下ろして休んでください。

＊効果

臍から下のすべての筋肉を刺激し、股関節、膝関節、くるぶしを柔軟にします。

英雄坐で横たわる体位　カプタ・ウィーラ・アーサナ

英雄坐ですわってから、床の上に上向きに寝る体位です。

＊行ない方

①英雄坐ですわります。

②上体を後ろに倒して肘を床につき、肘に体重をのせるようにしながら上向きに寝ます。

③後ろ頭と背中が床についたら、軽く両手で踵をつかみます。
息を出すたびに、両膝を閉じながら床へ下ろしていきます。
下腹をゆるめ臍が床の方へ下りていくように感じながら、背骨全体をゆるめて床に沿わせます。腰のあたりの反りを消してください。
そのままですこしの間保持します。

④それから両手を頭の先まで伸ばしてみてください。
肩から十分伸びてから脱力します。体全体を伸ばした状態で、すこし静止します。

⑤両手を体の横にもどしてから、静かに上体を起こして英雄坐にもどります。
片脚ずつ伸ばしてから休みます。
横たわったままで、片脚ずつ伸ばしてもいいでしょう。その方が無理がありません。

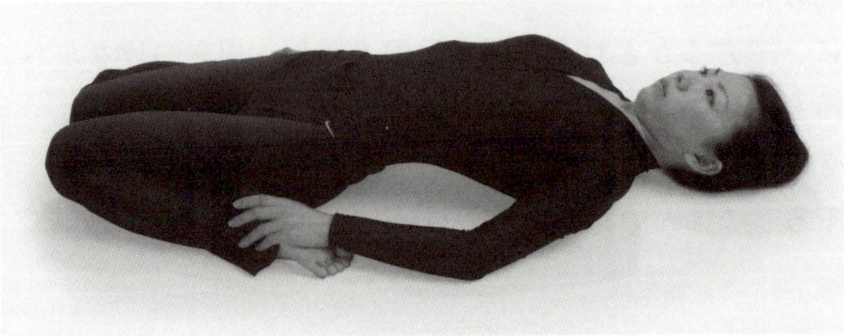

＊効果

①骨盤の周辺を伸ばし、骨盤内の内臓を活性化します。

②股関節、膝関節、足首の柔軟性をとりもどし、腹筋の弾力性をたかめます。

③前屈姿勢をただし、姿勢が美しくなります。

＊留意点および要点

ひどく脚が疲れたとき、たとえばハイキングで長時間歩いた後や、立ち仕事の続いた後などに、この体位と「全身の体位」とを組み合わせて行なうと、より効果的に疲労が解消されます。
　初心の場合は、背中が床に下りなかったり、膝が開いたりしてしまいますが、これは脚と腰の周辺の筋肉が縮んでいるせいです。落胆せず、気長に続けてみてください。

脊柱をねじり伏し拝む体位

＊行ない方

①両脚を前に伸ばして腰を下ろします。
②両手を右腰の横に置き、上体を右に90度ねじります。
③息を出しながら、肘を折って体を床へ近づけ、鼻を床につけます。
　このとき、左の臀部が床から離れないようにします。
④すこし保持です。
⑤息を入れながら上体をもどします。
⑥手の位置をかえて、反対側も行ないます。
　場合によっては、数回くりかえしてもいいでしょう。

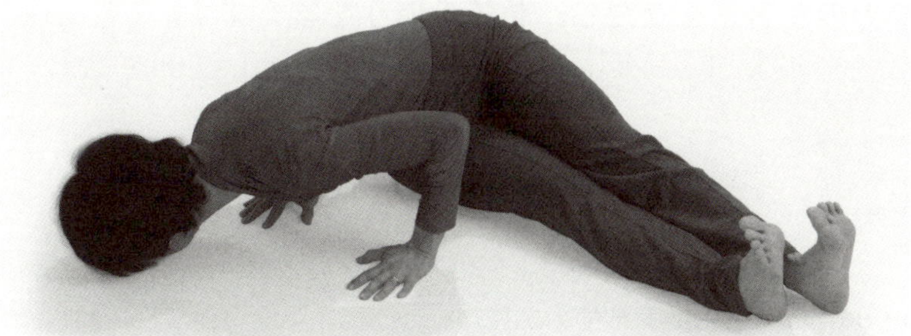

＊効果

背部と腰部の筋肉を弛緩させしなやかにし、脊髄神経を刺激します。

片脚を折り、伸ばした脚を上げる体位

＊行ない方

①腹ばいになり股関節をひらくようにして右脚を外に曲げます。

左脚は伸ばしています。
腹部全体を床につけてください。
両肘を折って、手のひらを胸の横に置きます。
②息を入れながら左脚を上げます。
③ついで上体も起こします。臍を床につけたまま、できるだけ反り上がります。
④出す息で、脚も上体も下ろしてください。
⑤反対のかたちも同じように行ないます。

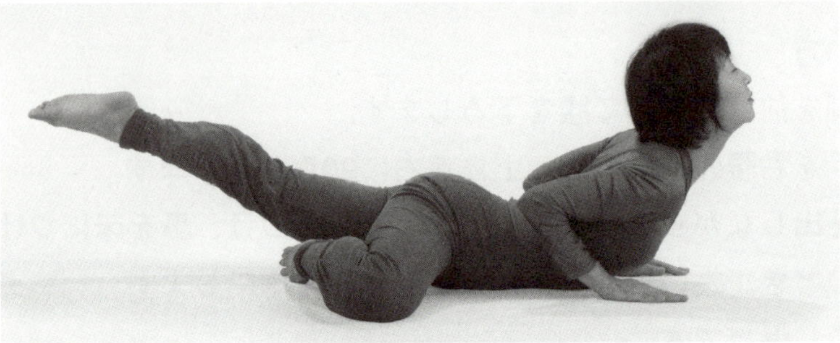

＊効果

①胸筋と腹筋の萎縮硬化が除かれます。
②腰椎の前湾曲失調がただされ、脊椎の弾力性がたかまります。
③腰の筋力の左右差をただし、肋骨の偏りを整えます。

丘の体位

保息がはいり、体が温まります。

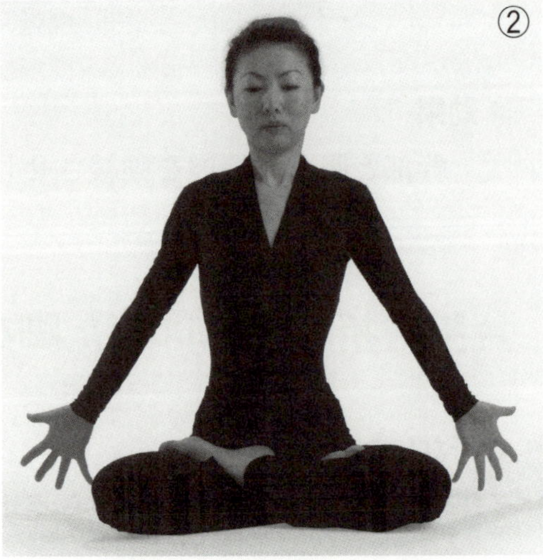

＊行ない方

①蓮華坐ですわります。
②両手の指に力をいれて開きます。
小指にも力をいれます。
その手を腰の横に肘を伸ばして添わせ、背骨を起こします。
③息を入れながら、腕を上げてい

きます。頭のなかで7つ数え終わったとき、頭の上で両手親指をつけます。
④そこで息を止めて保持です。
⑤7つ数えるうちに、息を出しながら腕を下ろします。
⑥緊張を解いて休んでください。

③

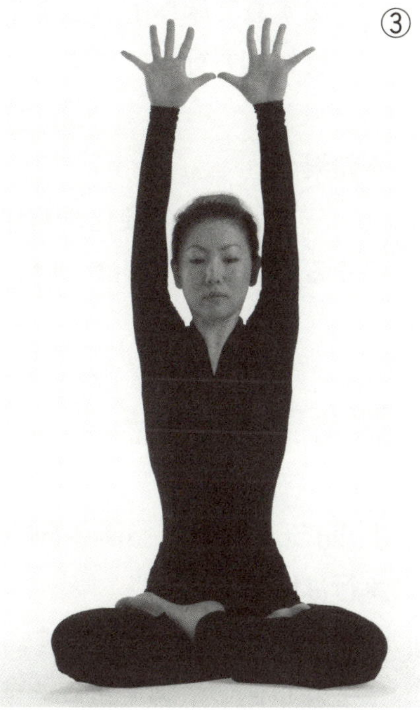

＊効果

体が温まり、気力が充実します。

＊留意点および要点

始めから終わりまで、手指10本をしっかり伸ばし、背骨に力をいれて起こし、両腕は体の後ろへ引いて胸をひらいています。

うつ伏せで片脚を上げる体位

＊行ない方

①うつ伏せで寝て、顎の下で両手を組み、両脚をそろえます。
②息を入れながら右脚を上げます。右脚は膝を伸ばしています。骨盤が床から離れてもかまいません。脚はできるだけ上げます。
③出す息で、上げた脚を左へ倒します。右肘が床から離れないようにします。
④脊椎の最下部仙骨あたりに圧迫を感じながら、すこし保持です。
⑤息を入れながら右脚を起こし、

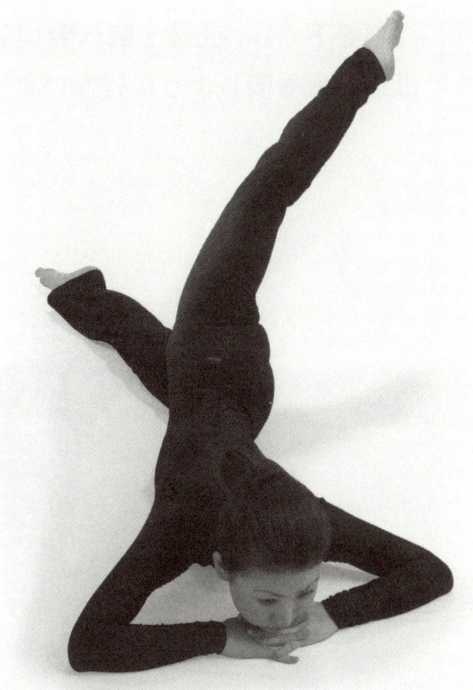

出す息で床へ下ろします。
⑥反対側も行ないます。

＊効果

一方的な腰の硬化や肩甲骨の不ぞろい、胸椎の歪みを矯正し、そこからくる内臓異常や腰痛、肩こりなどに効果的です。

腰背部、下腹部および肩腕のうっ血を除く体位　4種

1. 四つんばいから両手脚を上げる体位

＊行ない方

①四つんばいになります。膝はそろえてください。爪先は立てています。
②同じ側の手脚を上げます。できるかぎり高く上げ、前後の壁を圧《お》すつもりで手のひらと踵を突き出します。
視線は前方へ向けています。
③すこし保持をしてから、上げている脚を、反対側へ流します。軽く、しかし腰から流します。
④脚を下ろし四つんばいにもどってから、立てている爪先をもどして踵に臀部を下ろし、上体を前へ倒します。額を床につけて、脱力してください。
⑤反対側も同じように行ないます。

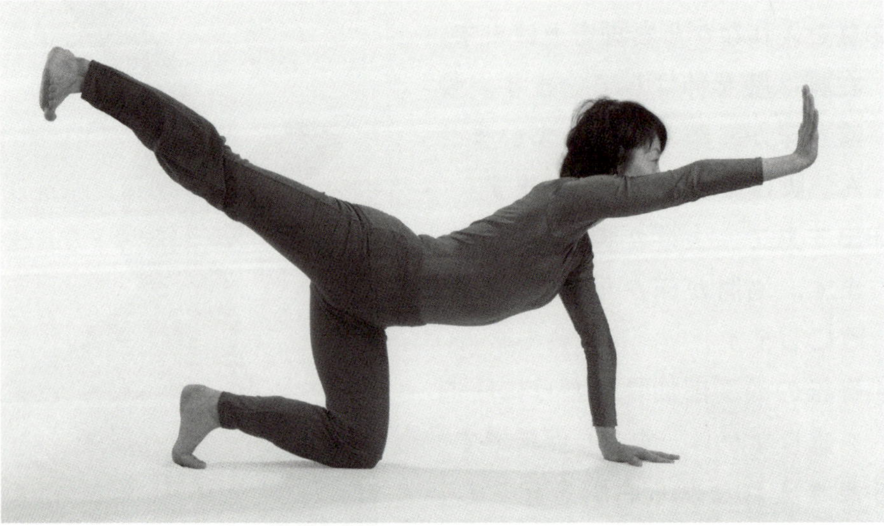

＊効果

①伸ばした側の背部と、反対側の腰部がよい刺激を受けます。

②腰背部の、締まる力とバランス力がたかまります。

③肩腕の萎縮を解消することに効果的です。

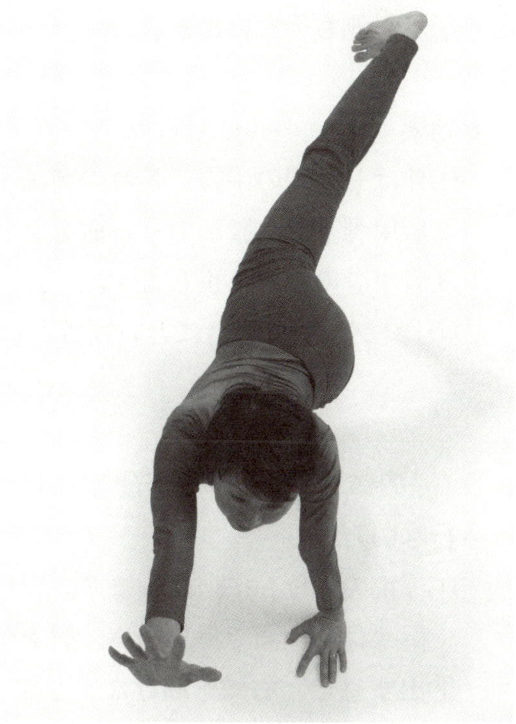

2. 顎を床に置いて脚を上げる体位

＊行ない方

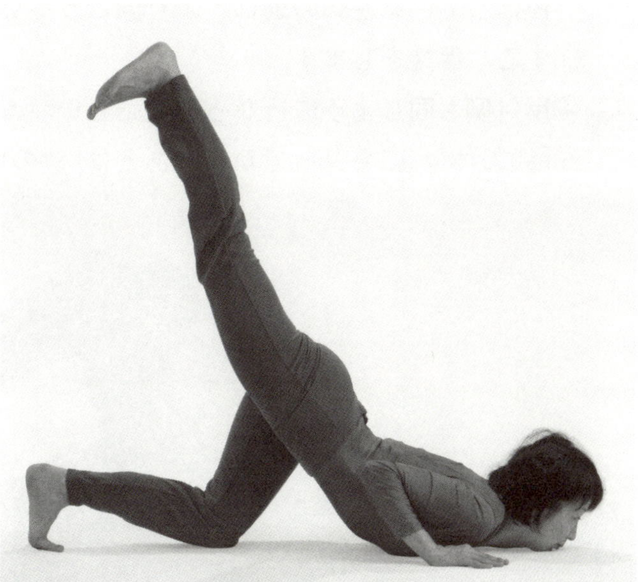

①まず四つんばいになります。

膝をそろえて爪先を立て、両手を床に置いたら、肘を折って、両手の間に肩を置きます。

喉を伸ばして床に顎を立て、胸を床に下ろして姿勢を安定させてください。

②息を出しながら、右脚を上げます。

踵を突き出して、あたかも踵を天井へ突き上げているかのようです。

③すこし保持をします。

⑥もどすときは、まず脚を下ろし、肘を伸ばして上体を起こし金剛坐へもどります。

⑦反対側も行ないます。

＊効果

①伸ばした側の手脚、半身の萎縮を矯正します。
②肩甲骨下部、腰部のうっ血をとります。
③肩甲骨の位置を正します。
④「コブラの体位」に近い刺激がはいります。

3.「鋤の体位」から片耳を圧する体位（アルダ・カルナピーダ・アーサナ）

＊行ない方

①「鋤の体位」にはいります。
両手は背中側で指を組み、肘を伸ばします。
②出す息で、右脚を曲げながら膝を耳の方へ引いてきます。膝の内側で耳を圧している感じです。
伸ばしている左脚の踵は、より向こうへ突き出します。
③すこし保持をします。
④反対側も同じように行なってください。
⑤「鋤の体位」にもどってから、あとは「鋤の体位」を解く要領でもどります。

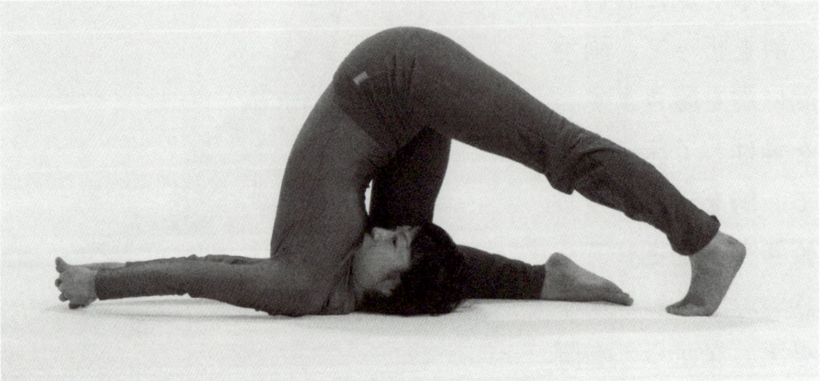

＊効果

①下腹部のうっ血をとります。
②内臓下垂の矯正、内臓強化に効果的です。
③肩頚のうっ血と凝りをとります。
④背部の萎縮硬化の解消に有効です。

4.脚を折って腹側部を伸ばす体位

＊行ない方

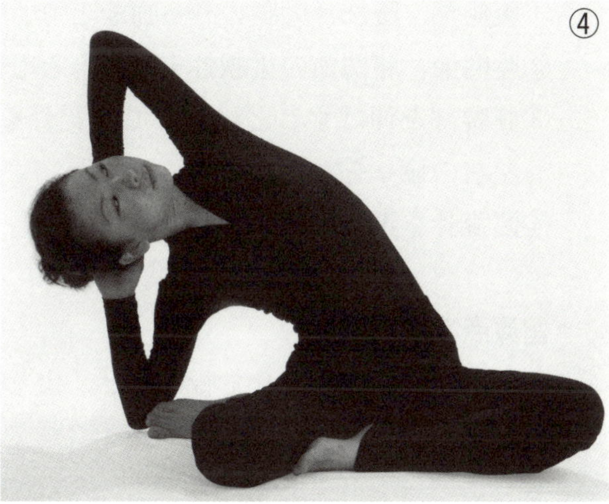

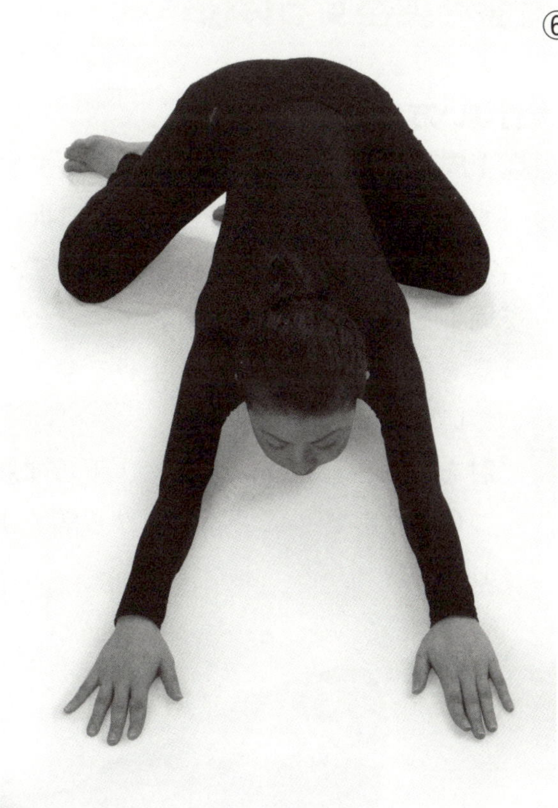

①腰を下ろして両脚を伸ばします。

②左脚を内側へ折って踵を会陰部につけ、右脚は踵を臀部右外側に引きつけるようにして、膝を折ります。

③臀部を床に安定させ、両手を頭の後ろで組んでください。

④出す息で、上体を右真横へ倒していきます。左肘を見上げるようにして、体が前傾しないように気をつけます。

⑤すこし保持します。

⑤入れる息で上体を起こしたら、両手をほどきます。

⑥次いで、両手を前の床に置きます。
その手を前方へすべらせながら、出す息で上体を前へ倒してください。左くるぶしに恥骨がつくように、つまり、できるかぎり臀部が上がらないようにしながら、顎を床に立てます。

⑦すこし保持をしてから上体を起こし、手脚をほどいたら反対側も行ないます。

＊効果

①腹側部、腰部、大腿のうっ血をとり、血行を促します。
②股関節、膝関節の柔軟性を呼びもどします。
③側腰部を伸ばすことによって、背骨をやわらげ血行を促進し、腰背部の左右の偏りをただします。
④頭蓋骨を正位置にもどします。

＊留意点および要点

④と⑥の動作を併せて行なうと、より効果的です。

骨盤を調整する体位

＊行ない方

①上向きで寝て、右膝を折って立てます。
ついで、左脚を半蓮華坐のように折り、右腿に左足の甲を載せます。
左足の甲は、できるだけ引きつけて、腿の付け根に載せてください。
②両手を頭の下で組みます。
③息を入れながら腰を引き上げ、息を出しながら折った左膝を床に近づけていきます。
肘を床から離さないように、下ろす膝は床に下ろしきらないように気をつけます。さらに、股関節から開くように、腰が下がらないように留意します。

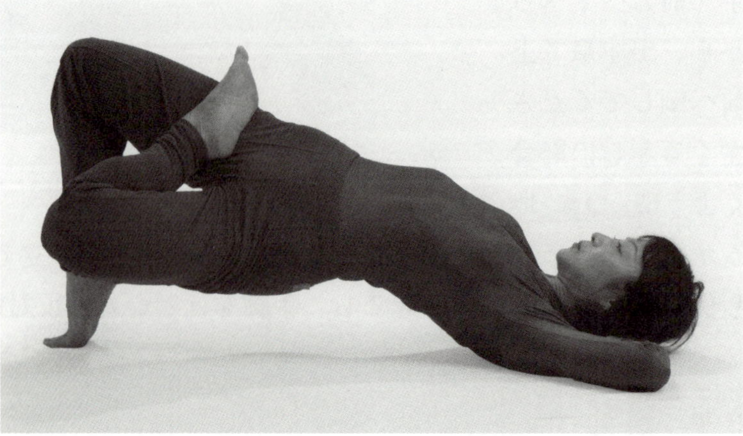

④すこし保持します。
⑤息を入れながら膝をもどし、出す息で腰を床に下ろします。
⑥反対側も行ないます。

＊効果

骨盤の左右差を整え、腰のねじれを正し、股関節の柔軟性をとりもどします。

片脚のガス抜きの体位

とてもやさしい体位ですが効果は高く、腰椎の状態をただします。朝排便前に行なうと、排便促進、ガス抜きにも役立ちます。

＊行ない方

①両脚をそろえて上向きに寝ます。
②右脚の膝を折り、両手で脛をかかえます。
左脚は床に伸ばしたままです。両踵を押し出します。
③息をゆっくり吐きながら脚を胸にひきつけ、同時に上体を上げていきます。
折った脚は、体の正中線へ向かって引くようにしてください。

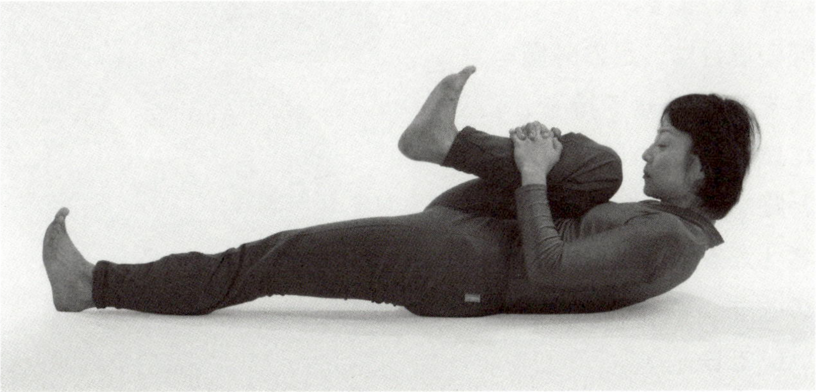

④息を出した状態で、または普通呼吸でしばらく保持します。
伸ばした脚は、踵が床から浮かないようにして、脚の裏側全体を床につけるようにすると、より下半身への刺激がたかまります。

⑤反対側も同じように行ないます。

＊効果

①便秘や、腹部に膨満感のある人に効果的です。
②腹部神経叢に刺激をあたえ、腹部内臓の働きの活性化をはかります。
③胸腔内の炭酸ガスを排除し、腹腔内の静脈血を心臓に搾り上げます。
④恥骨を下げ骨盤を正常位置にもどすことによって、関連部分である肋骨を整えます。
⑤腰部の状態をニュートラルにもどします。したがって、反った体位の後などに行なうといいでしょう。
⑥腰背部の血行をよくし、腰背痛をとります。

両脚のガス抜きの体位

「腹部膨満防止の体位」とも呼ばれます。ここでは両脚で行なう体位を述べます。

＊行ない方

①両脚の脛をかかえ、同じように行ないます。
両脚の場合は、足の外側を、両手を交差させて持ち、ことに臍《へそ》を引きつけながら背中と腰をまるめてください。
別名「だるまの体位」です。このまま、前後に転がるのもいいでしょう。

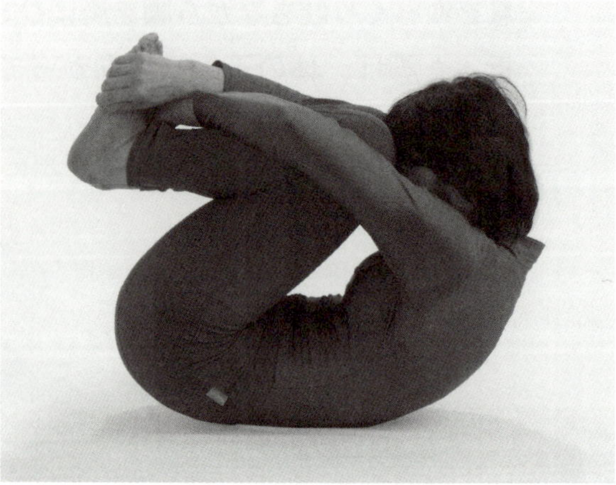

＊効果

前項と同様な効果が得られます。

完全弛緩の体位　シャヴァ・アーサナ

心身の完全弛緩をめざす体位です。体は死骸の真似をして、体も意識も動かさず、意識的に心身をリラックスさせるので、「死骸のポーズ」とも呼ばれます。ヨーガの体位の中でもっとも重要な体位です。一見やさしそうに見えるのですが、実はとても難しい体位なのです。

外見上睡眠に似ていますが、たとえ熟眠とはいっても夢をみたりして心身ともに完全に弛緩するわけにはいかない睡眠とは、根本的に違います。

熟達すれば、この体位の五分間は一時間の睡眠に匹敵するといわれます。各種の呼吸法や体位法を行なったあとに、適宜いれてください。

＊行ない方

①上向きに寝ます。

足はらくなところに投げだし、足幅は30〜40㎝ほど開きます。これも自然でらくなところです。

目を軽く閉じて、腕は体の横に、手のひらを上に向け自然に置きます。

②全身のあらゆる部分から力が抜けていくのをイメージします。足先、足全体、腰、腹、胸、手指、腕、肩、首、顔と、順次意識を集中しながら、弛緩に専心します。

③心も体もしだいに柔らかく温かく静かになっていきます。

この過程を感じとりながら、5〜10分保持します。

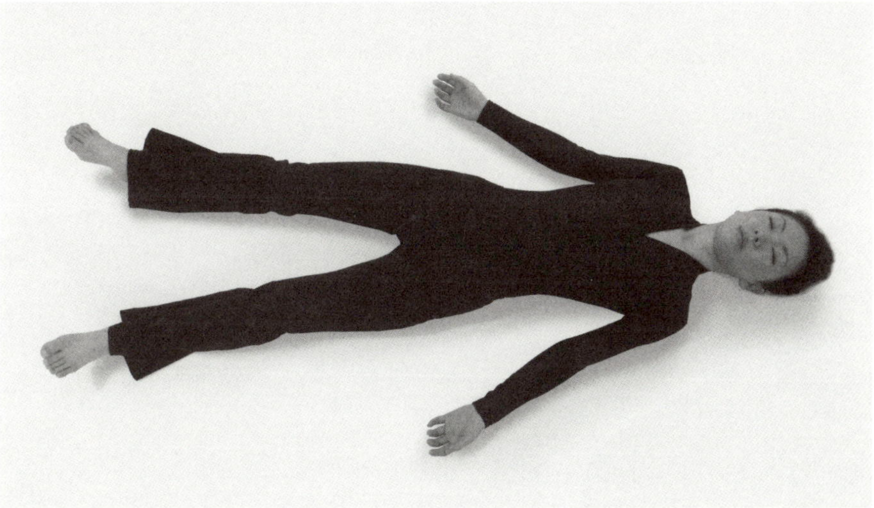

④終わったとき、急に起き上がらないでください。足や手に力を入れたり頭を軽く左右に転がしたりして、心と体に少しずつ緊張をとりもどし目覚めさせてから、ゆっくり起き上がります。

＊「完全弛緩の体位」における進歩の三段階

①第一段階

最初はなかなかうまく全身を弛緩させることはできません。顔の緊張がとれず、奥歯を噛みしめたり、眼球が動いたり、手足の指が動いたりしています。こんなときはまだ雑念に追われ、心の緊張はとれていません。呼吸のリズムも粗雑です。まず呼吸のリズムを調えることに集中します。

②第二段階

心身ともに緊張と弛緩の感覚が鮮明になってくると、体位実習中の弛緩もより深まってきます。ここまでくると、しばしば眠りこんでしまいます。眠ってしまうことは決して悪いことではありませんが、眠ってしまうとそれ以上の深い弛緩を得ることができませんので、この体位の効果は減ります。次の段階に進むためには、意識は覚醒したままで、より深い弛緩が得られるように努めます。

③第三段階

雑念状態は消え去り、しかも意識は覚醒していて、心と体は完全に弛緩しています。体はよりゆったりと、違和感や不安感はまったく消え去り、長く深い呼吸のみが続きます。このリラックスしたすばらしい状態は実習者の潜在意識に深く残り、心と体を根本から変えていきます。

ひとくちメモ⑦

ヨーガで考える【プラーナ（絶対生命素）】とは

プラーナとは、「生命の息」とか「生命エネルギー」という意味である。全宇宙にいきわたる唯一者の大生命で、それはエネルギーとしてあらゆる世界層にあらわれる。

人についていえば、肉体の機能から心的活動のすべて、精神力にいたるまで、すべてプラーナの変形であるということができる。物質界にあらわれたプラーナは、物質の分子や人の細胞、活力などを調和させ、働かせ、維持するエネルギーとなって存在しつづけるというわけである。

人の場合は、一生の間、それは充当されつづける。これは、なにも人だけにかぎらず、プラーナの産物である動物にも植物にもいえることである。また、その過不足は、疲労や病、不健康につながっていく。

プラーナはそのまま人の呼吸というわけではないが、呼吸をすることは、プラーナをとり入れるためのひとつの大きな方法である。

もうひとつプラーナをとり入れる方法は食物からであるが、物質界にあらわれるとき、プラーナは太陽光線にのってあらわれる。光のふんだんなときエネルギーも豊富になるわけで、太陽光線を豊富に受けた食物は、プラーナも豊かである。種子や木の実などに光と水をあたえれば発芽するのは、プラーナの発現である。

したがって、ヨーガでは、食するものはできるだけ生命のとどまっているもの、つまり光と水をあたえれば発芽するものがいいと考える。そのためには、丸のままのもの、加工しない自然のもの、旬のものがいいとする。

インドの古代医学「アーユルヴェーダ」でも、健康の基本として、食物、運動、身体の浄化、睡眠が重要だと説いている。それらを、季節に応じて変えながら規則正しい生活をすることで、体液の調節がはかられ健康が維持できるという。そして、最高の能力を発揮し、人類に奉仕することが可能になるというわけである。

体位法標準プログラム１

＊身体が欲しがるように動くのがベストです。
＊体位は、それぞれ2回くらい繰り返すと良いでしょう。

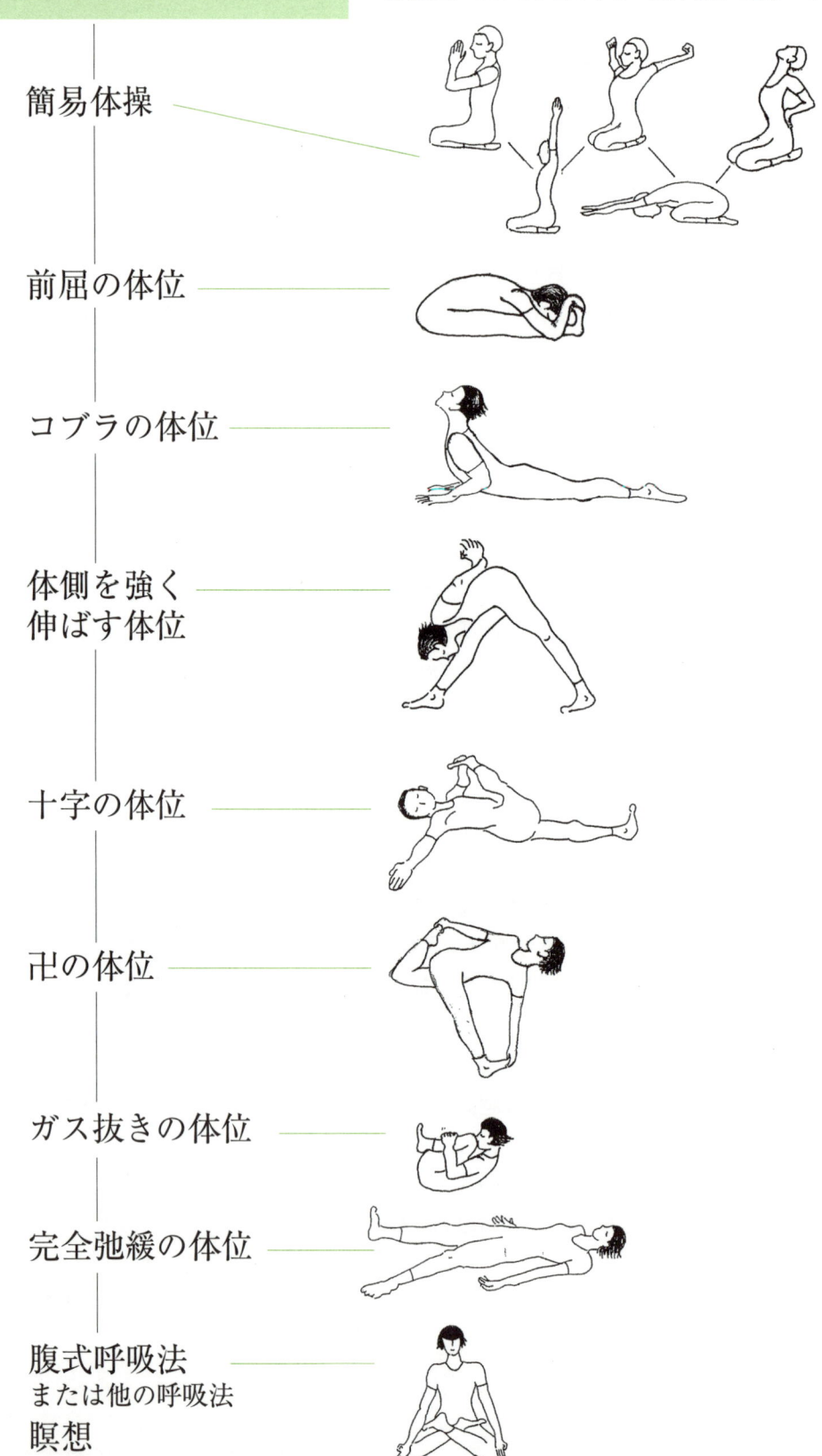

簡易体操

前屈の体位

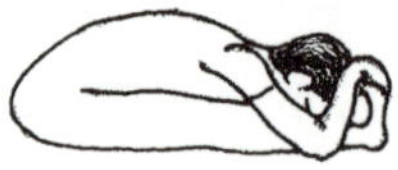

コブラの体位

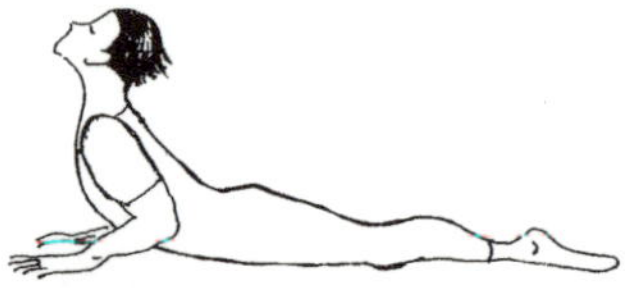

体側を強く
伸ばす体位

十字の体位

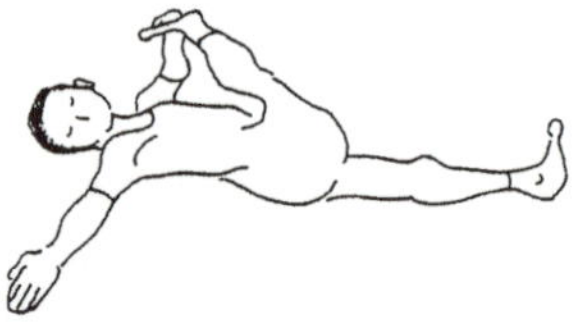

卍の体位

ガス抜きの体位

完全弛緩の体位

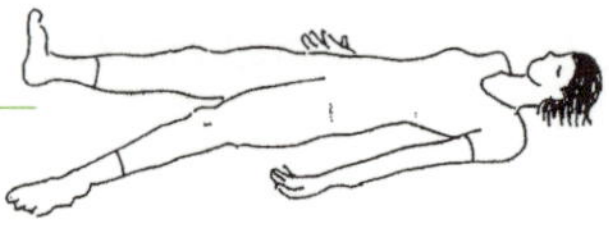

腹式呼吸法
または他の呼吸法
瞑想

体位法標準プログラム2

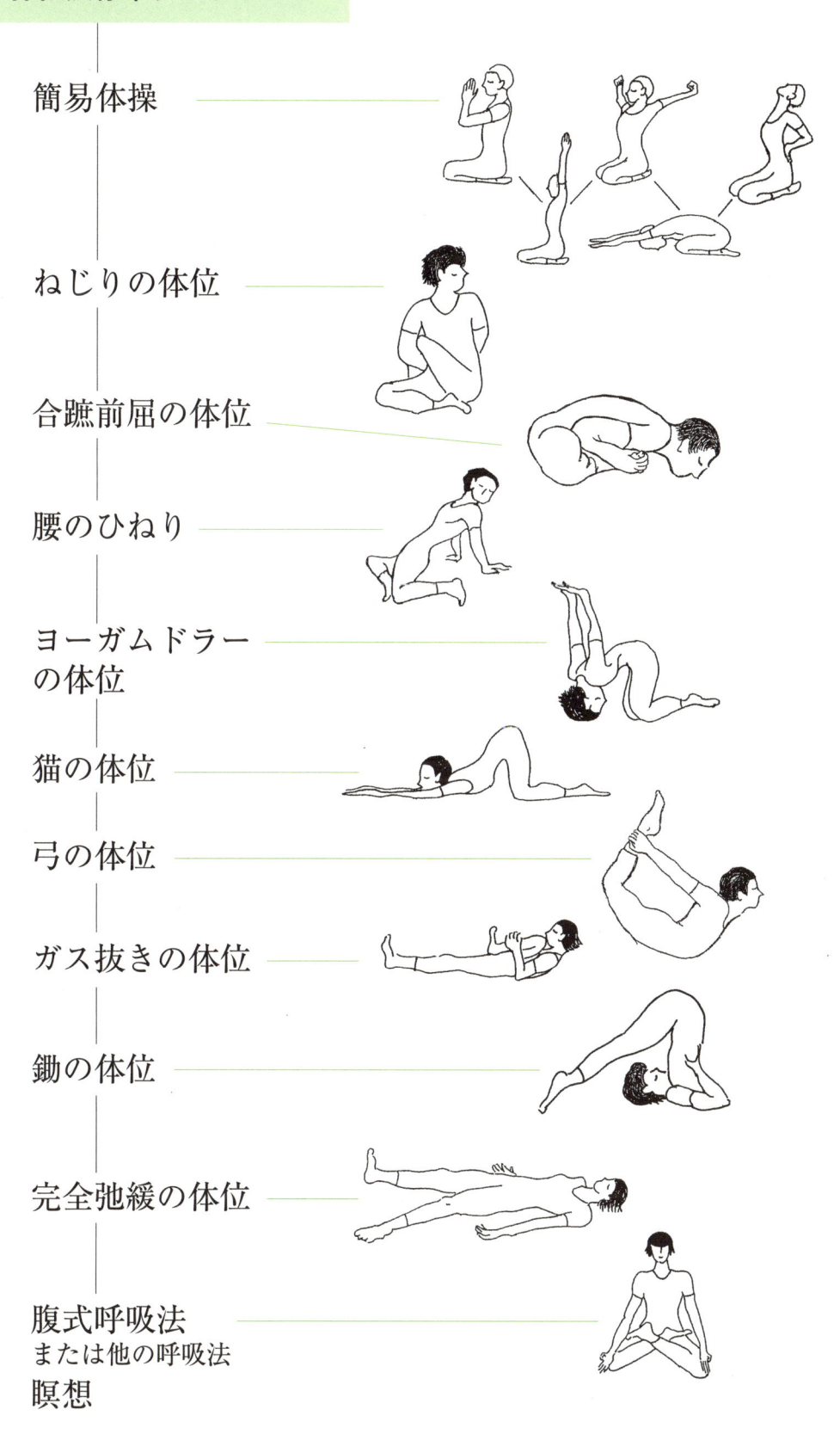

- 簡易体操
- ねじりの体位
- 合蹠前屈の体位
- 腰のひねり
- ヨーガムドラーの体位
- 猫の体位
- 弓の体位
- ガス抜きの体位
- 鋤の体位
- 完全弛緩の体位
- 腹式呼吸法
または他の呼吸法
瞑想

体位法標準プログラム3

正坐のひねり

片脚を開いて
ねじりながら上体
を倒す体位

横角度に伸ばす
体位

三角の体位

足と手を結ぶ体位

完全弛緩の体位

腹ばいから腰を
ねじる体位

十字の体位

チャクラの体位

ガス抜きの体位

完全弛緩の体位

腹式呼吸法
または他の呼吸法
瞑想

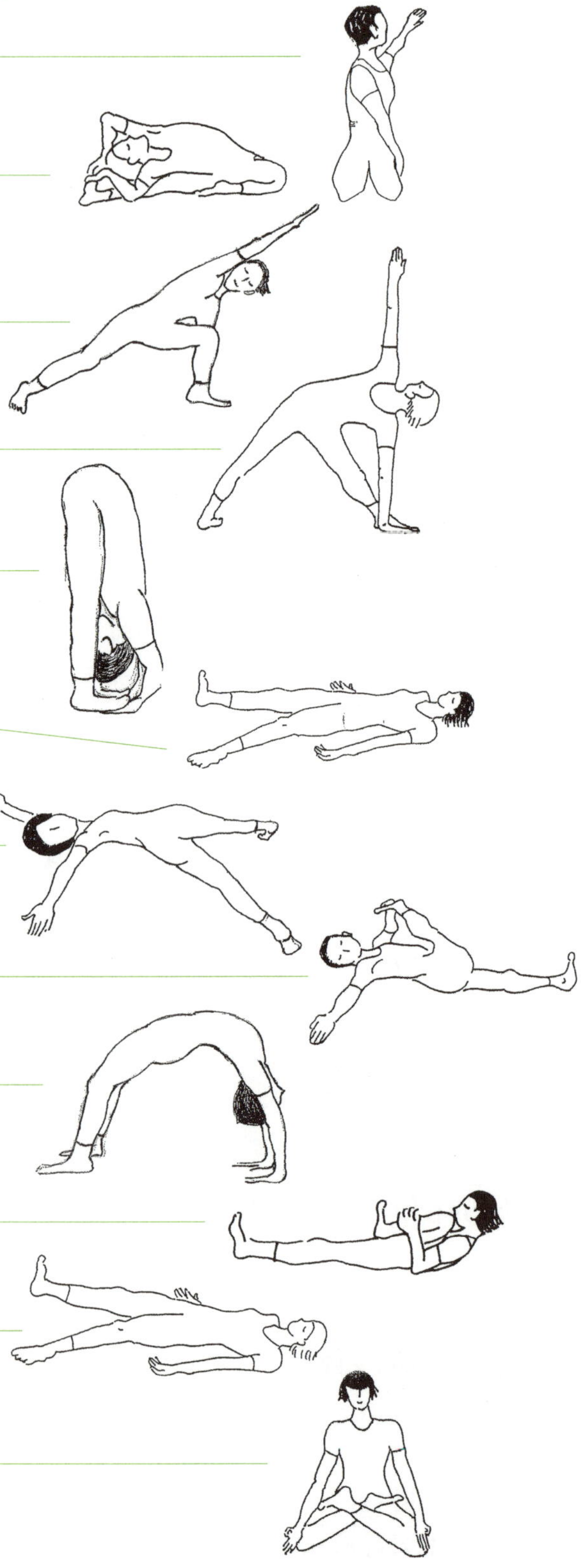

体位法標準プログラム 4

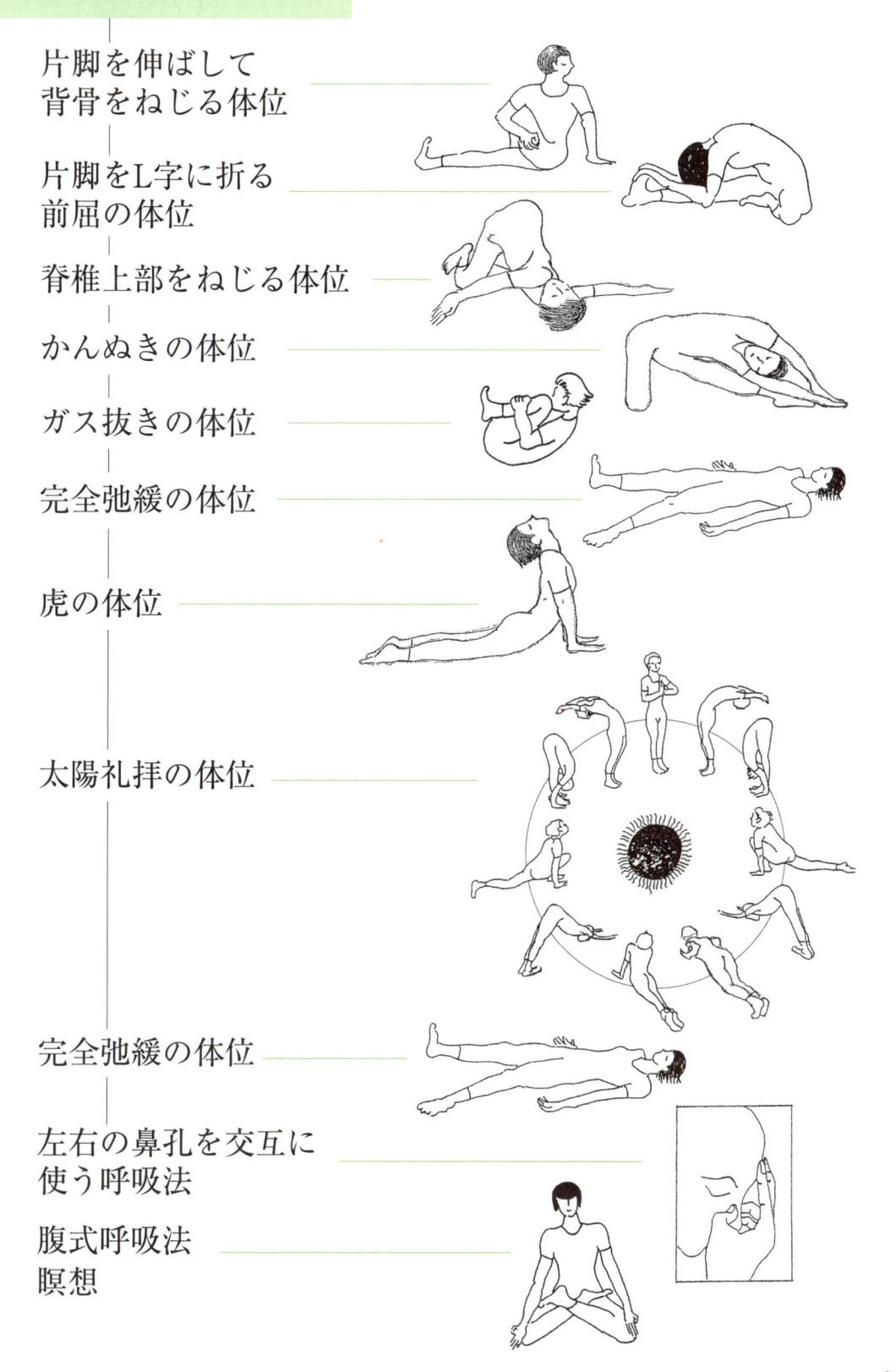

片脚を伸ばして
背骨をねじる体位

片脚をL字に折る
前屈の体位

脊椎上部をねじる体位

かんぬきの体位

ガス抜きの体位

完全弛緩の体位

虎の体位

太陽礼拝の体位

完全弛緩の体位

左右の鼻孔を交互に
使う呼吸法

腹式呼吸法
瞑想

ヨーガの特色と心身にもたらす効果

呼吸のコントロールと意識の集中がついているヨーガの体位法が、単なる体操ではないことは、はっきりしたと思います。

ここで、ヨーガ実習が心身におよぼす影響と効果を挙げておきます。

①ヨーガの体位は、全身の筋肉を十分伸ばしきった状態ですこしの保持を入れます。
・これは背骨をささえる筋肉群や腹筋、脚力などを強めることになります。
・筋肉の緊張の過不足をなくして、姿勢を正し、さらに呼吸を適切なものにします。

②呼吸を意識的にコントロールします。
・これは、歪んだ呼吸の仕方をとりのぞき、正しい呼吸をもたらします。
・呼吸が深く正しくなれば、意識も深く正しく変わります。

③眼と口を緩め、動かさない訓練をします。
・眼と口を緩めることは意識が自分の内側へ向かうことで、注意の集中、意識の集中がうまくできるようになります。
太陽光線をレンズを通して集めたら発火するように、水が集まり滝壷に落ちるときの力のように、集中はすなわちエネルギーです。

④もっとも正しい姿勢をとおして、心と体の完全なリラックスをはかります。
・それは、ストレスに強い、復元力のある心と体をつくることになります。

⑤正しい姿勢で瞑想を行ないます。
・日常とは違った意識状態をつくります。
・心と体に対する感受性を強くし、セルフコントロールの力を引き出します。
・人には、それぞれ表面にあらわれない潜在的な能力がかくされています。ヨーガは、そのエネルギーを目覚めさせます。

⑥つまり、ヨーガは、隠されている自己治癒力を目覚めさせ、薬物や治療者に頼る気持を弱めさせるという、大きな特色を持っているのです。

ひとくちメモ⑧

ヨーガで考える、もうひとつの身体【微細体】とは

人の主体は肉体ではなく心であると、ヨーガでは考える。それは、古典的な書物の中で知ることができるが、要約するとつぎのようになる。

意識と肉体を融合させるために、心は肉体のほかにいくつもの身体を所有しているが、そのひとつが、微細体である。人の真の健康を問うとき、それは単に疾病がないということではなく、心身の調和をもとに、社会的なひろがりにおいて如何に貢献できるかが問題になるが、その場面で微細体は看過することができなくなる。

微細体の働きの第一は、プラーナ（気、エネルギー）を吸収し、それを肉体につたえ、肉体を活かすということである。そのために、微細体には、プラーナを受け入れるための備えがある。ナディー（脈）とチャクラ（エネルギー中枢）である。

ナディーは、あたかも肉体の血管のように、微細体内にくまなく張り巡らされている。なかでも主要なものは、スシュムナー、ピンガラー、イダーの３本である。スシュムナーは、脊髄の真ん中を通り、他の２本は、脊髄最下端のエネルギー中枢から発して、ピンガラーが日と動を、イダーが月と静を象徴しながら、ピンガラーが右鼻孔を、イダーが左鼻孔を経て眉間のエネルギー中枢で融合する。

チャクラは、プラーナをとりいれ、それを変換させ、ナディーを通じて、それぞれ連結する肉体全体に配分する。つまり、エネルギーをより高い次元へ、もしくはより低い次元へと変換配分するための装置である。集めた力を変換し、次元を超えて、精神力、体力として分配することを可能にする器官が、チャクラである。

チャクラは、通常脊髄内に７個あると考えられ、その輝きには個人差がある。当然その輝きは大きいほうがいい。チャクラの形は蓮華の華であらわされ、脊椎の最下端にあるチャクラは４弁の蓮華で、脊椎を上へのぼるほどチャクラの花びらの数は増して、頭頂の大輪のチャクラは千弁の花びらをもつとされている。

ヨーガの八部門と瞑想

瞑想とは、自分自身をらくにすることです。これまで囚《とら》われていたことから解かれ、明朗潔白に生きることです。

ヨーガ習得の指針として「ヨーガの八部門」があります。

その第一は「禁戒（ヤマ）」、中心にあるのは非暴力です。非暴力とは、他者への敵意をなくすことです。狭い利己的な自己中心の操作をやめることです。これは、自然に、行為と物事の結末を第三者の判断にまかせることになります。

第二は「勧戒（ニヤマ）」です。ここには清浄と知足があります。心身の清浄を得て、不足を感じないということは、至上の幸福です。このような第一と第二は、いわば道徳律です。

第三は「体位法（アーサナ）」、第四は「呼吸法（プラーナーヤーマ）」です。つまり、体の調整をしながら意識の調和をはかり、安定の輪をひろげていこうとします。心身における実習の領域です。

第五は「制感（プラティヤーハーラ）」、第六「凝念（ダーラナー）」、第七「静慮（ディヤーナ）」、第八「三昧（サマーディ）」。これらの部門では、意識を調えようとします。第三と第四の過程で整えられた体は、もはや健やかで深い意識を宿らせる準備を終えています。

第四の「呼吸法」は内的関心の能力を促進しています。そして、第五「制感」では、注意の焦点を、知覚の対象から知覚の身体感覚へと移すことを可能にしています。「制感」の習得は、第六、第七、第八の習得、つまり瞑想の習得を助けてくれます。

瞑想について考えてみましょう。

まず「凝念」、意識集中です。わずかに流れている水を集めた滝は、はげしい破壊力をもって滝壺に落ちます。集中の生み出す力です。ヨーガの意識集中は、呼吸そのものに意識を留めます。意識的に呼吸をつづけるだけで、意識は集中し、他の雑念が入ってくる余地がなくなります。

やがて滝壺から流れ出た水は河になります。底にエネルギーを秘めながらもおだやかに流れる大河は、「静慮」です。集中した意識は、点ではなく、連続したものに成長していきます。さきの「凝念」の段階で行なわれていた、意識的な努力が自然に脱落した状態です。

そして河は海に注ぎます。母なる海です。破壊力も恩恵も、すべてを呑みこんで大きなうねりをくりかえす大海は「三昧」です。想像さえできない力を潜めながら、小さなことがらなどに左右されません。束縛されることなく解放感に溢れ、惑わされずシンプルに生きる姿です。もはや、意識の対象に過去の記憶や連想、憶測などをかぶせることがなくなります。誰しも、こんな大海のような人になれたら、と思います。でも、夢物語ではないのです。静かに呼吸法と体位法を続けてみてください。明日、そんな自分自身に出会えるはずです。

ひとくちメモ⑨

「伸張反射」と「相反性神経支配」

【伸張反射】とは

筋が過度に引っ張られると、筋の中にある感覚装置がはたらき、筋がそれ以上伸びないように、反射的に収縮させようとすることを言う。生体の防御機構である。

そのはたらきは、筋の伸びすぎだけではなく、伸びる速度にも反応する。

したがって、柔軟運動は、伸張反射が起こらないように行なう必要がある。ゆっくりと伸ばし、軽い痛みを感じるところで止める。痛みを我慢したり、急速な反動をつけたりすることは逆効果である。

【相反性神経支配】とは

たとえば身体を曲げるときには、屈筋が収縮し、伸筋がリラックスする。つまり、そのとき太腿の前面は収縮し、後面はリラックスすることになる。

この運動を一人で行なう場合には、その状態はうまくコントロールされている。しかし、仮に誰かに後ろを押してもらったら、相反性神経支配がうまくはたらかず、腿の前面の収縮がコントロールできにくくなる。

いずれの場合にも、自力で意識的に実習するのが最もよい。

あとがき

ヨーガとスポーツは違います。根本的な違いは、スポーツは筋肉の緊張と収縮を通して肉体の鍛錬を目的とし、ヨーガの体位法は筋肉の伸展を経て弛緩とリラックスを得ようとすることです。

また、スポーツは勝負や成績にこだわりますが、ヨーガは身心の健康を目的とします。心身が健康になれば、情緒が安定し、性格が明朗に平和になります。心のうちに、力強い充実感や、ゆるがない信念、深い慈しみ、静けさ、喜ばしい生き甲斐といったものが生まれてきます。ヨーガ実習を毎日10分か20分続けるだけで、私たちは、穏和で、しかもきっぱりとした性格の持ち主になることができるのです。

現代、物流だけが盛んになり、物はあふれているのに、さまざまな意味での不健康に人々は喘いでいます。山積する問題に、まるで圧し潰されそうな毎日です。年齢にかかわらず、どこかに病をもった人たちが増えています。

ヨーガを知るひとりとして、この時代、ヨーガを考究し、ヨーガに親しまないことは不幸だと感じています。ひとりでも多くの人に、ヨーガが、もっとも手近なところで、私たちに明るい将来の道をひらいてくれるということを実感してほしいのです。

ヨーガの体位法は、ゆっくりと、呼吸をつけて、心も動かしながら行ないます。肉体だけで、せっかちに行なうものではありません。だから、体位法は動く瞑想なのです。

通常、人が体を動かすときは、体を前に倒したり後ろへ反らせたり、左右にねじったり、跳んだりしゃがんだりします。ところが、ヨーガの動きでは、伸展と弛緩が主目的となって、体の前屈や反り、ねじりが入ります。筋肉の伸展と弛緩は、交感神経と副交感神経が交替であらわれる、つまり自律神経の発達強化を促すことになります。これは、大変なことです。ヨーガの効果とは、単に病気が治るというようなレベルのものではない、もっと高い意識的な変化にあるということがわかります。

また、ヨーガの体位法は体内の深部の筋肉や神経に刺激をもたらすので、一般の体操では思いもよらないことが起きてきます。それも、正確に説明のつく変化です。ヨーガは、なにも不可思議でミステリアスなものではないのです。

わかりやすい具体例をひとつ、述べましょう。

体位法は、やり方次第で身心におよぼす影響が変わります。たとえば「ねじりの体位」。浅くねじっているときは、脊椎の上方が軽くねじられています。さらに深くねじっていくことによって、脊椎の下方に刺激が移っていきますが、そこで実習者は、急に便意をもよおしたりすることがあるのです。それも、それほど珍しいことではありません。

脊椎には、たくさんの神経が沿っています。その神経は、それぞれの内臓につながり、その働きを左右します。つまり、脊椎の動かし方が、内臓や意識に深く関わってくるわけです。だから、ねじりが深く強くかかわった場所次第で、生理的な反応が変化するのです。

そんなわけで、体位法を形だけ真似ないで、できるだけその体位が目指しているものを追求したほうがいいわけです。せっかく行なうのですから、そのもたらす恵みを最大限に手にしたいものだと考えます。

この本は、そのような面で役に立ちます。

ヨーガの体位は、地球上の人の数だけあると言われます。つまり、その人に合った形をとればいいわけで、無理をすることなく、しかし自分のなかでは精いっぱいに、意識的に動いてください。この本は、その際の生きた手引きになります。

生き方や健康は自分からすすんで手にするものです。ともに、前向きな時間をもって生きましょう。

こころもとなかった出版に、風媒社社長稲垣喜代志様から、力強いご指導とご協力をいただきました。本の完成までには、風媒社の劉永昇様に好意的なアドバイスと励ましを多々いただきました。また写真家の水野鑛造様には、こまかいところまでご尽力、ご協力をお願いしました。体位法のモデルになってくれた当倶楽部の小島規子、杉中慶子、鶴田美菜子、青山葉子の四トレーナーには、わずらわしいことをつきあってもらいました。

皆さまのお力添えがあって、この本は完成いたしました。心から深く感謝申し上げます。

2007年7月

田中　和子

体位別さくいん

反る体位

上体を前屈させる体位

ねじりの体位

体を逆転させる体位

開脚をして上体を倒す体位

両脚を前後に開いて行なう体位

仰臥して行なう体位

坐位で頭を落とし
脊椎をまるくする体位

立って行なう体位

その他の体位

〔著者略歴〕

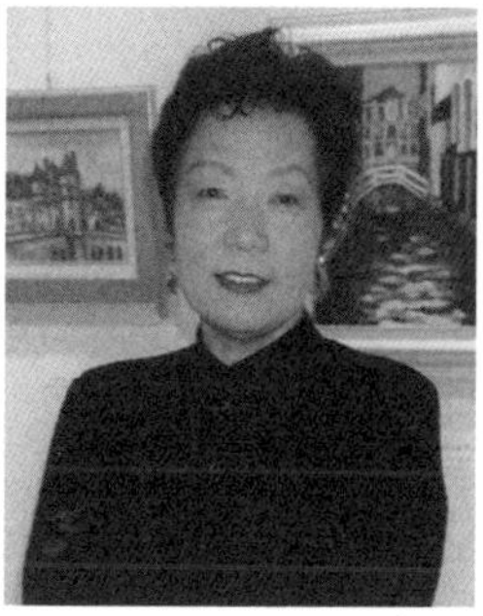

田中　和子（たなか・かずこ）
1935年、新潟市で生まれる。
ヨーガ倶楽部「マハーン・パドマ」主宰（ヨーガ講師育成と各分野への講師派遣）。
名古屋ＮＨＫ文化センター講師。インド・マドラス　ヨーガ道場「YOGA BROTHER HOOD」名誉会員。東海ホリスティック医学振興会理事。（財）生涯スポーツセンター理事。ＮＰＯ法人生涯いきいきセンター理事。
中部ペンクラブ理事（古嶋和名義）
著書『ヨーガの神秘』『ウィルソンの霧箱』
本部道場　〒464-0841
名古屋市千種区覚王山通り8-34
ライオンズマンション覚王山通り211
TEL/FAX 052-763-1779

■撮影　水野　鑛造
■モデル　小島　規子　杉中　慶子
鶴田美菜子　青山　葉子
■装幀　深井　猛（atrier MODOKI）

ヨーガ・マスターズ・バイブル
完全なるヨーガ・ポーズ大全

発　行　2007年8月30日　第１刷発行
＊定価はカバーに表示してあります
著　者　田中　和子
発行者　稲垣 喜代志
発行所　風媒社
名古屋市中区上前津2-9-14　久野ビル
TEL052-331-0008　FAX052-331-0512
http://www.fubaisha.com/
印刷所　大阪書籍株式会社

乱丁・落丁本はお取り替えいたします。
ISBN978-4-8331-2061-5